Gebrauch und Missbrauch

Islamic History and Civilization

STUDIES AND TEXTS

VOLUME 220

The titles published in this series are listed at *brill.com/ihc*

Gebrauch und Missbrauch

Betäubungsmittel in der arabisch-islamischen Kultur 1100–1800

von

Thomas Thiemann

BRILL

LEIDEN | BOSTON

Titelbild: Eintrag *ḫašḫāš* aus al-Qazwīnīs *Kitāb ʿAǧāʾib al-maḫlūqāt wa-ġarāʾ ib al-mawǧūdāt* in einer Handschrift aus dem 13./14. Jh. CE aus Wāsiṭ. Bayerische Staatsbibliothek München, Cod.arab. 464, fol.

The Library of Congress Cataloging-in-Publication Data is available online at https://catalog.loc.gov
LC record available at https://lccn.loc.gov/2024057514

Typeface for the Latin, Greek, and Cyrillic scripts: "Brill". See and download: brill.com/brill-typeface.

ISSN 0929-2403
ISBN 978-90-04-72237-8 (hardback)
ISBN 978-90-04-72238-5 (e-book)
DOI 10.1163/9789004722385

This book is printed on acid-free paper and produced in a sustainable manner.

Für meine Eltern Monika und Hubert

Inhalt

Vorwort

Die vorliegende Arbeit, als Dissertation eingereicht und angenommen an der Universität Münster, ist eines der größten und aufwendigsten Projekte meines Lebens. Ein solches Projekt ist ohne die Hilfe und Unterstützung zahlreicher Außenstehender, ohne den passenden Rückenwind, nicht durchführbar. Daher gilt mein Dank all denen, die es mir überhaupt erst ermöglicht haben, dieses Projekt erfolgreich zum Abschluss zu bringen.

Ich danke meiner Familie, die mich den offenen Blick auf die Welt und das mutige Vorangehen gelehrt hat. Beides hat mich darin bestärkt, mein Studium zu beginnen und bis zum Abschluss der Promotion durchzuhalten. Vor allem danke ich meinen Eltern, Monika und Hubert Thiemann, denen diese Arbeit gewidmet ist, meinem Bruder Olaf Thiemann und meinen Söhnen Julian, Liam und Darius, sowie meiner Patentante Katrin Juta.

Meinen Söhnen bin ich außerdem dankbar für die Stunden, die ich abseits von Familie und Beruf am Schreibtisch verbringen konnte, um diese Arbeit zu verfassen.

Ich danke meinen Kommilitoninnen und Kommilitonen für die schöne und aufregende Zeit des gemeinsamen Studierens und die zahlreichen bereichernden Gespräche in Münsteraner Cafés.

Zudem danke ich den Korrekturleserinnen und -lesern, die sich, trotz teils großer familiärer Belastung und Herausforderungen im Berufsleben, die Zeit genommen haben, Teile dieser Arbeit zu lesen: Susann Günther und Olaf Thiemann. Ohne den Blick von außen kann ein solches Projekt nicht gelingen.

Außerordentlicher Dank gilt Hakan Özkan für seine Expertise und Hilfe bei der Übersetzung und korrekten Deutung der in dieser Arbeit vorkommenden klassischen arabischen Gedichte. Ohne seine Hilfe wäre der Widerstand, den diese Gedichte bieten können, eine sehr große Hürde gewesen.

Außerordentlich dankbar bin ich außerdem Hans Hinrich Biesterfeldt für seine Bereitschaft, als Zweitgutachter meiner Dissertation zu fungieren und darüber hinaus für alles, was ich in Seminaren von ihm lernen durfte.

Und vor allen anderen gilt mein Dank Syrinx von Hees. Ihre Betreuung meiner Dissertation war maßgeblich, wenn nötig streng, aber immer motivierend und vor allen Dingen lehrreich. Sie gehört zu den wenigen Lehrerinnen und Lehrern, Mentorinnen und Mentoren, die durch Geleistetes einen bleibenden Eindruck hinterlassen. Ohne ihre Unterstützung wäre dieses Projekt nicht in dieser Form möglich gewesen.

Thomas Thiemann
Drensteinfurt, Juli 2024

Vorbemerkungen

1 Umschrift

Die Umschrift arabischer und persischer Begriffe erfolgt nach den Regeln der Deutschen Morgenländischen Gesellschaft (DMG). Ortsnamen und allgemein bekannte Begriffe, für die eine deutsche Form etabliert ist, werden in dieser deutschen Form genannt (z. B. *Kairo* oder *Koran*). Fachbezogene arabische Begriffe werden in Umschrift in eine deutsche Sinneinheit eingebunden (z. B. ḥadd-*Strafe* oder ḥisba-*Handbücher*). Namen und Bezeichnungen von Pflanzen und anderen Arzneimittelbestandteilen werden generell in ihrer deutschen Form benutzt, aber in Klammern auf Arabisch und Latein wiedergegeben. Die sehr häufig genannten Betäubungsmittel Opium, Bilsenkraut und Haschisch bzw. *Cannabis* werden zugunsten einer besseren Lesbarkeit des Textes dabei nicht durchgängig in allen drei Sprachen aufgeführt, aber, wenn es um arabische Textvorlagen geht, mindestens auf Arabisch, um aufzuzeigen, welche Form in der Primärquelle zu finden ist.

Arabische und persische Personennamen werden generell in Umschrift wiedergegeben.

2 Jahreszahlen

Jahreszahlen werden sowohl nach dem islamischen Kalender (*isl. K.*) als auch nach dem gregorianischen (*greg. K.*) angegeben. Die Angabe erfolgt im Format *isl. K./greg. K.*, die Angabe von Zeiträumen im Format *isl. K.-isl. K./greg. K.-greg. K* (z. B. für Epochen oder Regierungszeiten). Die genaue Wiedergabe einzelner Daten erfolgt nur, wenn sie aus einem arabischen Text übersetzt werden und erfolgt im Format *isl. K.: Tag, Monat, Jahr/greg. K.: Tag, Monat, Jahr*. Bei Personen werden zugunsten einer besseren Lesbarkeit des Textes lediglich die Sterbedaten (*isl. K./greg. K.*) angegeben.

3 Maße und Gewichte

Die Umrechnung der in den Primärquellen genannten Masse und Gewichte ins metrische System erfolgt auf der Grundlage von *Islamische Maße und Gewichte* von Walther Hinz.

KAPITEL 1

Einleitung

Opium finanzierte den radikalen Taliban einen großen Teil ihrer Kampagnen – Afghanistan war jahrelang der weltgrößte Exporteur von Opium.[1] Erst im Jahr 2022 wurde der Anbau offiziell unter Strafe gestellt.[2] Darin steckt eine bemerkenswerte Ambivalenz: die radikal-islamischen Taliban, deren Religionsauslegung Rausch- und Betäubungsmittel verbietet, bedienten sich des weltweit nachgefragten Opiums, um ihren Kampf auf dem Weg Gottes zu finanzieren. In der Beurteilung dieses Sachverhalts sind die Einflüsse globaler politischer und wirtschaftlicher Faktoren zu berücksichtigen und es ist festzuhalten, dass Betäubungsmittel einen langen Weg bis zur Marktvormacht Afghanistans im Opiumgeschäft zurückgelegt haben. Entlang dieses Weges traten unterschiedliche geografische Räume und unterschiedliche Substanzen in den Vordergrund und verschwanden wieder. Haschisch (bot. *Cannabis sativa*, arab. *ḥašīš*) ist die prominenteste und in der historischen Forschung am häufigsten in den Blick genommene Substanz. Zahlreiche Dichter schrieben Mahnendes oder Lobendes über sie.[3] In bestimmten Jahrhunderten war ihr Konsum in der arabisch-islamischen Welt sehr weit verbreitet. Dabei wurde Haschisch jeweils ausschließlich als Rauschmittel thematisiert. Doch die Quellen geben Auskunft über mindestens zwei weitere verbreitete Substanzen: das bereits erwähnte Opium (bot. *Papaver somniferum*, arab. *afyūn*) und ebenso Bilsenkraut (bot. *Hyoscyamus*, arab. *banǧ*). Alle drei sind nicht nur Rauschmittel, sondern Betäubungsmittel. Sie können, je nach Einsatz, sowohl Rauschmittel als auch Arznei sein. Das schmerzlindernde Opium beispielsweise wird im medizinischen Kontext als Arznei bezeichnet. Wird es genutzt, um einen Rauschzustand zu erlangen, zählt man es zu den Rauschmitteln. Der kranke Mensch, der Opium gegen Schmerzen nutzt, wird nicht als Rauschmittel-Konsument betrachtet, der Abhängige, der den regelmäßigen Rausch anstrebt, nicht als Patient. Dennoch bedienen sich beide derselben Substanz. Gleiches trifft in unterschiedlichem Ausmaß sowohl auf Haschisch als auch auf Bilsenkraut zu. Daher wird in

---

1 https://www.cnsnews.com/article/washington/terence-p-jeffrey/cia-afghanistan-largest-producer-opium-opiate-tradeis-key, zuletzt aufgerufen: 21.08.2022, 22:40.

2 https://www.tagesschau.de/ausland/asien/taliban-opium-101.html, zuletzt aufgerufen am 30.07.2023, 21:27.

3 S. beispielsweise Özkan, Hakan, *The Drug Zajals in Ibrāhīm al-Miʿmārs Dīwān*, http://mamluk.uchicago.edu/MSR_XVII_2013_Ozkan_pp212-248.pdf, zuletzt aufgerufen: 21.08.2022, 22:32.

 | DOI:10.1163/9789004722385_002

dieser Untersuchung der medizinisch korrekte Terminus *Betäubungsmittel* verwandt, der alle Eigenschaften der Substanzen zusammenfasst. Lediglich wenn es um den expliziten Gebrauch als Rauschmittel geht, werden sie im Folgenden als Rauschmittel bezeichnet.

Der Blick auf *Betäubungsmittel*, nicht auf *Arzneien* oder *Rauschmittel*, ermöglicht eine Gesamtbetrachtung mit allen zugrunde liegenden Eigenschaften und Einsatzmöglichkeiten von Opium, Bilsenkraut und Haschisch. Eine solche Gesamtbetrachtung liegt für den Bereich der arabisch-islamischen Kultur nicht vor. Durch sie wird das Bild erweitert um bisher vernachlässigte Aspekte. Erst in der Gesamtbetrachtung fällt auf, dass nicht alle Betäubungsmittel zu allen Zeiten in Gebrauch waren. Außerdem sind sie in unterschiedlichem Maß als Arznei, als Gift oder als Rauschmittel zu gebrauchen und wurden auch entsprechend eingesetzt. Dennoch werden sie, wie erwähnt, meist unter dem berauschenden Aspekt betrachtet. Dabei wird in der Forschung fast ausschließlich Haschisch in den Blick genommen. Rosenthal hat 1971 ein häufig zitiertes Werk über Haschisch-Konsum publiziert,[4] ein erstes Gesamtwerk zum Thema. Er lässt jedoch den medizinischen Aspekt komplett aus und behandelt *Cannabis* ausschließlich als Rauschmittel. Lediglich in einem fünf Zeilen umfassenden Unterkapitel erläutert er, dass der šāfiʿītische Rechtsgelehrte al-Aqfahsī (gest. 808/1405) es für erlaubt halte, Haschisch an Tiere zu verfüttern, wenn es dazu diene, den Appetit der Tiere zu steigern und so helfe, sie zu mästen. Der Rest des Werkes dreht sich um den Konsum als Rauschmittel. Mit anderen Betäubungsmitteln befasst Rosenthal sich nicht. Spätere Arbeiten wie die von Marino[5] oder Cámara[6] befassen sich mit Haschisch unter literarischen Gesichtspunkten, weil über Haschisch die meisten Gedichte und Texte vorliegen. Doch was ist mit den anderen Substanzen, mit Opium und Bilsenkraut? Über beide liegen ebenfalls Gedichte und Texte vor, wenn auch weniger. Haschisch erfreute und erfreut sich einer großen literarischen Popularität, sowohl im Bereich der Primär- als auch der Sekundärquellen. Zum einen ist hier sicher die weite Verbreitung des Konsums als Rauschmittel verantwortlich und die daraus resultierende große Anzahl an Texten darüber. Zum anderen

4 Rosenthal, Franz, *The Herb. Hashish Versus Medieval Muslim Society*, Leiden: Brill, 1971.

5 Marino, Danilo, *Raconter le haschich dans l'époque mamelouke: étude et édition critique partielle de la Rāḥat al-arwāḥ fī l-ḥašīš wa-l-rāḥ de Badr ad-Dīn Abū l-Tuqā al-Badrī (847–894/1443–1489)*, 2 Bd., Paris: Institut National des Langues et Civilisations Orientales, 2015 und Marino, Danilo, „Raconter l'ivresse à l'époque mamelouke. Les mangeur de haschich comme motif littéraire," in Balda-Tillier et al. (Hrg.), *Annales Islamologique 49. Dossier: Arabic Literature 1200–1800*. Kairo: Institut français d'archéologie orientale, 2015, 55–80.

6 Cámara, Indalecio Lozano, *Estudios y documentos sobre la historia del cañamo y del hachis en el Islam medieval*, 2 Bd., Granada: Universidad de Granada, 1993.

kann dadurch der Eindruck entstehen, neben Haschisch habe es nichts anderes gegeben. Neben dem berauschenden Aspekt sind zudem ebenso die alternativen Anwendungsmöglichkeiten als Arzneimittel und als Gift zu berücksichtigen.

Die vorliegende Untersuchung nimmt den gesamten Themenbereich Betäubungsmittel in den Blick und behandelt alle drei häufig vorkommenden Substanzen (Opium, Bilsenkraut und Haschisch). Es stellen sich die Fragen: Wann war was in Gebrauch? Wann und auf welchen Wegen kam es jeweils in islamischen Gesellschaften an? Wofür wurde es verwandt? Herrschte Einigkeit im Verbot von Betäubungsmitteln? Wer sprach sich gegen Betäubungsmittel aus, wer dafür, und aus welchen Gründen? Galten sie generell als verboten oder unterschied man die einzelnen Substanzen? Wer konsumierte und was? Und schließlich: Gab es ein Verständnis von Abhängigkeit und, wenn ja, wie sah es aus? Es wird in der Gesamtbetrachtung schnell deutlich, dass von Einhelligkeit im Bezug auf Betäubungsmittel keine Rede sein kann und dass es eben nicht nur um Haschisch und um Rausch geht. Es gibt eine Vielzahl von sich teilweise widersprechenden Aussagen und eine Vielzahl unterschiedlicher Blickwinkel, u.a. bedingt durch die ambivalenten Einsatzmöglichkeiten von Betäubungsmitteln.

Für eine solche Gesamtbetrachtung sind medizinisch-pharmazeutische, juristische, historiografische und biografische Quellen gleichermaßen ergiebig. Sie geben Auskunft über den Gebrauch von Betäubungsmitteln als Arzneien, als Gift und als Rauschmittel. Der Gebrauch als Arzneien fällt ins Aufgabenfeld der Medizin. Deren Gebrauch als Gift erfordert ebenfalls medizinisches Wissen: Für Giftmorde oder Vergiftungen zum Zweck, eine Person zu lähmen, müssen Betäubungsmittel sehr genau dosiert werden. Neben medizinischem Wissen ist der Themenkomplex Gift aber auch Teil der Betrachtung der Gesellschaft. Die Quellen berichten von Raub an Bewusstlosen und Gelähmten, sowie vom Mord an Herrschenden oder von versehentlichen Todesfällen durch fehlerhafte Dosierung. Außerdem finden sich in den Quellen Angaben über den Gebrauch von Betäubungsmitteln als Rauschmittel, was ebenfalls den Bereich der Gesellschaft betrifft. Aus diesen drei Themenkomplexen, Medizin, Gift und Rausch, aus den Quellen und Fundstellen ergibt sich der Rahmen für die vorliegende Untersuchung. Durch diesen weiten Rahmen wird nicht nur die Theorie des Gebrauchs von Betäubungsmitteln beleuchtet. Vielmehr wird ebenso der Blick auf die praktische Anwendung genommen und das Bild von Gebrauch und Missbrauch komplettiert.

1 Ort, Zeit und Betäubungsmittel

1.1 *Ort und Zeit*

Die ältesten literarischen Quellen zum Thema Betäubungsmittel finden sich in den frühen Werken der arabischen Medizin, die ab dem 4./10. Jh. entstehen. Mit ar-Rāzīs (gest. 313/925 o. 323/935) *al-Ḥāwī fī ṭ-ṭibb* (*Das Umfassende zur Medizin*) oder Ibn Sīnās (gest. 428/1037) *al-Qānūn fī ṭ-ṭibb* (*Der Kanon der Medizin*) liegen frühe medizinische Standardwerke vor, die jahrhundertelang Gültigkeit behielten und in Anwendung blieben. Gleiches gilt für Apothekerhandbücher und pharmazeutische Texte. Sie entstanden ebenfalls verhältnismäßig früh in der arabisch-islamischen Geschichte und blieben lange Zeit in Gebrauch. Die Quellen werden unter 2.2.1 detailliert vorgestellt. Im Bereich der Medizin und Pharmakologie können die frühen kanonischen Werke jedenfalls als grundlegend gelten – auch wenn sie fortlaufend ergänzt, zusammengefasst und neu zusammengestellt wurden. Die moderne westliche Medizin, die die antiken Inhalte mit empirisch-wissenschaftlichen Erkenntnissen verdrängte, brachte neues, global akzeptiertes Wissen über Schmerz- und Abhängigkeitsbehandlung, sowie über Wirkstoffe und chemische Reaktionen mit sich. Sie löste ab dem 12./18. Jh. relativ rasch die bis dahin vorherrschende und immer weiterentwickelte antike Medizin ab. Seither ist in weiten Teilen der Welt Einigkeit über Chemie und Wirksamkeit von Betäubungsmitteln hergestellt. Daher können Betäubungsmittel mit Einzug der modernen westlichen Medizin, die seither in weiten Teilen der Welt praktiziert wird, nicht mehr gesondert „in der arabisch-islamischen Kultur“ betrachtet werden, auch wenn global immer wieder Trends und Strömungen traditioneller Medizin zu verzeichnen sind.

Eine weitere Quelle in der Untersuchung von Betäubungsmitteln sind juristische Texte. Anders als in der Medizin entstanden in diesem Bereich keine frühen Standardwerke über Betäubungsmittel, die lange in Gebrauch blieben. Vielmehr wurden ab dem 5./11. Jh. immer neue Werke geschrieben, die differierende Positionen präsentierten. Mit sich verändernden gesellschaftlichen Bedingungen kamen neue Fragestellungen und Probleme auf, die vor allem Juristen forderten, Antworten zu geben. Die Diskurse wurden um immer neue Aspekte und Fragestellungen erweitert; sie sind in der Gegenwart keineswegs zu einem Ende gekommen: Als der sogenannte Islamische Staat (IS) im Jahr 2014 nach territorialen Gewinnen ein neues Kalifat ausrief, besann man sich, neben anderem, auch auf die generell strenge, auf den Propheten zurückgeführte Haltung gegenüber Berauschendem, die von Juristen durch die Jahrhunderte immer wieder bearbeitet wurde, und deutete sie für die Gegenwart aus. Danach galten auch Tabakkonsum und selbst die Einnahme von Antidepressiva als verboten und wurden unter Strafe gestellt.[7] Dass diese radikal-islamische Sicht jedoch Jahrhunderte der Geschichte mit divers geführten Diskussionen und Debatten, unterschiedlichen Standpunkten und einer langen literarischen Tradition außer Acht lässt, ist im Angesicht des modernen, singulär ausgerichteten und ultrakonservativen Islamismus mit seinen unterschiedlichen Ausprägungen nicht verwunderlich. Die Eroberung des Kalifatsgebiets im Jahr 2019 durch alliierte Truppen beendete den sogenannten Islamischen Staat zwar nach nur knapp fünf Jahren Existenz wieder, die Haltungen, die zu seiner Entstehung beigetragen haben, existieren aber weiter, und auch die Verlockungen, Gefahren und Einsatzmöglichkeiten von Betäubungsmitteln werden weiterhin diskutiert werden. Auch in Afghanistan bleibt die erwähnte massenweise Produktion von Opium nicht folgenlos. Opium-Abhängigkeit ist ein immer weiter um sich greifendes Problem. Dennoch handelt es sich im Fall des sogenannten Islamischen Staats um ein angebliches Rückbesinnen unter Außerachtlassung der ursprünglichen Vielfalt und Widersprüchlichkeit der Standpunkte. Hier üben zahlreiche Ereignisse der jüngeren Geschichte im Konflikt arabisch-islamische vs. westliche Welt einen Einfluss aus. Gleiches gilt für Afghanistan, wo Opium-Abhängigkeit ein Nebenprodukt des zur Kriegsfinanzierung benötigten Opium-Anbaus ist. Auch für den juristischen Bereich kann festgehalten werden: mit Beginn der Moderne ab dem 12./18. Jh. und mit dem Aufbrechen der Machtverhältnisse und geopolitischen Gefüge, die zwischen dem 5./11. und dem 12./18. Jh. Bestand hatten, können Betäubungsmittel nicht mehr gesondert „in der arabisch-islamischen Kultur“ betrachtet werden.

Biografische Werke lassen Veränderungen im Konsum von Betäubungsmitteln erkennen. Die ersten Texte mit Bezug zu Betäubungsmitteln entstanden ebenfalls im 5./11. Jh. Thematisch Relevantes ist bis ins 12./18. Jh. zu finden, die meisten Fundstellen ergeben sich bis ins 12./16. Jh. Somit umfasst die hier zu betrachtende Epoche die Zeit vor der fatimidischen Machtübernahme bis nach dem Ende des mamlukischen Machteinflusses (mit der durchgängig zu postulierenden Aktualität medizinischer und pharmazeutischer Quellen). Auch hier lohnt sich der Gesamtüberblick, denn Verwendung und Konsum von Betäubungsmitteln kommen nicht mit jeweils wechselnden Herrscherdynastien auf und verschwinden mit ihnen wieder. Ebenso wenig verlaufen sie entlang der Grenzen politischer Einflussbereiche. Wer zu fatimidischer Zeit (297–567/909–1171) Rauschmittel konsumierte, tat dies auch nach der Machtübernahme der

7 Todenhöfer, Jürgen, *Inside IS. 10 Tage im „Islamischen Staat“*, München: Bertelsmann, 2015, Abb. 29.

Ayyubiden (564/1169) oder der Mamluken (648/1250). Konsumiert wurde in Persien ebenso wie in Ägypten und Syrien.[8] Die zu überblickenden zeitlichen und geografischen Räume richten sich in dieser Untersuchung also nach dem vorliegenden Quellenmaterial und nicht nach festen Epochen oder geografischen Grenzen. Auch für den gesellschaftlichen Aspekt gilt: Spätestens mit dem Beginn der Moderne ab dem 12./18. Jh. werden Betäubungsmittel zu einem global geprägten Phänomen. Sie sind kaum noch gesondert „in der arabisch-islamischen Kultur“ zu betrachten. Transportwege in die und aus der arabisch-islamischen Welt und globale Vernetzung von Menschen haben dafür gesorgt.

Mit der vorliegenden Gesamtbetrachtung ist somit der Zeitraum zwischen antiker Medizin und globalisierter Moderne in den Blick zu nehmen. Das ist der Zeitraum vom Beginn der Aufnahme antiker Inhalte in neu entstehende arabische Medizintexte bis zum Beginn globaler Vernetzung, der Zeitraum von 500–1200/1100–1800. Der geografische Raum, aus dem Quellen vorliegen, umfasst das heutige Syrien, Iran und Irak, Nordafrika und hier v. a. Ägypten und Marokko, sowie Afghanistan und, mit einigen Quellen, auch Südspanien.

1.2 *Betäubungsmittel*

Das Quellenmaterial gibt neben Ort und Zeit auch die Auswahl der Betäubungsmittel vor, die hier eingehend betrachtet werden: Opium, Haschisch und Bilsenkraut. Diese werden am häufigsten genannt und kommen in einem Maß als Arzneien, Gifte und Rauschmittel vor, das Material für eine Untersuchung bietet. Einzelne Nennungen in juristischen Werken von Muskatnuss,[9] Safran[10] u. a. geben nur wenig Aufschluss über den tatsächlichen Gebrauch insbesondere als Rauschmittel. Berichte von Personen, die sich beispielsweise mit Muskatnuss berauschten, liegen nicht vor, sodass diese sporadisch genannten Substanzen nicht sinnvoll in diese Untersuchung einbezogen werden können. Und auch wenn Richardson in ihrem Artikel über Šihāb ad-Dīn al-Ḥiǧāzī von *drug overdose* schreibt, darf das nicht zu falschen Rückschlüssen führen. Besagter Šihāb ad-Dīn nahm zu viel *marking nut* ein, z. dt.: Markfrucht (bot. *Semecarpus*

---

8 Miṣr und aš-Šām können für weite Teile der hier betrachteten Zeiträume mehr oder weniger als politische Einheit angesehen werden.

9 S. beispielhaft al-Ḥaṭṭāb, Abū ʿAbdallāh Muḥammad b. Muḥammad ʿAbd ar-Raḥmān, *Mawāhib al-ǧalīl fī šarḥ muḫtaṣar aš-šayḫ Ḫalīl*, Hrg. Muḥammad Bābāh b. Muḥammad Nāṣir, 8 Bd., Riad: Dār ʿālam al-kutub, 2010 i, 137 oder az-Zarkašī, Abū ʿAbdallāh Badr ad-Dīn Muḥammad b. ʿAbdallāh b. Bahādir, *Zahr al-ʿarīš fī taḥrīm al-ḥašīš*, Hrg. Aḥmad Farağ, Al-Mansura: Dār al-wafāʾ li-ṭ-ṭibāʿa wa-n-našr wa-t-tawzīʿ, ²1990, 123.

10 S. beispielhaft: Cámara, *Estudios* ii, 95.

anacardium, arab. *balāḏur*), eine Substanz, mit der er versuchte, sein Erinnerungsvermögen zu erhöhen.[11] Droge (*drug*) ist in diesem Fall also als pflanzliche Arznei zu lesen und das Ziel war nicht der Rausch, sondern die Verbesserung des Gedächtnisses.

Über Opium, Haschisch und Bilsenkraut liegt ausreichend Material für eine sinnvolle Gesamtbetrachtung vor, weshalb der Fokus dieser Untersuchung auf diesen drei Substanzen liegt.

Alkoholika werden hier nicht berücksichtigt, da sie nicht zu den Betäubungsmitteln gezählt werden können. Zwar wurde Alkohol zu Rauschzwecken genossen und auch als Arznei gegen bestimmte Erkrankungen verwandt. Er eignet sich aber nicht für eine regelmäßige schmerzstillende Therapie oder für Giftanschläge. Betäubungsmittel zeichnet aus, dass sie sowohl für Anästhesie als auch für Vergiftung und Rausch nutzbar sind.

2 Aufbau und Quellen

Da sich die ältesten Hinweise auf Betäubungsmittel in arabischsprachigen Texten in medizinischen Quellen finden, bilden die aus ihnen zu gewinnenden Erkenntnisse nach der Einleitung das zweite Kapitel dieser Arbeit. Betäubungsmittel waren zur Zeit der Entstehung des Islams bereits seit Jahrtausenden als Medikamente in Gebrauch. So wurden sie mit der Entstehung der arabischen Medizin, die in weiten Teilen auf antiken griechischen, persischen und in Sanskrit verfassten Texten fußt, auch Bestandteil der arabischen Medizin. Bisherige Arbeiten zur medizinischen Nutzung beschränken sich auf Aufkommen und Verbreitung, also auf rein medizin-historisches Interesse und leisten darüber hinaus wenig inhaltlichen Beitrag.[12] In diesem Kapitel werden Opium, Bilsenkraut und Haschisch als Arzneien vorgestellt: Welche medizinischen Zwecke erfüllten sie, wie wurden sie dosiert, was war über ihre

11 Richardson, Kristina, „Drug Overdose, Disability and Male Friendship in Fifteenth-Century Mamluk Kairo", in Julie Singer (Hrg.), *Postmedieval. A Journal of Medieval Cultural Studies*, 2 Bd., ii (2012), 168–181, http://doi:10.1057/pmHrg.2012.12, zuletzt aufgerufen: 21.08.2022, 22:35, sowie Bos, Gerrit, „*Balāḏur* (Marking-nut): A popular medieval drug for strengthening memory", in *Bulletin of the School of Oriental and African Studies* 59.2 (1996), 229–236.

12 S. beispielhaft: Hamarneh, Sami, „Pharmacy in Medieval Islam and the History of Drug Addiction," in *Medical History 16* (1972), 226–237, Kaadan, Abdul Nasser und Aqqad, Hazem, *Usage of Opium in Islamic Medicine up till the Fifth Century A.H.*, Aleppo, sowie an-Nāṣir, Fayṣal ʿAbd al-Laṭīf, *al-Afyūn ladā l-aṭibbāʾ al-aqdamīn*, Bahrain: Markaz taʿlīm al-ʿulūm aṣ-ṣiḥḥiyya, 2007.

berauschenden Eigenschaften bekannt, bzw. was wurde diskutiert und welche Unterschiede gab es in der Beurteilung der einzelnen Betäubungsmittel?

Eng verbunden mit der medizinischen Verwendung ist das Phänomen der giftigen Eigenschaft von Betäubungsmitteln. Sie können versehentliche Todesfälle aufgrund fehlerhafter Dosierung verursachen und für Giftmorde eingesetzt werden, wofür eine gekonnte Dosierung erforderlich ist. Aufschluss darüber geben historiografische und biografische Quellen. Die Untersuchung dessen, was über Vergiftungen mit Betäubungsmitteln zu finden ist, schließt sich im dritten Kapitel an. Hier wird gefragt, welches Betäubungsmittel wofür eingesetzt wurde (Mord, Betäubung, Lähmung), wie es jeweils verabreicht wurde und was über Wirkweisen bekannt war.

Juristen befassten sich in den ersten islamischen Jahrhunderten nicht oder kaum mit Betäubungsmitteln. Sie konzentrierten sich auf den tatsächlich in Koran und *ḥadīṯ* genannten und verbotenen Wein (*ḫamr*). Das Problem des Rauschmittelkonsums trat offenbar erst im Lauf der Zeit auf und wurde dringlicher, so dass auch Juristen sich gezwungen sahen, es zu behandeln. Dabei ist eine Entwicklung zu erkennen von der anfänglichen Frage nach Legalität bzw. Illegalität von Betäubungsmitteln bis hin zur Bearbeitung komplexer Fragestellungen in späteren Jahrhunderten. Auch Juristen diskutierten und unterschieden die Einsatzmöglichkeiten als Arzneien und als Rauschmittel. Die diskutierten Aspekte und Fragen werden in diesem Kapitel dargestellt. Der Fokus liegt dabei auf der Vielfalt der Antworten, die von unterschiedlichen Juristen gegeben wurden und auf der Betrachtung immer neuer Aspekte und Fragestellungen, die im Laufe der Zeit aufkamen und diskutiert wurden.

An dieses Kapitel schließt sich die Entstehung von Traktaten zum Thema Betäubungsmittel an, die ab dem 7./13. Jh. aus dem juristischen Diskurs heraus verfasst werden. Sie bauen aufeinander auf, bzw. die Autoren übernehmen Inhalte voneinander und die Werke werden zu umfassenden literarischen Texten, die alles enthalten, was zum Thema Betäubungsmittel als wissenswert galt und damit weit über einen juristischen Diskurs hinausgehen. Sie dürfen in dieser Gesamtbetrachtung nicht fehlen.

Im fünften Kapitel wird der Konsum innerhalb der Gesellschaft in den Blick genommen. Wie bereits angemerkt, konzentrieren sich bisherige Arbeiten meist auf Haschisch, das zu bestimmten Zeiten sehr weit verbreitet war. Die Quellenlage deutet allerdings darauf hin, dass es in der Beliebtheit und dem Konsum Trends gegeben hat, die mit dem Aufkommen eines jeweils regional neuen Betäubungsmittels in Gang gebracht wurden. Das mehr oder weniger plötzliche Aufkommen von *barš*, einer Mischung aus Haschisch, Opium und Gewürzen, ist ein eindeutiges Beispiel. In der Zeit vom 10./16. bis zum 12./18.

Jh. taucht es in den Quellen auf und verschwindet danach auch wieder. Ebenfalls ab dem 10./16. Jh. wird in vermehrtem Maß vom Konsum von Opium berichtet, deutlich häufiger als vom vorher fast ausschließlich vorkommenden Haschisch. Diese Veränderungen werden herausgearbeitet. Zudem sind Fragen nach der Reaktion auf Rauschmittelkonsum zu beantworten. Waren alle Konsumenten gesellschaftlich Ausgestoßene? Welchen Repressalien seitens staatlicher Autoritäten waren sie ausgesetzt? Hatten Bildung und Stellung innerhalb der Gesellschaft Auswirkungen darauf, wie die Konsumenten wahrgenommen wurden?

Neben den erwähnten Aspekten ist zum Thema Konsum von Betäubungsmitteln auch das Verständnis von Sucht bzw. Abhängigkeit zu untersuchen. Der Terminus *Abhängigkeit* ist im modernen Sprachgebrauch zu bevorzugen. Dass man Abhängigkeitsverhalten beobachtete und erkannte, ist belegt. Es werden aber durch die vorgenommene Gesamtbetrachtung des Themas, die auch medizinisches Wissen miteinbezieht, weitergehende Schlüsse ermöglicht. Hinweise auf den Umgang mit Abhängigkeit finden sich in biografischen und in juristischen Quellen. Da Abhängigkeit thematisch unmittelbar mit Betäubungsmitteln verbunden ist, stellt die Untersuchung dazu das sechste Kapitel dieser Arbeit dar. Es greift zudem auf das zweite Kapitel über den Gebrauch von Betäubungsmitteln in der Medizin zurück, sowie auf Aspekte aus dem juristischen Diskurs. Dieses letzte Kapitel rundet den Blick durch die Jahrhunderte ab und gibt einen Ausblick auf den Aufbruch in die Moderne.

Mit der vorliegenden Untersuchung wird die Epoche von der Übernahme antiker medizinischer Inhalte (4./10. Jh.) bis kurz vor den Aufbruch in eine globalisierte Moderne (12./18. Jh.) für den arabisch-islamischen Kulturraum betrachtet. Sie bleibt nicht beim allseits zitierten Haschisch stehen, sondern behandelt Betäubungsmittel insgesamt und verbindet die Bereiche Medizin/Pharmazie, Gift, Recht und Gesellschaft und liefert damit einen Gesamtüberblick, der kaum singuläre Ergebnisse isolieren kann, sondern eine Fülle unterschiedlicher Standpunkte zutage fördert, die alle nebeneinander existierten und hier dargestellt werden. Dadurch ergibt sich ein vollständigeres Bild vom Umgang mit Betäubungsmitteln in der arabisch-islamischen Kultur über den vergleichsweise weiten Zeitraum, für den Gebrauch und Missbrauch dokumentiert sind.

KAPITEL 2

Betäubungsmittel in der Medizin

1 Medizin und Pharmakologie zur Zeit der Mamluken

Für die Betrachtung von Betäubungsmitteln in der Epoche der Mamluken ist es zunächst wichtig, den Stand der Medizin und der Pharmakologie zu betrachten. Grundsätzlich ist die klassische arabische Medizin kein Eigenprodukt der arabisch-islamischen Kultur. Sie entstand durch Übernahme antiker Inhalte und älterer Texte, hauptsächlich auf Sanskrit, Persisch und Griechisch, die seit der Zeit des Propheten zu den Arabern gelangten und die übersetzt, zusammengeführt und weiterentwickelt wurden.[1] Ärzte wie ar-Rāzī und Ibn Sīnā schufen schließlich eigene, arabische Standardwerke, die das antike Wissen zum Bestandteil der arabischen Medizin werden ließen und über Jahrhunderte Gültigkeit behielten. Ähnliche Prozesse sind insbesondere in der Mamlukenzeit erneut zu beobachten: Die arabischen Standardwerke wurden nun ihrerseits zusammengeführt und weiterentwickelt und es entstanden wieder neue Schriften, die weite Verbreitung fanden und lange Zeit genutzt wurden. Ibn an-Nafīs (607–687/1215–1288) aus Damaskus beispielsweise, selbst ein höchst angesehener Arzt und Universalgelehrter, erstellte mit seinem Werk *al-Mūǧaz fī ṭ-ṭibb* (*Das Prägnante der Medizin*) einen Kommentar zu Ibn Sīnās großem *al-Qānūn fī ṭ-ṭibb* aus dem 5./11. Jh. und aktualisierte diesen für den täglichen Gebrauch.[2] Auch in der Pharmakologie entstanden neue Schriften. Ibn al-Bayṭārs *al-Ǧāmiʿ li-mufradāt al-adwiya wa-l-aġḏiya* (*Zusammenstellung der Bestandteile von Arzneien und Speisen*, Andalusien, 7./13. Jh.) ist die umfangreichste Zusammenstellung von Arzneimittelbestandteilen aus der mamlukischen Zeit. In ihr werden ebenfalls die großen klassischen Werke zusammengefasst und durch neue Erkenntnisse des Autors ergänzt. Außerdem entstanden wichtige Schriften für die pharmakologische Praxis: Chipman hat al-ʿAṭṭārs Apothekerhandbuch (*Aqrābāḏīn*) *Minhāǧ ad-dukkān wa-dustūr al-aʿyān fī aʿmāl wa-tarākīb al-adwiyat an-nāfiʿa li-l-insān* (*Schlüssel zum Geschäft und zur Anordnung der Hilfsmittel für die Herstellung und Zusammensetzung der für die Menschen vorteilhaften Arzneien*, Kairo, ca. 658/1260) bearbeitet.

1 Levey, Martin, *Early Arabic Pharmacology. An Introduction Based on Ancient and Medieval Sources*, Leiden: Brill, 1973.

2 Ibn an-Nafīs, ʿAlāʾ ad-Dīn ʿAlī b. Abī l-Ḥazm al-Qurašī, *al-Mūǧaz fī ṭ-ṭibb*, Hrg. Yaḥyā Murād, Beirut: Dār al-kutub al-ʿilmiyya, 2004, 3.

 | DOI:10.1163/9789004722385_003

Al-ʿAṭṭār rechtfertigte das Verfassen eines eigenen Handbuchs damit, dass die meisten bekannten Abhandlungen von Ärzten geschrieben und nur für Ärzte und für den Gebrauch in Krankenhäusern von Nutzen seien. Diese spezialisierten Werke erschienen ihm unzureichend; das von ihm selbst verfasste sei für die praktische Arbeit des Pharmazeuten bestimmt und aus den berühmtesten Vorgängerwerken zusammengefasst. Außerdem sei es, genau wie Ibn al-Bayṭārs Zusammenstellung, um eigene Anmerkungen und Verbesserungen ergänzt worden.[3] Es habe in der mamlukischen Epoche weite Verbreitung gefunden, so Chipman.[4]

Fellmann, die das *Aqrābādīn* von al-Qalānisī (7./13. Jh.)[5] untersucht hat, schreibt, der Autor beklage ebenfalls die Praxisferne der meisten Apothekerhandbücher. Sie enthielten zu viele selten benutzte Rezepturen. Daher habe er selbst eins erstellt, in dem er ebenfalls das Wichtigste aus den bekannten Vorgängerwerken zusammengefasst habe. Fellmann schreibt, al-Qalānisī sei wahrscheinlich kein philosophisch gebildeter Arzt (*ṭabīb*) gewesen, sondern eher ein Heilpraktiker (*mutaṭabbib*) oder Krankenhausapotheker. Dementsprechend ist sein Handbuch, ebenso wie das al-ʿAṭṭārs, für den Gebrauch durch den Apotheker bestimmt und enthält keine medizinische und nur sehr wenig pharmazeutische Theorie. Al-Qalānisīs Werk werde allerdings, trotz einer relativ hohen Anzahl bekannter Handschriften, kaum von anderen Autoren zitiert.[6] Mögliche Gründe hierfür nennt Fellmann nicht. Beide Werke, sowohl al-ʿAṭṭārs als auch al-Qalānisīs, stellen eine Weiterentwicklung auf Grundlage der klassischen Werke dar. Ein weiteres zu nennendes Apothekerhandbuch ist das *Aqrābādīn* von Ibn at-Tilmīḏ. Es entstand in Bagdad im 6./12. Jh. und galt bis in die mamlukische Zeit hinein als eines der Standardwerke für Apotheker im Nahen Osten,[7] weshalb es hauptsächlich für diese Arbeit herangezogen wird.

3 Chipman, Leigh, *The World of Pharmacy and Pharmacists in Mamluk Kairo* (Sir Henry Wellcome Asian Series 8), Leiden: Brill, 2010, 18.

4 Chipman, *Pharmacy* 3. Chipman schließt aufgrund der relativ großen Anzahl von Handschriften aus der mamlukischen Epoche auf weite Verbreitung und häufige Anwendung des Werkes.

5 Fellmann, Irene, *Das Aqrābādīn al-Qalānisī. Quellenkritische und begriffsanalytische Untersuchungen zur arabisch-pharmazeutischen Literatur* (BTS 35), Beirut: Ergon, 1986, 1. Fellmann legt lediglich eine quellenkritische Untersuchung vor und keine Edition des Textes.

6 Fellmann, *al-Qalānisī* 2.

7 Kahl, Oliver, *The Dispensatory of Ibn at-Tilmīdh. Arabic Text, English Translation, Study and Glossaries.* (IPTS 70), Leiden: Brill, 2007, 5.

Die unterschiedlichen Gattungen medizinischer Literatur werden unter 2.2 eingehender betrachtet, wenn die für diese Arbeit relevanten Quellen im Einzelnen besprochen werden. Aus den angeführten Beispielen wird deutlich, dass die Pharmakologie eine eigenständige Disziplin war, die sich neben der Medizin etablierte. Erste pharmazeutische Werke auf Arabisch entstanden ab dem 3./9. Jh.[8] und diese Entwicklung erreichte mit Ibn al-Bayṭārs *al-Ǧāmiʿ* ihren Höhepunkt.[9] Ibn al-Bayṭār stammte zwar aus Andalusien, aber die Pharmakologie florierte offenbar auch im mamlukischen Einflussgebiet: Soweit bisher bekannt, brachten Kairo und Damaskus, nach Mekka, die meisten Pharmazeuten hervor.[10] Anders als über Ärzte gibt es allerdings keine speziellen biografischen Sammelwerke über Pharmazeuten. Sie kommen wohl in übergeordneten Biografiesammlungen vor (wie z.B. in Werken über Notabeln bestimmter Städte o.ä.), was immerhin zeigt, dass sie gesellschaftliches Ansehen genossen.[11] Den Rang von Ärzten hatten Pharmazeuten jedoch nicht inne. Insbesondere in den Krankenhäusern waren sie offenbar eine untergeordnete Gruppe von Handwerkern. Chipman bezeichnet sie als Techniker, die die Arzneien nach ärztlicher Anordnung herstellten. Verwaltet wurden die Inhaltsstoffe und fertigen Medikamente von einem Aufseher (*nāẓir*), verabreicht wieder von jemand anderem.[12] Die Tätigkeit der Pharmazeuten galt lediglich als Handwerk (*ṣināʿa*), nicht als Wissenschaft (*ʿilm*) und war damit von niedrigerem Rang als die Medizin.[13] Im Krankenhaus wurden die Pharmazeuten schlicht als *šarābdār* (*der für die Tränke Verantwortliche*, wörtl. *der die Tränke Besitzende*) bezeichnet und verdienten deutlich weniger als die Ärzte und die separat aufgeführten Chirurgen und Augenärzte. Außerhalb des Krankenhauses sah es anders aus. Hier handelte es sich bei Pharmazeuten eher um Ladenbesitzer und Händler,[14] was zwar auch nicht unbedingt auf einen höheren Stand oder auf höheres Ansehen verweist, aber immerhin auf die Möglichkeit eines höheren Einkommens als im Krankenhaus.[15]

Neben der Entstehung neuer Schriften wurde auch die medizinische Infrastruktur ausgebaut, wie ein Bericht in al-Maqrīzīs *Kitāb al-Mawāʿiẓ wa-l-iʿtibār bi-ḏikr al-ḫiṭaṭ wa-l-āṯār* (*Buch der Achtung und des Respekts im Gedenken an*

8 Kahl, *Dispensatory* 3.
9 Chipman, *Pharmacy* 123.
10 Chipman, *Pharmacy* 132.
11 Chipman, *Pharmacy* 128.
12 Chipman, *Pharmacy* 139.
13 Chipman, *Pharmacy* 112.
14 Chipman, *Pharmacy* 60.
15 Chipman, *Pharmacy* 141.

die Gegenden und die Hinterlassenschaften, kurz *al-Ḫiṭaṭ*, Kairo, 9./15. Jh.) schildert. Dort wird die Entstehung des al-Manṣūrī Krankenhauses im Zentrum Kairos beschrieben: Al-Malik al-Manṣūr Qalāwūn, Feldherr des Zugs gegen Byzanz (*ar-Rūm*) für seinen Herrn aẓ-Ẓāhir Baybars (658–676/1260–1277), litt im Jahr 675/1277 bei Damaskus an einer heftigen Kolik (*qūlanǧ*, lat. *Colica*). Arznei musste für ihn aus dem Nūr ad-Dīn Krankenhaus in Damaskus geholt werden. Sie brachte ihm Besserung und er gelobte daraufhin, ebenfalls ein Krankenhaus errichten zu lassen. Dies geschah, nachdem er im Jahr 678/1279 selbst Sultan geworden war. Baubeginn war der 1. Rabīʿ al-Āḫira 683/16. Juni 1284 und al-Manṣūr gestaltete das Vorhaben sehr umfangreich. In den *al-Ḫiṭaṭ* al-Maqrīzīs werden die Räumlichkeiten für Kranke mit unterschiedlichen Gebrechen beschrieben: Hallen für Fieberkranke und ähnliche, Kranke mit Augenentzündungen, Verwundete, an Durchfall Erkrankte, Frauen und Rekonvaleszenten (unterteilt in zwei Bereiche, einen für die Männer und einen für die Frauen). Außerdem wurden Wasserleitungen installiert, durch die frisches Wasser in alle Abteilungen strömte. Daneben wird eine Kochstelle zur Herstellung von Arzneien und Tränken erwähnt und ebenso ein Ort, um die Arzneien getrennt voneinander aufzubewahren.

Al-Maqrīzī schildert auch die Eröffnung des Baus:

> … Dann bat er [al-Manṣūr Qalāwūn] um ein Gefäß mit einem Trank aus dem Krankenhaus, trank davon und sagte: »Dies hat meinesgleichen gereicht, so soll es auch den mir Untergebenen reichen.«
>
> Er bestimmte das Krankenhaus für den König und den Militärsklaven, den Soldaten und den Emir, den Großen und den Kleinen, den Freien und den Diener, die Männer und die Frauen …
>
> Er beschränkte die Zahl der Kranken nicht, sondern wies jedem den Weg, der zum Krankenhaus wollte, ob reich oder arm. Er beschränkte auch nicht die Dauer des Aufenthaltes der Kranken, sondern er richtete alles her, was der, der krank ist, benötigt.[16]

16 Al-Maqrīzī, Taqī d-Dīn Abū ʿAbbās Aḥmad b. ʿAlī b. ʿAbd al-Qādir al-ʿUbaydī, *Kitāb al-Mawāʿiẓ wa-l-iʿtibār bi-ḏikr al-ḫiṭat wa-l-āṯār al-maʿrūfa bi- l-Ḫiṭat al-Maqrīziyya*, Hrg. Ḫalīl al-Manṣūr, 4 Bd., Beirut: Dār al-kutub al-ʿilmiyya, 1998 iv, 269. Northrup schreibt, al-Manṣūr Qalāwūn habe in der Stiftungsurkunde (*waqfiyya*) des Krankenhauses festlegen lassen, dass weder Christen noch Juden dort behandelt oder beschäftigt werden sollen. Aus der von al-Maqrīzī geschilderten großzügigen Öffnung der Einrichtung für jeden, der Hilfe benötige, waren nichtmuslimische Kranke also ausgenommen. Dieser Aspekt tritt in al-Maqrīzīs Text nicht zutage. Vgl. hierzu: Northrup, Linda, *Qalāwūn's Patronage of the Medical Sciences in Thirteenth-Century Egypt*, https://knowlHrgge.uchicago.Hrgu/record/1021, zuletzt aufgerufen: 21.08.2022, 22:28, 127.

Außerdem fanden Vorlesungen in Medizin statt.[17] Northrup schreibt, al-Manṣūr Qalāwūn habe den ärztlichen Oberaufseher (*ra'īs al-aṭibbā'*) für Ägypten und Syrien, Muhaḏḏab ad-Dīn b. Abī Ḥulayqah, mit dem Lehrstuhl für Medizin (*tadrīs al-bīmāristān*) betraut, der dem Krankenhaus angeschlossen war.[18] In der Ernennung einer derart hochstehenden medizinischen Autorität sieht Northrup eine bewusste Förderung der medizinischen Wissenschaft und Lehre.[19]

Bei der Auswahl der Quellen zur Beschäftigung mit Betäubungsmitteln ist also zu berücksichtigen, dass in mamlukischer Zeit zahlreiche neue Schriften entstehen, die die früheren Standardwerke zusammenfassen und um aktuelles Wissen ergänzen. Allerdings sind die vormamlukischen Texte weiterhin in Gebrauch. Das in ihnen niedergeschriebene Wissen, beruhend auf der klassisch-antiken Medizintradition, findet nach wie vor Anwendung.

Daneben wurden Wissenschaft und Lehre im Rahmen großer Investitionen in die medizinische Infrastruktur gefördert. Lokale Herrscher fungierten häufig als Förderer von Ärzten oder Pharmazeuten und beschäftigten sie an ihrem Hof bzw. gaben Werke in Auftrag und finanzierten sie. Das wird auch aus den unter 2.2.1 aufgeführten Kurzbiografien der hier herangezogenen Autoren deutlich.

2 Medizinische und pharmazeutische Quellen

Angaben über den Gebrauch von Opium, Bilsenkraut und Haschisch als Arzneimittel finden sich fast ausschließlich in der medizinischen und pharmazeutischen Fachliteratur. Dazu zählen die bekannten Standardwerke wie Ibn Sīnās *al-Qānūn fī ṭ-ṭibb* oder ar-Rāzīs *al-Ḥāwī fī ṭ-ṭibb*, aber auch weniger bekannte und sehr spezialisierte pharmazeutische Zusammenstellungen und Apothekerhandbücher, d.h. Rezeptbücher zur Arzneimittelherstellung (*Aqrābāḏīn*).

Die medizinischen Werke richten sich vor allem an Ärzte. Sie bieten von Krankheitslehre über Anatomie und Arzneimittellehre alles, was zur Erkennung und Behandlung von Krankheiten gewusst werden musste bzw. nach jeweiligem Stand der Medizin bekannt war. In ar-Rāzīs *al-Ḥāwī* werden zwar auch Rezepturen für Arzneimittel aufgelistet, aber häufig ohne konkrete Mengenangaben. Es scheint sich hier eher um eine Zusammenstellung möglicher Mixturen zu handeln, als um tatsächliche Anleitungen zur Herstellung von Arzneien. In Ibn Sīnās *al-Qānūn* werden Arzneimittelbestandteile ausführlich

17 Al-Maqrīzī, *Ḫiṭaṭ* iv, 269.
18 Northrup, „Patronage" 121.
19 Northrup, „Patronage" 128.

besprochen, doch auch hier werden keine konkreten Rezepturen aufgeführt. Die waren Aufgabe des Apothekers und des Pharmazeuten.

Die pharmazeutischen Zusammenstellungen, wie z.B. Ibn al-Bayṭārs *al-Ǧāmiʿ* oder al-Bīrūnīs *Kitāb aṣ-Ṣaydala fī ṭ-ṭibb* (*Die Pharmazie in der Medizin*, 5./11. Jh.) besprechen einzelne Bestandteile von Arzneimitteln (Pflanzen, Mineralien u.a.) ausführlich und liefern Informationen über deren Herkunft, Gewinnung, Wirkung, über Gefahren, die mit der Einnahme und Verwendung verbunden sind, bis hin zu Informationen zu den Namen der Substanzen, sowie ihre Namen in anderen Sprachen. Aber auch in ihnen finden sich keine vollständigen Rezepturen für Arzneien.

Die dritte wichtige Textgattung zur Untersuchung von Betäubungsmitteln in der klassischen arabischen Medizin sind *Aqrābāḏīn* (Apothekerhandbücher). Sie sind konkrete Anweisungen, wie bestimmte Arzneien zu mischen sind und dienten als Vorlage für das Handwerk des Apothekers. Hintergrundwissen oder weiterführende Informationen enthalten sie nicht. Chipman schreibt dazu über al-ʿAṭṭārs Apothekerhandbuch *Minhāǧ ad-dukkān*:

> It is possible that there is no theoretical section, because *Minhāǧ ad-dukkān* is very much a cookbook: …[20]

Fellmann hat in ihrer Bearbeitung von al-Qalānisīs *Aqrābāḏīn* das gleiche festgestellt (s. S. 12).

Aqrābāḏīn sind üblicherweise angeordnet nach Herstellungs- oder Zubereitungsart zusammengesetzter Arzneien oder alphabetisch nach einer bestimmten Zutat.[21] Die einzelnen Rezepturen enthalten genaue Mengenangaben und beschreiben, wie die Inhaltsstoffe verarbeitet werden müssen (kneten, in Wasser auflösen, verrühren etc.). Neben den eher theoretischen Werken aus der Medizin und Pharmakologie bieten *Aqrābāḏīn* also einen Einblick in die Praxis. Sie geben Aufschluss über Mischungen, in denen Opium, Bilsenkraut und Haschisch verwandt wurden. Es ist im Rahmen dieser Arbeit jedoch nicht sinnvoll, diese sämtlich aufzuführen. Stattdessen wird hier ermittelt, in wie vielen Rezepturen die drei Betäubungsmittel jeweils vorkamen, um den Eindruck von ihrer Verwendung zu vervollständigen. Da sie, wie oben beschrieben, kaum theoretische Hintergründe liefern, sind Apothekerhandbücher im vorliegenden Zusammenhang lediglich ergänzende Quellen.

Die aus der Fachliteratur zu entnehmenden Informationen werden in diesem Kapitel zusammengetragen und miteinander verglichen, um darzustellen,

---

20 Chipman, *Pharmacy* 18.

21 Chipman, *Pharmacy* 13.

welchen Platz Opium, Bilsenkraut und Haschisch in der klassischen arabischen Medizin einnahmen: Woher kamen die Pflanzen? Was wusste man über ihre Geschichte und ihre Verwendung? Wie wurden sie angebaut, geerntet und verarbeitet? Wie häufig wurden sie angewandt? Galten sie als gefährlich, harmlos oder wohltuend? Welche Symptome wurden mit ihnen behandelt? Wie wurden sie dosiert? Welchen Stellenwert hatte die berauschende Wirkung der Betäubungsmittel und wie wurde damit umgegangen? Wie viel von einer Substanz galt als Überdosierung bzw. Vergiftung und wie wurde sie erkannt und behandelt? Welche Unterschiede finden sich bzgl. Verabreichung, Dosierung etc.?

Doch zunächst werden die hier herangezogenen Quellen einzeln vorgestellt und in den historischen Rahmen der Arbeit eingeordnet. Dabei wird nicht chronologisch vorgegangen, sondern nach ihrer Bedeutung für diese Arbeit. Über einige Autoren wurde bereits viel geschrieben; Ibn Sīnās oder ar-Rāzīs Biografien sind aus Publikationen und Editionen bekannt. Sie werden hier nur knapp dargestellt, denn ihre Bedeutung für diese Arbeit liegt in ihrem Wissen über Pharmakologie und auf dessen Wirkungsradius. Andere Autoren, wie der Andalusier Ibn al-Bayṭār, sind weniger bekannt, auch wenn ihre Werke in ihrem jeweiligen Fach (in Ibn al-Bayṭārs Fall der Pharmakologie) als Standardwerke gelten. Das liegt am hohen Grad an Spezialisierung, der mit diesen Werken erreicht wurde. Die Beschäftigung mit ihnen lohnt sich nur, wenn es um detaillierte Fakten zu Arzneimittelbestandteilen geht, wie um den Aufbau von Pflanzen, die Giftigkeit ihrer Teile, ihre botanischen Bezeichnungen (z.B. *al-qunnab al-hindī* anstatt einfach nur Haschisch) etc.

Die hier getroffene Auswahl an Referenzwerken erfolgte aufgrund von drei Kriterien:

1. Aufgrund des qualitativen inhaltlichen Angebots: Verwertbare Informationen über Betäubungsmittel in der klassischen arabischen Medizin finden sich nur in medizinischer und pharmakologischer Fachliteratur. Für den allgemeinen Leser geschriebene Werke wie z.B. al-Qazwīnīs Enzyklopädie *Kitāb ʿAǧāʾib al-maḫlūqāt wa-ġarāʾib al-mawǧūdāt* (*Die Wunder der Schöpfung und die Seltsamkeiten des Kosmos*, 7./13. Jh.) eignen sich nicht für diesen Teil der Arbeit. Sie sind Kompilationen, die Fachwissen und geistiges Allgemeingut (bei dem meist Diskrepanzen zum Fachwissen bestehen) vermengen und den geneigten Leser grundlegend informieren. Gelegentliche Verweise auf diese Art von Literatur helfen im Folgenden allerdings, Sachverhalte zu erläutern.
2. Aufgrund des quantitativen inhaltlichen Angebots: Vergleichsweise wenige Texte befassen sich ausführlich mit Betäubungsmitteln. Selbst in der Medizin spielen Opium, Bilsenkraut und Haschisch keine hervorgeho-

bene Rolle. Andere berauschende Substanzen finden sich dort noch seltener. Die Ausnahme bildet Alkohol bzw. Wein, der als Medikament oder als Trägerlösung für Wirkstoffe eingesetzt wurde. Die hier ausgesuchten Werke aus der Medizin und Pharmakologie gehören zu denen, die hinreichende Informationen bieten, sodass sie ausgewertet und mit anderen Informationen verglichen werden können. Der bereits erwähnte Ibn an-Nafīs beispielsweise schrieb zwar eine Zusammenfassung des *al-Qānūn fī ṭ-ṭibb*, ließ aber die bei Ibn Sīnā für diese Arbeit so zentralen Stellen aus, in denen es um Opium, Bilsenkraut und Haschisch geht und die Substanzen detailliert beschrieben werden. Er erwähnt nur gelegentlich etwas über Anwendungsmöglichkeiten von Betäubungsmitteln, ohne dabei jedoch genaue Angaben zu machen.

Neben der Fachkenntnis ist also auch entscheidend, dass die Texte ausreichend Material bereithalten.

3. Aufgrund ihres Entstehungszeitpunkts: Von den Werken, die sich mit Betäubungsmitteln befassen, stammen viele aus mamlukischer Zeit (wie beispielsweise die oben genannten pharmakologischen Werke). Texte, die vorher datieren, werden hier nur verwandt, wenn sie auch in mamlukischer Zeit noch in Gebrauch waren, was allerdings auf die meisten der großen Standardwerke zutrifft.

2.1 *Medizinische Quellen*

2.1.1 Ibn Sīnā: *al-Qānūn fī ṭ-ṭibb*

Das große Standardwerk der klassischen arabischen Medizin ist Ibn Sīnās *al-Qānūn fī ṭ-ṭibb*. Abū ʿAlī l-Ḥusayn b. ʿAlī Ibn Sīnā wurde 370/980 in Afshana im heutigen Usbekistan in eine Familie von Anhängern der ismailitischen *daʿwa* (Missionierung) geboren.[22] Er reiste zu den Gelehrten seiner Zeit und studierte u. a. Philosophie, Naturwissenschaften und Medizin und wurde zu einem Universalgelehrten. Im Jahr 480/1037 begleitete Ibn Sīnā, an einer chronischen Kolik (*qūlanǧ* lat. *Colica*) leidend und durch Medikamente geschwächt, seinen Herrn und Mäzen ʿAlāʾ ad-Dawla auf einer Reise, die er nicht überlebte. Er starb im Alter von 53 Jahren und wurde in Hamaḏān im heutigen Iran bestattet.

Die Ibn Sīnā zugeschriebenen Ehrentitel *aš-šayḫ* und *ar-raʾīs* (*der Weise* und *das Oberhaupt*) zeugen von dem hohen Ansehen, das er genoss.[23] Zeitweise

22 Ibn Sīnā, Abū ʿAlī l-Ḥusayn b. ʿAlī, *al-Qānūn fī ṭ-ṭibb*, Hrg. Muḥammad Amīn aḍ-Ḍinnāwī, 3 Bd., Beirut: Dār al-kutub al-ʿilmiyya, 2009 i, 6 und al-Qifṭī, Ǧamāl ad-Dīn Abū l-Ḥasan ʿAlī b. Yūsuf, *Iḫbār al-ʿulamāʾ bi-aḫbār al-ḥukamāʾ*, Hrg. Ibrāhīm Šams ad-Dīn, Beirut: Dār al-kutub al-ʿilmiyya, 2005, 303.

23 Al-Qifṭī, *ʿUlamāʾ* 303.

wurden ihm auch Wunderkräfte und magische Fähigkeiten zugeschrieben. So soll er, nachdem man ihm ein Blatt Papier unter seinen Sitzteppich geschoben habe, bemerkt haben: „Entweder bin ich in die Höhe gehoben oder die Zimmerdecke hat sich gesenkt."[24] Strohmaier identifiziert das Thema der Erzählung als indisch. Es sei nachträglich auf Ibn Sīnā angewandt worden in Anerkennung seiner großen geistigen Leistungsfähigkeit. Eine weitere Anekdote betrifft seine angeblichen Fähigkeiten als Arzt:

> [Der Meister habe] so viele Patienten gehabt, dass er unmöglich alle besuchen konnte. Man fand einen Ausweg, indem ihnen Zwirnsfäden um das Handgelenk gebunden wurden, die man durch die Stadt bis zum Haus Avicennas spannte, damit er durch sie hindurch den Puls fühlen konnte. Eine Greisin, der es offenbar schon wieder recht wohl ging, machte den Faden los und band ihn um die Pfote ihrer Katze. Als der Meister das andere Ende in die Finger nahm, schüttelte er den Kopf. »Nicht möglich«, murmelte er, »die alte Frau bekommt Sechslinge.«[25]

Wie Ibn Sīnā im Volksmund Übermenschliches zugeschrieben wurde, so galt er auch in der Wissenschaft als unerreichbar. Es habe jahrhundertelang kein Bedürfnis gegeben, so Strohmaier, dem im Kanon der Medizin niedergeschriebenen Wissen etwas hinzuzufügen.[26] Tatsächlich blieb *al-Qānūn fī ṭ-ṭibb* für sechs Jahrhunderte ein Referenzwerk der theoretischen und praktischen Medizin. Es war bereits innerhalb der ersten hundert Jahre nach Ibn Sīnās Tod bis nach Córdoba gelangt, wo Gerhard von Cremona (507–582/1114–1187) eine erste Übersetzung anfertigte.[27] Zahlreiche weitere folgten und *al-Qānūn* fand so auch seinen Platz im Wissenskanon des Westens. Er gehörte auch an europäischen Universitäten bis ins 10./16. Jh. zum Curriculum,[28] Pormann und Savage-Smith schreiben vom Einfluss der klassischen griechischen und arabischen Medizin auch in Europa bis ins 13./19. Jh.[29]

Im hier untersuchten Zeitraum war *al-Qānūn fī ṭ-ṭibb* noch fester Bestandteil des medizinischen Wissens. Das wird besonders deutlich daran, dass Ibn an-Nafīs, zur Zeit der Mamluken ebenfalls ein hoch angesehener Arzt, das

24 Strohmaier, Gotthard, *Avicenna*, (Beck'sche Reihe „Denker" 546), München: C.H. Beck, [2]2006, 124.

25 Strohmaier, *Avicenna* 124.

26 Strohmaier, *Avicenna* 126.

27 Strohmaier, *Avicenna* 126.

28 Ibn Sīnā, *al-Qānūn* i, 5, sowie Strohmaier, *Avicenna* 153.

29 Pormann, Peter und Savage-Smith, Emilie, *Medieval Islamic Medicine*, Washington: Georgetown University Press, 2007, 170.

Werk zusammenfasste und es so für den Gebrauch handlicher machte; es galt nach wie vor als Standard.

Zwei Abschnitte machen *al-Qānūn* für diese Arbeit sehr wertvoll: erstens der über Bestandteile von Arzneien und zweitens der über Vergiftungen. Der erste ist der Abschnitt über die sog. einfachen Heilmittel (*al-adwiya l-mufrada*). Ibn Sīnā listet ca. 800 von ihnen auf. Es handelt sich dabei um einzelne Bestandteile wie Pflanzen, Mineralien u. ä., nicht um zusammengesetzte Heilmittel (*al-adwiya l-murakkaba*), die aus mehreren Bestandteilen gemischt werden. Die werden an anderer Stelle besprochen.[30] Zu den einfachen Heilmitteln gehören auch Opium (bzw. Mohn), Bilsenkraut und Haschisch. Ibn Sīnā geht in der Besprechung sehr systematisch vor. Nach der Nennung des jeweiligen Bestandteils folgen die Abschnitte *Gattung* (*māhiyya*), *Auswahl* (*iḫtiyār*), *humoralpathologische Qualität* (*ṭabʿ*), *Wirkungen und spezielle Eigenschaften* (*al-afʿāl wa-l-ḫawāṣṣ*), sowie *Kosmetik* (*zīna*). Dann werden, entsprechend den Einsatzmöglichkeiten einer Arznei, einzelne Körperteile (*aʿḍāʾ*) aufgeführt und besprochen. Unter *Gattung* (*māhiyya*) wird die jeweilige Pflanze botanisch zugeordnet und die u. U. existierenden unterschiedlichen Arten werden genannt. *Auswahl* (*iḫtiyār*) gibt Hinweise darauf, welche der unterschiedlichen Arten zu bevorzugen ist, welche Pflanzenteile giftig sind, u. ä. – also für die Arzneimittelherstellung wichtige Auswahlkriterien. *Humoralpathologische Qualität* (*ṭabʿ*) bedeutet die Einstufung der Pflanze nach den Grundregeln der klassischen antiken Medizin in *trocken*, *feucht*, *warm* und *kalt* sowie die jeweilige Gradeinteilung dazu (z. B. *heiß und trocken im dritten Grad*). Der Abschnitt *Wirkungen und spezielle Eigenschaften* (*al-afʿāl wa-l-ḫawāṣṣ*) ordnet die jeweilige Pflanze einer Arzneimittelgruppe zu, also beispielsweise *Betäubungsmittel* (*muskir*) o. ä. Unter *Kosmetik* (*zīna*) folgt eine kurze Beschreibung der entsprechenden Anwendungsmöglichkeiten. Je nach verfügbaren Angaben sind nicht immer alle dieser Punkte berücksichtigt. Aḍ-Ḍannāwī hat einen übersichtlichen und praktischen Auszug der Kapitel über Arzneimittelbestandteile aus Ibn Sīnās *al-Qānūn* herausgegeben.[31]

Der zweite hier wichtige Abschnitt ist der über Vergiftungen. In ihm beschreibt Ibn Sīnā die Symptome einer Vergiftung mit der jeweiligen Pflanze, sowie die daraufhin durchzuführende Behandlung. Bilsenkraut (*banǧ*) ist allerdings das einzige in dieser Arbeit besprochene Betäubungsmittel, das bei Ibn Sīnā unter Vergiftungen vorkommt. Dieser Eintrag bietet dafür aber die ausführlichste Beschreibung von Symptomen einer Bilsenkraut-Vergiftung.

30 Strohmaier, *Avicenna* 115.

31 S. hierzu aḍ-Ḍanāwī, Muḥammad Amīn, *aš-Šifāʾ bi-n-nabātāt wa-l-aʿšāb wa-ṭ-ṭibb aṭ-ṭabīʿī min al-Qānūn fī ṭ-ṭibb*, Beirut: Dār al-kutub al-ʿilmiyya, 2005.

2.1.2 ar-Rāzī: *al-Ḥāwī fī ṭ-ṭibb*

Ein nicht weniger bedeutsamer Arzt für die klassische arabische Medizin war Abū Bakr Muḥammad b. Zakariyyā ar-Rāzī aus Rayy im heutigen Iran. Auch er war universal gebildet und hoch angesehen. Ibn an-Nadīm (gest. 385/995 o. 388/998) bezeichnete ihn als ersten und unvergleichlichen seiner Epoche (*awḥadu dahrihi wa-farīdu ʿaṣrihi*) und al-Qifṭī (567–645/1172–1248) schildert in seinem biografischem Sammelwerk *Iḫbār al-ʿulamāʾ bi-aḫbār al-ḥukamāʾ* (*Über die Gelehrten und die Weisen*, Ägypten, 7./13. Jh.) folgende Anekdote:

> Abū l-Ḥasan al-Warrāq sagte: »Mir hat jemand von den Menschen aus Rayy, ein großer *šayḫ*, den ich nach ar-Rāzī gefragt habe, gesagt: Er war ein großer *šayḫ*, und er war dazu geboren. Er pflegte in seinen Vorlesungen zu sitzen und unter ihm saßen seine Studenten, unter denen wiederum deren Studenten und unter denen die untersten Studenten.«[32]

Ar-Rāzī wurde ca. 250/854 in Rayy im heutigen Iran geboren und habe sich zunächst mit Musiktheorie und -praxis befasst bzw. „Laute gespielt" (*yaḍribu bi-l-ʿūd*), wie al-Qifṭī schreibt, sich dann aber sehr erfolgreich dem Studium der Philosophie zugewandt und zahlreiche Schriften verfasst.[33] Sowohl in der Alchemie, einem seiner Wissensgebiete, als auch in der Medizin habe ar-Rāzī einen stark empirisch geprägten Ansatz verfolgt. Er habe als mitfühlender und großherziger Mensch für eine gute Versorgung der Armen unter seinen Patienten gesorgt und sei sowohl Wissenschaftler und Wissensvermittler als auch praktischer Arzt gewesen. Ar-Rāzī leitete zunächst das Krankenhaus in Rayy, dann das in Bagdad und starb im Jahr 313/925 in Rayy.

Sein medizinisches Handbuch *al-Manṣūrī* (gewidmet dem samanidischen Statthalter von Rayy, al-Manṣūr b. Isḥāq) wurde im 12. Jh. von Gerhard von Cremona ins Lateinische übersetzt.

Das berühmte Werk *al-Ḥāwī fī ṭ-ṭibb* beinhaltet ar-Rāzīs medizinische Notizen und wurde auf Veranlassung eines Wesirs des Buyiden-Herrschers Rukn ad-Dawla (gest. 365/976) in 25 Bänden veröffentlicht. Im 7./13. Jh. wurde es durch den jüdischen Arzt Farağ b. Sālim ins Lateinische übersetzt, im italienischen Brescia erschien 1486 erstmals eine gedruckte Ausgabe. Damit hat es eine zeitliche und geografische Ausbreitung gefunden, die Ibn Sīnās berühmtem *al-Qānūn fī ṭ-ṭibb* gleichkommt und die für die Wichtigkeit des *al-Ḥāwī* in der Medizin spricht. *Al-Ḥāwī* ist anatomisch von Kopf bis Fuß angeordnet und

32 Al-Qifṭī, *ʿUlamāʾ* 207.
33 Al-Qifṭī, *ʿUlamāʾ* 207.

liefert ar-Rāzīs eigene Ansichten zu einzelnen Themen am Ende eines jeden Abschnitts. Häufig ergeben sich hier Differenzen mit der vorherrschenden Meinung. Generell bezeichnet Goodman ar-Rāzīs Arbeiten als frei von Dogmatismus.

Ein weiteres bedeutendes Werk des berühmten Universalgelehrten ist *Kitāb al-Ǧudarī wa-l-ḥaṣba* (*Buch über Pocken und Masern*), das erste zu diesem Thema. Es wurde ebenfalls ins Lateinische und in zahlreiche weitere europäische Sprachen übersetzt. Außerdem ist noch *Šukūk ʿalā Ǧālīnūs* (*Zweifel an Galen*) zu nennen, das ar-Rāzī als eigenständigen und fortschrittlichen Denker ausweist.[34]

In seinem bekanntesten Werk, *al-Ḥāwī fī ṭ-ṭibb*, empfiehlt ar-Rāzī zusammengesetzte Arzneien, die u. a. auch Opium und Bilsenkraut enthalten. Zwar fehlen meist genaue Angaben über Mengen- und Mischungsverhältnisse, so dass die entsprechenden Textstellen nicht als Rezepte im handwerklichen Sinn verstanden werden können. Der Apotheker wusste allerdings sicher etwas mit den Angaben anzufangen und kannte die genauen Arbeitsschritte zur Herstellung der jeweils gemeinten Arznei.

Aufgrund der Bedeutung von ar-Rāzīs *al-Ḥāwī* und seines Stellenwerts in der klassischen arabischen Medizin soll es in dieser Betrachtung nicht fehlen.

2.2 *Pharmazeutische Quellen*

2.2.1 Ibn al-Bayṭār: *al-Ǧāmiʿ li-mufradāt al-adwiya wa-l-aġḏiya*

Ḍiyāʾ ad-Dīn Abū Muḥammad ʿAbdallāh b. Aḥmad Ibn al-Bayṭār wurde in Malaga gegen Ende des 6./12. Jh. geboren. Er studierte in Sevilla und durchquerte anschließend Marokko, Algerien und Tunesien. Nach Reisen durch Kleinasien und Syrien gelangte er nach Ägypten, wo er vom ayyubidischen Herrscher al-Malik al-Kāmil (reg. 596–615/1200–1218) zum obersten Kräuterkundigen (*raʾīs ʿalā sāʾir al-ʿaššābīn*) ernannt wurde. Er starb 636/1248 in Damaskus.[35]

Ibn al-Bayṭār nennt im Vorwort des *al-Ǧāmiʿ* Sultan al-Malik aṣ-Ṣāliḥ Naǧm ad-Dīn (reg. 635–637/1238–1240) als Auftraggeber des Werkes.[36] Außerdem zählt er sechs Ziele auf, die er mit der Abfassung verfolgt:

---

34 Goodman, Lenn Evan, „al-Rāzī", in *EI*², viii (1998), 474.

35 Vernet, Juan, „Ibn al-Bayṭār", in *EI*², iii (1998), 737.

36 Ebn Baithar, Abu Muhammed Abdallah Ben Ahmed, *Große Zusammenstellung über die Kräfte der bekannten und einfachen Heil- und Nahrungsmittel. Aus dem Arabischen übersetzt von Dr. Joseph v. Sontheimer*, 2 Bd., Übers. Joseph von Sontheimer, Stuttgart: Hallberger, 1840 i, XIII.

Das erste sei die Zusammenstellung dessen, was über einfache Arzneien (*al-adwiyat al-mufrada*) und über gebräuchliche Nahrungsmittel (*al-aġḏiyat al-mustaʿmila*) bekannt ist. Dadurch sollen die Vorteile, die die Menschen aus ihnen ziehen können, nicht in Vergessenheit geraten. Zu diesem Zweck habe er das Wissen von Dioskurides und Galen gesammelt und es um das späterer Schreiber ergänzt.

Das zweite Ziel sei die Verfeinerung des zuverlässigen Wissens, das seine Vorgänger niedergeschrieben haben. Ibn al-Bayṭārs Ergänzungen bestünden aus seinen eigenen Beobachtungen und würden dort eingefügt, wo ältere Werke nicht mehr aktuell seien.

Das dritte Ziel sei die Vermeidung von Wiederholungen da, wo das möglich sei. Ausnahme seien die Stellen, an denen sie zur Verdeutlichung erforderlich seien.

Als viertes Ziel nennt Ibn al-Bayṭār die Anordnung der Stoffe nach dem Alphabet, um die Suche zu vereinfachen.

Fünftens möchte er auf Fehler sowohl der frühen als auch der späteren Schreiber aufmerksam machen, die dadurch, dass sich alle aufeinander berufen, immer weiter tradiert wurden. Die Korrekturen beruhten hier ebenfalls auf eigenen Beobachtungen.

Als sechstes erklärt Ibn al-Bayṭār schließlich, dass es in den verschiedenen Sprachen unterschiedliche Bezeichnungen für die Arzneien gebe und er diese nenne, wenn sich daraus ein Vorteil ergebe und es wichtig sei, sie zu kennen.[37]

Ibn al-Bayṭār sammelte also und er ergänzte, sortierte und strukturierte. Er aktualisierte antikes Wissen und trug es für den Gebrauch zusammen; ähnlich verfuhren auch andere Schreiber bedeutender Werke aus der Mamlukenzeit, wie anhand von al-ʿAṭṭārs Apothekerhandbuch *Minhāǧ ad-dukkān* und Ibn an-Nafīs' *al-Mūǧaz fī ṭ-ṭibb* deutlich geworden ist (s. S. 11).

Die Einträge des *al-Ǧāmiʿ* beginnen mit dem Namen der jeweiligen Substanz und einer kurzen Erläuterung, wie *Afyūn: wa-huwa labanu l-ḫašḫāši l-aswadi* (Opium: das ist die Milch des schwarzen Mohns).[38] Es folgen, je nach Substanz oder Pflanze, die zusammengetragenen Angaben über Aussehen, Herkunft, Verwendungszweck (z. B. als Schmerz- und Schlafmittel o. ä.), Gewinnung des Wirkstoffs, mögliche Mischungen, Verfälschungsmethoden und Warnungen vor Überdosierung. Ibn al-Bayṭārs Werk hat einen weiten zeitlichen und geografischen Rahmen, denn es enthält nicht nur das zusammengetragene Wissen

37 Ibn al-Bayṭār, Ḍiyāʾ ad-Dīn Abū Muḥammad ʿAbdallāh b. Aḥmad al-Andalusī al-Mālaqī: *al-Ǧāmiʿ li-mufradāt al-adwiya wa-l-aġḏiya*. Hrg. Muḥammad ʿAlī Bayḍūn, 2 Bd., Beirut: Dār al-kutub al-ʿilmiyya, 2001 i, 4.

38 Ibn al-Bayṭār, *al-Ǧāmiʿ* i, 61.

von Dioskurides und Galen, sondern auch, neben zahlreichen anderen, von at-Tamīmī (Ägypten, 4./10. Jh.), Ibn ʿImrān (Irak, 4./10. Jh.) oder Oribasius. Die Quellen werden im Text deutlich genannt, eigene Ergänzungen leitet Ibn al-Bayṭār ein mit „von mir" (*lī*). So ist mit *al-Ǧāmiʿ* ein umfangreiches und weit verbreitetes pharmakologisches Werk entstanden und eine Quelle von hohem Wert für diese Arbeit.

2.2.2 al-Bīrūnī: *Kitāb aṣ-Ṣaydala fī ṭ-ṭibb*

Ein früheres pharmakologisches Werk entstammt der Hand von Abū r-Rayḥān Muḥammad al-Bīrūnī. Geboren wurde er im Jahr 362/973 in Kāṯ, der Hauptstadt Ḫwārizms. Er führte die *nisba* al-Ḫwārizmī und war bekannt unter dem Ehrentitel *al-ustāḏ* (der Meister). Al-Bīrūnī studierte Mathematik, Astronomie, Physik, Naturwissenschaften, Geografie und Geschichte und widmete sich ebenfalls Fragen der Chronologie und Linguistik. Neben seiner Muttersprache Persisch schrieb er auf Arabisch und lernte später auch Sanskrit, was ihm Zugang zu einem breiten Wissen verschaffte.[39] In seinem hier herangezogenen *Kitāb aṣ-Ṣaydala fī ṭ-ṭibb* tritt dies deutlich hervor, da al-Bīrūnī für viele Arzneimittelbestandteile verschiedene Namen aus unterschiedlichen Sprachen aufzählt. Für Opium beispielsweise führt er, neben der Bezeichnung *afyūn*, zwei syrische Synonyme auf, zwei persische und eine Bezeichnung in Sindhī.

Al-Bīrūnī stand in Korrespondenz mit Ibn Sīnā und wurde u. a. vom Samaniden-Sultan Manṣūr Ibn Nūḥ (reg. 387–389/997–999) gefördert, lebte einige Jahre am Hof von Ǧurǧān, wo er sein erstes großes Werk verfasste (insgesamt wurden es ca. 180 Werke zu zahlreichen Themen) und unternahm politische Missionen für den *Ḫwārizmšāh* Abū l-ʿAbbās Maʾmūn b. Maʾmūn. Nach der Ermordung des *Ḫwārizmšāh* wurde al-Bīrūnī mit anderen Gelehrten nach Ġazna gebracht, wo er am Hof blieb. Er starb wahrscheinlich in Ġazna im Jahr 442/1050.

Zu seinen Hauptwerken gehören *Kitāb al-Aṯār al-bāqiya ʿan al-qurūn al-ḫāliya* über Kalender und Epochen orientalischer Völker, *Taʾrīḫ al-hind* (*Geschichte Indiens*) und das *Kitāb aṣ-Ṣaydala fī ṭ-ṭibb*.[40]

Al-Bīrūnī erläutert im Vorwort des *Kitāb aṣ-Ṣaydala* zunächst, *ṣaydala*, oder auch *ṣaydana*, bezeichne die Pharmazie, *ṣaydalī* den Pharmazeuten.[41] Das Wort stamme, so behaupteten einige, vom persischen *ǧin danānī* ab, was sich wiederum aus dem Sanskrit herleite und *chanson* oder *chandal* (Sandelholz)

39 Boilot, J.D., „al-Bīrūnī", in *EI*², i (1998), 1236.

40 Boilot, „al-Bīrūnī" 1236.

41 Said, Hakim Mohammed, *Al-Biruni's Book on Pharmacy and Materia Medica* (Pakistan Series of Central Asian Studies 1), 2 Bd., Karachi: Hamdard National Found, 1973, 1.

bedeute.[42] Da die Inder für ihren Hang zu wohlriechenden Pflanzen bekannt seien, erscheint al-Bīrūnī diese Erklärung plausibel.[43] Als Aufgabe des Pharmazeuten definiert er, einfache Heilmittel auf bestmögliche Weise zu sammeln und sie gemäß den Anweisungen der Ärzte zu Medikamenten zu mischen. Diese Arbeit gehöre zu einem der obersten Prinzipien der Medizin, bringe jedoch die Gefahr der Verwechslung von Arzneien mit sich.[44]

In seinem Werk *Kitāb aṣ-Ṣaydala fī ṭ-ṭibb* lässt al-Bīrūnī auf die Nennung aller ihm bekannter Namen einer Pflanze zunächst die Beschreibung ihres Aussehens folgen und dann ihre Anwendungsgebiete. Schließlich wird die Überdosierung beschrieben. Die Reihenfolge der Nennungen variiert, was u.a. daran liegt, dass auch al-Bīrūnī seine großen Vorgänger zitiert. Im Umfang ist sein Werk kleiner als das Ibn al-Bayṭārs, der mehr Informationen zusammengetragen hat. Dafür ist das *Kitāb aṣ-Ṣaydala* unverzichtbar, wenn es um Bezeichnungen von Pflanzen geht (s.o.).

2.2.3 Ibn at-Tilmīḏ: *Aqrābāḏīn Ibn at-Tilmīḏ*

Muwaffaq al-Mulk Amīn ad-Dawla Abū l-Ḥasan Hibat Allāh b. Ṣāʿid b. Hibat Allāh b. Ibrāhīm b. ʿAlī b. at-Tilmīḏ hat ein Apothekerhandbuch geschrieben, das Kahl in seiner Edition des Werkes von 2007 als Standardwerk in Krankenhäusern und Apotheken in Bagdad und dem Nahen Osten bezeichnet. Es sei für lange Zeit unergänzt geblieben.

Ibn at-Tilmīḏ wurde im Jahr 466/1074 in Bagdad als Sohn eines bekannten Arztes geboren, unterrichtete später selbst Medizin und wurde zum Leiter des ʿAḍudī Krankenhauses ernannt. Der abbasidische Kalif al-Muqtafī (reg. 530–555/1136–1160), dessen Hofarzt Ibn at-Tilmīḏ für mehr als zwei Jahrzehnte war, übertrug ihm die Oberaufsicht über die Mediziner in Bagdad und Umgebung. Ebenso war er Leibarzt von al-Muqtafīs Sohn al-Mustanǧid (reg. 555–566/1160–1170). Ibn at-Tilmīḏ starb in Bagdad im Jahr 560/1175.[45]

Das *Aqrābāḏīn* enthält 20 Kapitel mit Arzneimittelrezepten, angeordnet nach ihrer Kategorie, sowie ihrer Darreichungsform. Name, Kategorie und Darreichungsform werden dabei jeweils als erstes genannt, danach werden die Zutaten mit genauen Dosierungsangaben aufgezählt und Anweisungen für die Verarbeitung erteilt.[46] Wichtig für diese Arbeit ist hierbei, dass anhand der Rezepturen festgestellt werden kann, mit welcher Häufigkeit Opium, Bilsen-

42 Said, *Materia Medica* 2.
43 Said, *Materia Medica* 4.
44 Said, *Materia Medica* 1.
45 Kahl, *Dispensatory* 5.
46 Kahl, *Dispensatory* 26.

kraut und Haschisch in Arzneien auftauchen, in welchen Dosierungen sie verwandt und wie sie verarbeitet wurden.

Die gründliche Edition des *Aqrābāḏīn Ibn at-Tilmīḏ* durch Kahl und insbesondere die von ihm erstellten Indizes machen es zum Referenzhandbuch für diese Arbeit. Da *Aqrābāḏīn*, wie bereits erwähnt, lediglich ergänzende Informationen bieten können, werden keine weiteren herangezogen.

3 Der Gebrauch von Betäubungsmitteln in Medizin und Pharmakologie

ولأن الأدوية أعظم الأسباب في شفاء الأمراض، فلذلك يلزم الطبيب العناية بمعرفتها أولا، ثم الجيد والردي.

> Da Arzneien die vorzüglichste Grundlage in der Behandlung der Krankheiten sind, gilt für den Arzt zunächst die Sorgfalt in ihrer Kenntnis. Darüber hinaus muss er die guten und die schlechten unter ihnen kennen.
>
> AR-RUHĀWĪ, *Adab aṭ-ṭabīb*, „Sechstes Kapitel über das, worin der Arzt Einsicht haben muss bzgl. der einfachen und der zusammengesetzten Arzneien und ihrer Gefahren"

∴

Opium, Bilsenkraut und Haschisch waren als Arzneimittel in Gebrauch und fanden Anwendung in der Behandlung von Krankheiten. Zumeist wurden sie zur Schmerzbekämpfung eingesetzt. Darüber hinaus wurden sie als abschwellende oder entzündungshemmende Substanzen angewandt. Jedoch auch ihre berauschende Wirkung war durchaus bekannt und die Tatsache, dass eine Überdosis tödlich sein kann.

Ebenso wie heute war es wichtig, einheitliche Begriffe zu verwenden. Dazu gehörte auch, dass die Bezeichnungen und Fachtermini für Krankheiten, Arzneien, Pflanzen etc. ins Arabische übersetzt oder aufgenommen und in arabischer Schrift wiedergegeben wurden. Dadurch entstand eine einheitliche arabische Fachsprache. Al-Bīrūnī listet zwar in seinem Werk zur *Materia Medica* sämtliche ihm bekannten Bezeichnungen für eine Pflanze auf, sortiert sie aber jeweils unter dem im Arabischen gebräuchlichen Begriff ein.

3.1 *Suchen und Finden*

Trotz weitgehender Einheitlichkeit der Fachsprache ist bzgl. der hier untersuchten Substanzen festzustellen, dass innerhalb dieser Fachsprache teilweise mehrere Bezeichnungen existierten und auch genutzt wurden. Opium wird in den medizinischen Werken und in der *Aqrābāḏīn*-Literatur ausschließlich als *afyūn* bezeichnet. Die Mohnpflanze (*Papaver*) und insbesondere der Schlafmohn (*Papaver somniferum*), aus dem Opium gewonnen wird, wird als *ḫašḫāš* aufgeführt, wenn sie als solche oder in Teilen Zutat zu Arzneien war und in der Behandlung von Krankheiten eingesetzt wurde, ohne dass es um das aus ihr zu gewinnende Opium ging.[47] Dennoch ist auch unter dem Eintrag *ḫašḫāš* jeweils etwas vermerkt über die Wirkung des aus der Pflanze gewonnenen Opiums.

Bilsenkraut (*Hyoscyamus*) wird einheitlich als *banǧ* bezeichnet. Die Verwendung des Wortes *banǧ* für Haschisch (*Cannabis*), wie sie für historiografische Werke, in der Rauschdichtung und für andere Quellen häufig angenommen wird, kann hier nicht belegt werden. Bilsenkraut wird unter keiner weiteren Bezeichnung gelistet; umgekehrt gilt für die medizinische und pharmakologische Fachliteratur, dass die Bezeichnung *banǧ* ausschließlich für Bilsenkraut verwendet wird. Ibn al-Bayṭār schreibt, das Wort stamme aus dem Persischen[48] und die Pflanze heiße im Arabischen *aš-šīkarān*.[49] Unter diesem Namen wird sie aber nirgends – auch nicht bei Ibn al-Bayṭār – geführt. Der persische Ursprung des arabischen *banǧ* ist *bang*.

Haschisch, das aus der Cannabis-Pflanze hergestellt wird, fand in der Medizin weniger Verwendung als Opium oder Bilsenkraut. Es ist unter den Bezeichnungen *qunnab* bzw. *qinnab* zu finden,[50] was die griechische Bezeichnung *Kánnabis* (*Cannabis*) wiedergibt. Außerdem kommt in der Fachliteratur der aus dem Persischen stammende Begriff *šahdānaǧ* bzw. *šahdāneq* vor. Unter diesem Stichwort folgt allerdings in einigen Werken die Erläuterung, dass es sich hierbei um *Cannabis* handele, das unter dem entsprechenden Eintrag *qinnab/qunnab* behandelt wird. Der Begriff *ḥašīš* bzw. *ḥašīša*, der wenig spezifisch *Kraut* bedeutet und auch auf andere Kräuter angewandt wurde, war ebenfalls bekannt, wurde aber in der Fachliteratur nicht verwandt. Wie bereits erwähnt, wird Haschisch in der medizinischen Fachliteratur nicht als *banǧ* bezeichnet.

---

47 S. exemplarisch: Kahl, *Dispensatory* 184.

48 Ebn Baithar, *Heil- und Nahrungsmittel* i, 175.

49 Ibn al-Bayṭār, *al-Ǧāmiʿ* i, 160.

50 Die Vokalisierungen *qunnab* und *qinnab* werden gleichwertig verwendet und scheinen keiner Ordnung zu unterliegen.

Darüber hinaus kursieren die Begriffe *šawkarān*, *šīkarān*, *šaykarān* und *sīkarān* bzw. *sikarān*[51] rund um die Bezeichnung *banǧ*: In der modernen Zusammenfassung der Kapitel über pflanzliche und tierische Bestandteile von Nahrungs- und Arzneimitteln aus Ibn Sīnās *al-Qānūn*, ediert von aḍ-Ḍanāwī, wird im Abschnitt über *banǧ* eine Fußnote eingefügt, die *šawkarān* als weitere Bezeichnung für *banǧ* nennt (*Wa-laʿlahu š-šawkarānu*).[52] *Šawkarān* ist in der klassischen arabischen Fachliteratur der Begriff für Schierling (*Conium maculatum*). Eine ausführliche Beschreibung des Schierlings folgt unter dem Lemma *šawkarān*, auf Bilsenkraut wird dort jedoch nicht verwiesen.[53]

Die Aussage, *šawkarān* sei eine Bezeichnung für Bilsenkraut, findet sich ebenfalls in der persischsprachigen Editionen von al-Bīrūnīs *Kitāb aṣ-Ṣaydana* von Muẓaffarzādeh und in der Edition von Zaryāb. Muẓaffarzādeh verfährt wie aḍ-Ḍannāwī und fügt als Fußnote an, *šawkarān* sei auch als *bang* bekannt (*Gāhī īn nām rā beh maʿnā-ye bang dāneh*).[54] Zaryāb übersetzt *šawkarān* als *Hyoscyamus niger* (Schwarzes Bilsenkraut) und als *Conium maculatum* (Schierling).[55] Und auch hier findet sich kein Anhaltspunkt im klassischen Text: Al-Bīrūnī führt zwar einige Namen für Schierling auf, darunter *bīš* und *bīḫ*, Berührungspunkte mit Bilsenkraut (*banǧ*) gibt es allerdings keine. *Šawkarān* wird als *qūniyūn* bezeichnet,[56] was al-Bīrūnīs Schreibung des griechischen Namens *Conium* ist. Die übrigen Namen, die er nennt, entstammen anderen Sprachen, bezeichnen aber nicht auch eine andere Pflanze. Die genannten Angaben in den Fußnoten bzw. der Übersetzung der Pflanzennamen müssen als moderne Ergänzungen betrachtet werden, die von den Herausgebern vorgenommen wurden. Die klassischen Texte liefern keinen Anhaltspunkt dafür. In ihnen steht *banǧ* für Bilsenkraut und *šawkarān* für Schierling. Letztlich klar wird dies bei einem Blick in Ibn al-Bayṭārs *al-Ǧāmiʿ*. Hier findet sich unter dem Eintrag *banǧ* (Bilsenkraut) die Erläuterung, es verwirre den Verstand so wie *šawkarān* (bot. *Conium maculatum*).[57] *Šawkarān* kann hier also nicht als anderer Begriff

51 Bei Lane wird eine weitere Pflanze (*"A certain plant, always green, the grain whereof is eaten: …"*) genannt, deren Name sich offensichtlich auch aus der Wurzel *s-k-r* herleitet. Lane, Edward William, *An Arabic English Dictionary*, 2 Bd., London: Williams and Norgate, 1863, 1392.

52 Aḍ-Ḍanāwī, *aš-Šifāʾ* 88.

53 Aḍ-Ḍanāwī, *aš-Šifāʾ* 375.

54 Al-Bīrūnī, Abū r-Rayḥān Muḥammad b. Muḥammad, *aṣ-Ṣaydana fī ṭ-ṭibb*, Hrg. Bāqir Muẓaffarzādeh, Teheran: Farhangostān-e zabān we-adab fārsī, 1963, 663.

55 Al-Bīrūnī, Abū r-Rayḥān Muḥammad b. Muḥammad, *Kitāb aṣ-Ṣaydana fī ṭ-ṭibb*, Hrg. ʿAbbās Zaryāb, Teheran: Markaz našr dānešgāhā, 1991, 377.

56 Al-Bīrūnī, *aṣ-Ṣaydana fī ṭ-ṭibb*, Hrg. Muẓaffarzādeh 662.

57 Ibn al-Bayṭār, *al-Ǧāmiʿ* i, 162.

für *banǧ* stehen, da der Vergleich dann keinen Sinn ergäbe. *Cannabis* war in bestimmten Epochen der arabisch-islamischen Geschichte (die in Kapitel 6 noch genauer definiert werden) ein sehr weit verbreitetes Rauschmittel. Da *banǧ* ebenfalls sehr häufig in Quellen als Rauschmittel auftaucht und offenbar auch der Vergleich von dessen Wirkung mit Schierling (*šawkarān*) bekannt war, wurden wahrscheinlich sowohl die Bezeichnung *banǧ*, als auch *šawkarān* mit *Cannabis* in Verbindung gebracht und es kam zu Verwechslungen.

Daneben ist hier noch ein weiterer Aspekt zu berücksichtigen: Bilsenkraut (*banǧ*) wird laut al-Bīrūnī auch *ḥašīš aš-šakrān* genannt,[58] Said ediert und schreibt *ḥašīš aš-širk*.[59] Im modernen Lexikon *Muʿǧam al-luġat al-ʿarabiyyat al-muʿāṣira* (*Lexikon der zeitgenössischen arabischen Sprache*) taucht die Schreibung *sikarān* auf.[60] Schierling (*šawkarān*) werde laut al-Bīrūnī auch *šaykrān* genannt.[61] Lane führt darüber hinaus noch eine Pflanze auf, die *as-saykurān* genannt werde und nicht näher von ihm definiert wird. So sind die Begriffe *šīkarān, šaykarān, sikarān, šawkarān* und *saykurān* im thematischen Umfeld von *banǧ* zu finden. *Šīkarān* und *šaykarān* unterscheiden sich zudem nur in der Vokalisierung zwischen *šīn* und *yāʾ* und nicht im arabischen Schriftbild (*rasm*). Durch die Jahrhunderte und Manuskripte kann es daher leicht zu Verwechslungen kommen, schließlich ist nicht jeder Kopist oder Schreiber auch ein Pharmazeut oder Botaniker. In dieser Arbeit werden die Begriffe *šawkarān, šīkarān, šaykarān* und *sīkarān* bzw. *sikarān* aufgrund der dargestellten Situation im Allgemeinen in Umschrift wiedergegeben und nicht, wie die übrigen Pflanzenamen, übersetzt.

Außerdem hat sicher auch eine Laiensprache neben der medizinischen Fachsprache existiert, in der es durchaus möglich war, mehrdeutige Begriffe zu benutzen, bei deren Gebrauch dennoch klar war, was der Sprecher meinte. Und natürlich kommt es hier noch häufiger zu Verwechslungen bzw. Überschneidungen.

Im Folgenden werden zunächst die Angaben über Eigenschaften und Anwendungsmöglichkeiten der Substanzen in den medizinischen und pharmazeutischen Fachquellen miteinander verglichen und die jeweiligen Bezeichnungen diskutiert. In den Fachquellen herrscht, wie oben beschrieben, die größte Einheitlichkeit und die Texte sind leicht zugänglich.[62]

58 Al-Bīrūnī, *aṣ-Ṣaydana*, Hrg. Muẓaffarzādeh 341.

59 Said, *Materia Medica* 78 und 100.

60 ʿUmar, Aḥmad Muḫtār, *Muʿǧam al-luġat al-ʿarabiyyat al-muʿāṣira*, Kairo: ʿĀlam al-kutub, 2008, 247.

61 Said, *Materia Medica* 362 und 419.

62 S. zur Terminologie weiterführend: Dietrich, Albert, *Dioscurides triumphans. Ein anony-*

TABELLE 1 Übersicht über die arabischen und persischen Begriffe für Betäubungsmittel

	Opium	Bilsenkraut		Haschisch	
Mohnpflanze (*Papaver somniferum*)	*ḫašḫāš*	arab.	*banǧ*	arab.	*ḥašīš*/*ḥašīša*
produziertes Opium	*afyūn*	pers.	*bang*	med. (arab.)	*qunnab/qinnab*
		Ibn al-Bayṭār	*aš-šīkarān*	med. (pers.)	*šahdānaǧ*/*šahdāneq*

3.2 *Opium*

Trotz der bekannten Gefahren beim Gebrauch von Opium und einiger kursierender Erzählungen von seiner tödlichen Wirkung bei falscher Anwendung, um die es in den Kapiteln 3 und 6 geht, war Opium fester Bestandteil medikamentöser Behandlungen. Zahlreiche Rezepturen für opiumhaltige Heilmittel zeugen davon. Von den 424 Rezepturen, die Ibn at-Tilmīḏ in seinem *Aqrābāḏīn* aufführt, enthalten allein 20 Opium (ca. 4,7 % der Rezepte). Es gehört damit nicht zu den am häufigsten verwendeten Bestandteilen, wie etwa Honig (*ʿasal*), der 69-mal aufgeführt wird (ca. 16,2 %), oder *Gummi arabicum* (*ṣamġ ʿarabī*), das für 42 Rezepturen verwandt wird (ca. 9,9 %). Dennoch gehört es zu der Gruppe der am zweithäufigsten aufgeführten Bestandteile. Hierzu gehören, neben Opium, u. a. die Gewürznelke (*qaranful*, bot. *Syzygium aromaticum*) mit 30 Nennungen (ca. 7 %) oder Aloe (*ṣabr*, bot. *Aloe vera*) mit 25 Nennungen (ca. 5,8 %).[63]

3.2.1 Merkmale, Eigenschaften und Herkunft

Ehe Mixturen zusammengestellt wurden, galt es zunächst, den Mohn bzw. das produzierte Opium auszuwählen, also die Ware zu begutachten. Hier herrschten bestimmte Standards und es gab Kriterien, nach denen die Qualität bemessen wurde. Dabei spielte auch die geografische Herkunft eine Rolle und daher wird sie im Folgenden ebenfalls behandelt.

mer arabischer Kommentar zur Materia medica, 2 Bd. (Abhandlungen der Akademie der Wissenschaften in Göttingen, Philologisch-historische Klasse 172–173) Göttingen: Vandenhoek und Ruprecht, 1988 und Ibn Ǧanāḥ, Marwān, *On the Nomenclature of Medicinal Drugs* (*Kitāb al-Talkhīṣ*). *Edition, Translation and Commentary, with Special Reference to the Ibero-Romance Terminology*, Hrg. Gerrit Bos und Fabian Käs, 2 Bd. (IHC 170), Leiden: Brill, 2020.

63 Kahl, *Dispensatory*.

Ibn Sīnā definiert Opium als „Saft des schwarzen Mohns" (*ʿuṣārat al-ḫašḫāš*).[64] Ebenso Ibn al-Bayṭār: er beschreibt es als die „Milch des schwarzen Mohns" (*laban al-ḫašḫāš al-aswad*).[65] Allgemeine Einstimmigkeit herrschte darüber, dass das beste Opium ausschließlich in Ägypten, genauer in Oberägypten, zu finden sei. Beide hier rezipierten pharmakologischen Werke, sowohl das von Ibn al-Bayṭār als auch das von al-Bīrūnī machen diese Angabe.[66] Ibn al-Bayṭār geht sogar noch einen Schritt weiter:

> Man kennt das echte Opium weder im Morgen- noch im Abendland, sondern nur in Ägypten und vorzüglich nur in Oberägypten an einem Ort, Asiut genannt.[67]

Al-Bīrūnī nennt ebenfalls Asyūṭ als Fundort des besten Opiums, ergänzt aber noch Ašmūn als Anbauort, von dem eine mindere Qualität bekannt sei.[68] Ibn Sīnā definiert Opium, wie gesehen, lediglich als Saft des schwarzen Mohns und fügt hinzu, der Geruch „des ägyptischen" schläfere ein.[69] Es scheint also noch andere Anbauorte gegeben zu haben. In den arabischen Quellen – in den medizinisch-pharmazeutischen sowie den historiografischen – ist jedoch ausschließlich von Ägypten und von Asyūṭ die Rede. Dieser Sachverhalt wird ab S. 48 einer näheren Betrachtung unterzogen.

Sehr differenziert werden die Beschreibungen, wenn es um die Qualität des Opiums selbst geht. Sowohl Ibn Sīnā als auch Ibn al-Bayṭār und al-Bīrūnī bezeichnen als Merkmale höchster Qualität, dass das Opium glatt sei, weiß, schwer, scharf riechend bzw. von betäubendem Geruch und wasserlöslich bzw. dass es im Wasser nicht verklumpt oder gerinnt, wie Wachs es tut. Außerdem sei Opium, wenn es von hoher Qualität ist, leicht entzündlich.[70] Alle Quellen ergänzen, Opium verbrenne ohne Rauch. Der bereits oben genannte Hinweis Ibn Sīnās, der Geruch des ägyptischen Opiums schläfere ein, steht nicht im Einklang mit Ibn al-Bayṭārs Äußerung, Opium von hoher Qualität habe einen Geruch, der einschläfere (*wa-kānat rāʾiḥatahu tasbutu*).[71] Hier scheint es um Opium im Allgemeinen zu gehen. Bei Ibn Sīnā ist, auf Opium insgesamt bezogen, lediglich von scharfem Geruch (*al-ḥādd ar-rāʾiḥa*, genauer *scharf an*

64 Aḍ-Ḍanāwī, *aš-Šifāʾ* 58.
65 Ibn al-Bayṭār, *al-Ǧāmiʿ* i, 61.
66 Ibn al-Bayṭār, *al-Ǧāmiʿ* i, 61 und Said, *Materia Medica* 37 und 56.
67 Ebn Baithar, *Heil- und Nahrungsmittel* i, 64.
68 Said, *Materia Medica* 37.
69 Aḍ-Ḍanāwī, *aš-Šifāʾ* 58.
70 Aḍ-Ḍanāwī, *aš-Šifāʾ* 58 und Ibn al-Bayṭār, *al-Ǧāmiʿ* i, 61.
71 Ibn al-Bayṭār, *al-Ǧāmiʿ* i, 61.

Geruch) die Rede[72] und er differenziert offenbar zwischen Opium im Allgemeinen und ägyptischem Opium. Nur der Geruch des ägyptischen, so Ibn Sīnā, wirke einschläfernd. Unter dem Eindruck späterer Erkenntnisse und der Tatsache, dass Opium aus Afghanistan heutzutage häufig geraucht wird,[73] ist die Beobachtung des einschläfernden Geruchs durchaus nachvollziehbar. Allerdings trifft diese auf alle Arten zu bzw. auch auf afghanisches Opium. Der Gebrauch als Rauschmittel wird in Kapitel 6 weiter untersucht. Warum *weiß* (s. o.) ein Qualitätskriterium sein soll, ist unklar. Der Latex der Mohnpflanze tritt nach dem Einritzen der Kapsel hervor und verfärbt sich im Antrocknen zunächst rosa und dann, unter Lichteinfluss, braun. Dadurch erhält es die charakteristische Farbe.[74] Die Farbe Weiß könnte sich auf den frischen, in der Kapsel enthaltenen Saft beziehen.

Verfälschung von Opium scheint ein verbreitetes Problem gewesen zu sein. Alle oben genannten medizinischen und pharmazeutischen Werke beschreiben, womit es verschnitten werden kann und woran diese gestreckte Ware zu erkennen ist, so dass Ärzte und Pharmazeuten in der Lage waren, sie von reinem Opium zu unterscheiden. Das schlägt sich u. a., bezogen auf Arzneien allgemein, schon früh in ar-Ruhāwīs Ratgeber *Adab aṭ-ṭabīb* (3./9. Jh.) nieder. Er weist zunächst darauf hin, dass durch Unkenntnis bei der Zubereitung von Arzneien Fehler entstehen können, die Menschen Schaden zufügen können und dass es daher für jeden Arzt Pflicht sei, genaue Kenntnisse zu erlangen. Danach schreibt er über verfälschte Arzneimittelzusätze:

> Was den Schaden angeht, der durch Arzneien eintritt aufgrund von Vorsatz und Absicht, so ist er größer als der, der eintritt ohne Vorsatz. Unter den Apothekern sind solche, die niedriges Vertrauen genießen, weil sie Arzneien von hohen Preisen mischen mit Arzneien von niedrigen Preisen. So wie die, die Opium mit feiner Gerste strecken und den Saft des Lattichs und die Winde mit Sarcocolla, Grünspan mit Salz und Kampfer mit Marmor und Reis.[75]

Ar-Ruhāwī greift dabei auf medizinethische Inhalte zurück, die bereits aus der griechischen Antike bekannt waren,[76] es wird aber deutlich, dass Fälschun-

72 Aḍ-Ḍanāwī, *aš-Šifāʾ* 58.

73 S. beispielsweise http://www.sueddeutsche.de/politik/un-studie-zu-drogensucht-in-afghanistan-betaeubender-boom-1.963556, zuletzt aufgerufen: 21.08.2022, 22:14.

74 Museum der Kulturen Basel (Hrg.), *Opium*, Basel: Christoph Merian Verlag, 2015, 21.

75 Ar-Ruhāwī, Isḥāq b. ʿAlī, *Adab aṭ-ṭabīb*, Hrg. Zayd b. ʿAbd al-Ḥasan, Riad: Markaz al-malik Fayṣal li-l-buḥūṯ wa-d-dirāsāt al-islāmiyya, 1992, 176.

76 Als bekanntestes Beispiel sei hier nur der sog. Hippokratische Eid genannt mit dem darin enthaltenen Gebot, den Kranken nicht zu schaden.

gen ein so umfangreiches Problem darstellten, dass sie in Standardwerken thematisiert wurden. Auch Chipman kommt in *The World of Pharmacy and Pharmacists in Mamluk Cairo* zu dem Ergebnis, dass Betrügereien im Umgang mit Arzneimitteln offenbar häufig vorkamen und Ärzte als Teil ihrer Ausbildung in die Lage versetzt wurden, diese zu enttarnen.[77] Auch die schriftlichen Anweisungen für den Marktaufseher (*muḥtasib*), die *ḥisba*-Handbücher, befassen sich ganz spezifisch mit Opium und hier insb. mit gefälschtem Opium.[78] Es muss dementsprechend auch, über die moralisch-ethische Ausbildung von Ärzten hinaus, ausreichend Anlass für Exekutivmaßnahmen gegen Fälscher gegeben haben. Aš-Šayzarī (6./12. Jh.) schreibt in seinem Handbuch *Nihāyat ar-rutba fī ṭalab al-ḥisba* (*Höchste Autorität im Streben nach* ḥisba[79]), es gebe so zahlreiche Methoden des Betruges, dass es unmöglich sei, sie alle zu kennen. Die *ḥisba*-Handbücher von aš-Šayzarī und Ibn al-Uḫuwwa (8./14. Jh.) beschreiben, womit Produkte gefälscht bzw. gestreckt wurden und woran das jeweils zu erkennen sei. Auch wie reine Ware von hoher Qualität, in diesem Fall Opium, auszusehen habe, wird erläutert. Die Angaben beschreiben das, was Ibn Sīnā, Ibn al-Bayṭār und al-Bīrūnī ebenfalls beschreiben (s.u.). Neben Androhung von Strafen und Einschüchterung von Apothekern, um Fälschungen möglichst vorzubeugen, sei es die Aufgabe des Aufsehers, die Waren wöchentlich zu kontrollieren.[80] Beide, aš-Šayzarī und auch Ibn al-Uḫuwwa in seinem Handbuch *Maʿālim al-qurba fī aḥkām al-ḥisba* (*Wegweiser zur gottgefälligen Tat in den Anweisungen zur Ordnung*), bezeichnen diese Aufgabe als äußerst wichtig, da Menschen durch verfälschte Arzneien zu Schaden kommen können.[81] Die *ḥisba*-Handbücher waren also Anleitungen für den Marktaufseher, die hinsichtlich Arzneien zusammentrugen, was aus der medizinischen und pharmazeutischen Literatur wichtig war, um den Aufseher als medizinischen Laien in die Lage zu versetzten, Kontrollen durchzuführen. Shaham hat in seinem

---

77 Chipman, *Pharmacy* 71.

78 Chipman, *Pharmacy* 99.

79 Nach Buckley wird das Wort *ḥisba* u.a. speziell für die durch eine ernannte Person vorgenommene Marktaufsicht genutzt und bleibt deshalb hier unübersetzt. Buckley, R.P., *The Book of the Islamic Market Inspector. Nihāyat al-rutba fī ṭalab al-ḥisba (The Utmost Authority in the Pursuit of Ḥisba) by ʿAbd al-Raḥmān b. Naṣr al-Shayzarī. Translated with an Introduction and Notes* (Journal of Semitic Studies Supplement 9), Oxford: Oxford University Press, 1999, 1.

80 Buckley, *Market Inspector* 65.

81 Buckley, *Market Inspector* 65 und Levy, Reuben, *The Maʿālim al-qurba fī aḥkām al-ḥisba of Diyāʾ al-Dīn Muḥammad Ibn Muḥammad al-Qurashī al-Shāfiʿī known as Ibn al-Ukhuwwa. Edited, with Abstract of Contents, Glossary and Indices* (GMS 12), London: Luzac and Co., 1938, 38.

Buch *The Expert Witness in Islamic Courts* dargelegt, dass Mediziner regelmäßig von Gerichten als Experten zur Beurteilung von Fällen hinzugezogen wurden. Er schreibt von medizinischen Gutachten zu Sklaven, zur Bedrohlichkeit von Wunden u. ä.[82] Auffällig ist, dass es offenbar keine Berichte über Verhandlungen von Arzneimittelbetrug gibt. Es kam sicher dennoch zu einzelnen Fällen, aber der Marktaufseher war generell in der Lage, gefälschte Arzneien bzw. deren Zutaten hinreichend beurteilen zu können und war befugt, Strafen folgen zu lassen. Lewicka beschreibt in *Food and Foodways of Medieval Cairenes*, dass der *muḥtasib*, bezogen auf den verbotenen Wein (*ḫamr*) und auf Weinkonsum, berechtigt war, bis zu vierzig Peitschenhiebe verabreichen zu lassen. Diese Bestrafung konnte bis auf achtzig Hiebe ausgeweitet werden.[83] Beispiele aus der Historiografie zeigen jedoch, dass die Strafe nicht konsequent verhängt wurde. Lewicka legt dar, dass Wein offen verkauft wurde – und zwar nicht nur von Juden oder Christen. Daneben stellten Menschen ihn heimlich her.[84] Auf die juristischen Aspekte und Strafen bei Rauschmittelkonsum wird in Kapitel 4 noch eingegangen. Das Beispiel zeigt aber, dass der Aufseher mit ausreichend Autorität ausgestattet war, Strafen direkt vollstrecken zu lassen. Aber die Aufgabe, Hunderte von Händlern, Kochstellen, Apothekern etc. zu kontrollieren, war enorm und nicht konsequent umsetzbar,[85] so dass sich das Problem der gefälschten Arzneimittel wohl kaum wirklich kontrollieren ließ.

Die geläufigen Methoden zur Verfälschung von Opium waren nicht sehr kompliziert. Ibn Sīnā, al-Bīrūnī und Ibn al-Bayṭār berichten von Hornmohn (*māmiṯā*, bot. *Glaucium*), dem Saft der Blätter des Gartensalats (*ḫass barrī*, bot. *Lactuca sativa*) oder Gummi (*ṣamġ*). Ibn Sīnā fasst knapp zusammen, dass Hornmohn und Gartensalat für einen schwachen Geruch des Opiums sorgen (im Kontrast zum scharfen Geruch unverfälschten Opiums) und Gummi für ein stark klares und schimmerndes Aussehen (*barrāqan wa-ṣāfiyyan ǧiddan*).[86] Ibn al-Bayṭār beschreibt noch genauer:

> Das mit *Glaucium* verfälschte Opium, wenn es mit Wasser vermischt wird, bekommt eine Safranfarbe; das mit dem Saft des Salates verfälschte hat

82 Shaham, Ron, *The Expert Witness in Islamic Courts. Medicine and Crafts in the Service of Law*, Chicago: University of Chicago Press, 2010, 66.

83 Lewicka, Paulina, *Food and Foodways of Medieval Cairenes. Aspects of Life in an Islamic Metropolis of the Eastern Mediterranean* (IHC 88) Leiden: Brill, 2011, 494.

84 Lewicka, *Food* 514.

85 Lewicka, *Food* 40.

86 Aḍ-Ḍanāwī, *aš-Šifāʾ* 58.

> einen schwachen Geruch und ist rau anzufühlen; das mit Gummi verfälschte Opium ist schwach von durchsichtiger Farbe.[87]

Al-Bīrūnī beschreibt die gleichen Merkmale wie Ibn al-Bayṭār. Ibn al-Bayṭār erwähnt außerdem als einziger Betrüger, die eine Verfälschung mit Fett (*šaḥm*) vornehmen und nennt sie „die, in denen die Niedertracht überwiegt" (*Wa-min an-nāsi man yaġlibu bihi l-ḫubṯu ilā an yaġuššuhu bi-š-šaḥmi*).[88] Weitere Angaben dazu macht er nicht. Gemeint sein könnte, dass diese Variante besonders folgenschwer ist. Diese Einschätzung könnte auch hinter der Übersetzung durch v. Sontheimer stecken, der den arabischen Text wie folgt interpretiert:

> Einige gingen in ihrer Verrücktheit so weit, dass sie das Opium mit Fett verfälschten.[89]

Weitere Hinweise auf diese Methode sind mir nicht bekannt, ebenso wenig auf mögliche Folgen einer Streckung mit Fett. V. Sontheimers Übersetzung ist aber auch nur eine mögliche, sehr stark interpretierende. Lane gibt für *ḫubṯ* an: *bad* (schlecht), *corrupt* (korrupt), *base* (niederträchtig), *abominable* (verabscheuungswürdig), *wicked* (boshaft), *deceitful* (hinterlistig, betrügerisch), *guileful* (arglistig), *artful* (raffiniert, schlau), *crafty* (ausgekocht, listig) und *cunning* (durchtrieben, geschickt).[90] Weitere Übersetzungsmöglichkeiten seien *noxious* (gesundheitsschädlich), *impure* (unrein), *unclean* (unsauber), *foul* (verdorben, faul) oder *filthy* (dreckig).[91] Fīrūzābādī bezeichnet *ḫubṯ* im *al-Qāmūs al-muḥīṭ* (*Der umfassende Ozean*) aus dem 8.–9./14.–15. Jh. als Ehebruch (*zinā*), und *ḫabīṯ* sei das Gegenteil von *Gut* (*ḍidd aṭ-ṭayyib*).[92] *Verrückt* oder *Verrücktheit* ist, unter Berücksichtigung der möglichen Übersetzungen, wenig treffend.

Bei al-Bīrūnī werden noch andere Verfahren genannt, Opium zu verfälschen. Er zitiert nach al-Ḥasan al-Ḫaṭībī (gest. 404/1013),[93] dass Ackerbohne (auch Saubohne, bot. *Vicia faba*), Kichererbsenmehl und Kuhdung ebenfalls genutzt wurden. Das sei nicht verwunderlich, schreibt er, da die Menschen auch Kuh-

87 Ebn Baithar, *Heil- und Nahrungsmittel* i, 64.
88 Ibn al-Bayṭār, *al-Ǧāmiʿ* i, 61.
89 Ebn Baithar, *Heil- und Nahrungsmittel* i, 64.
90 Lane, *Dictionary* 693.
91 Lane, *Dictionary* 693.
92 Fīrūzābādī, Maǧd ad-Dīn Muḥammad b. Yaʿqūb, *al-Qāmūs al-muḥīṭ*, Damaskus: Markaz ar-risāla li-dirāsāt wa-taḥqīq at-turāṯ, [3]2012 168.
93 Said transkribiert Abul Ḥasan al-Khutaybī, eine Schreibweise, die ich nicht verifizieren konnte. Said, *Materia Medica* 36.

dung *afiyūn* nennen würden.[94] Dafür konnten allerdings bisher keine weiteren Hinweise gefunden werden. Ar-Ruhāwī erwähnt auch noch eine oben bereits genannte Methode, nämlich die Streckung mit „feiner Gerste" (s. S. 32).

Gemäß den Grundsätzen der Humoralpathologie schreibt Ibn Sīnā im *al-Qānūn*, Opium sei kalt und trocken im vierten Grad (*aṭ-ṭabʿ: bāridun yābisun fī r-rābiʿati*).[95] Ebenso stuft es auch Ibn al-Bayṭār ein, der Dioskurides zitiert: es kühle stärker als die kühlenden Samen (*tubarridu ašaddu min tabrīdi l-bizri*),[96] außerdem dicke es ein und trockne aus.[97] Letztgenannte Attribute zählt auch al-Bīrūnī auf.[98] Ibn an-Nafīs schreibt über Opium unter dem Eintrag *Mohn* (*ḫašḫāš*) (s. 2.3.1 *Suchen und Finden*) und bei ihm heißt es, er sei kalt und trocken im zweiten Grad, der schwarze im dritten.[99] Hier bestanden offenbar unterschiedliche Einschätzungen bzw. unterschiedliche Wissenstraditionen nebeneinander.

Die Unterscheidung zwischen weißem und schwarzem Mohn muss noch einmal eingehender betrachtet werden. Ibn Sīnā definiert Opium, wie bereits dargestellt, als „Saft des schwarzen Mohns"[100] und nennt alternativ den ägyptischen, dessen Geruch einschläfere. Ob ägyptischer Mohn zur weißen oder schwarzen Gattung gehört, erläutert er nicht. Auch Ibn al-Bayṭār schreibt, Opium sei die Milch des schwarzen Mohns (*wa-huwa labanu l-ḫašḫāši l-aswadi*).[101] Al-Bīrūnī zitiert nach al-Ḫaṭībī, Opium stamme aus Asyūṭ und die Menschen würden es aus weißem Mohn produzieren.[102] Zur Einteilung der Mohnsorten hilft zunächst der Blick unter dem jeweiligen Eintrag *ḫašḫāš* (Mohn, bot. *Papaver*). Ibn Sīnā, al-Bīrūnī und auch Ibn al-Bayṭār richten sich nach Dioskurides' Angaben. Dieser beschreibt eine kultivierte Mohnsorte (*bustānī*)[103] und zwei wilde (*barrī*).[104] Der Samen der kultivierten Sorte sei weiß, der der wilden Sorten schwarz. Eine der schwarzen Sorten habe breite Köpfe und aus dieser fließe ein Saft, aus dem man Opium herstelle – d.h. aus dem

94 Said, *Materia Medica* 36.
95 Aḍ-Ḍanāwī, *aš-Šifāʾ* 58.
96 Ibn al-Bayṭār, *al-Ǧāmiʿ* i, 61.
97 Ibn al-Bayṭār, *al-Ǧāmiʿ* i, 61.
98 Said, *Materia Medica* 37.
99 Ibn an-Nafīs, *al-Mūǧaz* 137.
100 Aḍ-Ḍanāwī, *aš-Šifāʾ* 58.
101 Ibn al-Bayṭār, *al-Ǧāmiʿ* i, 61.
102 Said, *Materia Medica* 37.
103 Aḍ-Ḍanāwī, *aš-Šifāʾ* 384 und Ibn al-Bayṭār, *al-Ǧāmiʿ* i, 328. In der Übersetzung nach V. Sontheimer „Garten-Mohn", s. Ebn Baithar, *Heil- und Nahrungsmittel* ii, 368. Im Folgenden bleibe ich bei der moderneren Übersetzung „kultiviert" als Gegensatz zu „wild".
104 Aḍ-Ḍanāwī, *aš-Šifāʾ* 384.

schwarzen Mohn.[105] Doch auch hier variieren die Angaben. Al-Bīrūnī zitiert Paulos[106] und Abū l-Ḫayr,[107] die beide gesagt haben sollen, die weiße Sorte sei die Opiumsorte. Zusätzlich fügt al-Bīrūnī noch an, Cleopatra habe gesagt, wilder Mohn sei schwarz.[108] Hier handelt es sich sicherlich um die Projektion einer Aussage auf die berühmte Königin, die als Autorität fungiert, um der Aussage mehr Gewicht zu verleihen. In Fīrūzābādīs *al-Qāmūs* ist Opium als „Milch des schwarzen ägyptischen Mohns"[109] eingegangen.

Die Beispiele zeigen, dass sich widersprechende Wissenstraditionen nebeneinander weitergegeben und im Fall von al-Bīrūnīs Bericht auch mit einer Autorität aus der pharaonischen Zeit bekräftigt wurden. Bei ihm findet sich noch eine weitere, ähnlich angelegte Erzählung: Abū Ḥanīfa habe die Erklärung abgegeben, der Name *ḫašḫāš* stamme daher, dass die Pflanze ein Geräusch wie *ḫas-ḫas* von sich gebe. Gemeint sein könnte das Geräusch beim Zermahlen der Fruchtkapsel zwischen den Fingern o. ä.[110] Derartige Aussagen sind, genau wie die über Cleopatra, nur schwer zu verifizieren, müssen aber dennoch zur Kenntnis genommen werden. Sie bilden in ihrer Gesamtheit das zur entsprechenden Zeit und darüber hinaus tradierte und bewahrte, also das vorherrschende Wissen. Sie zeugen von der von Bauer in seiner viel beachteten Arbeit deutlich herausgearbeiteten Ambiguitätstoleranz der arabischen Wissenstradition:[111] Unterschiedliche Aussagen (Wahrheitsansprüche) existierten nebeneinander und wurden mehr oder weniger alle, selbst innerhalb eines Werkes von einem einzelnen Autor, genannt. Es war keine Beschränkung auf nur eine Sichtweise erforderlich. V. a. in der heutigen, westlich geprägten Wissenschaftstradition besteht das Streben nach Vereinheitlichung und dem möglichen Nachweis von nur einer korrekten Aussage (einem Wahrheitsanspruch) gegenüber allen anderen, die damit als falsch gelten müssen. Das Ziel von Autoren wie al-Bīrūnī u. a. bestand aber vielmehr darin, das gesamte ihnen zur Verfügung stehende Wissen zu kompilieren und weiterzugeben, so dass es diskutiert und erprobt werden konnte.

Dass es sich bei den Farbbezeichnungen um etwas anderes als die Farbe der Samen gehandelt haben könnte (z. B. um die Blütenfarbe o. ä.) ist nicht anzu-

105 Aḍ-Ḍanāwī, *aš-Šifāʾ* 384.
106 Paulos von Ägina, byzantinischer Arzt, 1./7. Jh.
107 Abū Saʿīd Abū l-Ḫayr, persischer Sufi, gest. 4./10. Jh.
108 Said, *Materia Medica* 145.
109 Fīrūzābādī, *al-Qāmūs* 1222.
110 Said, *Materia Medica* 145.
111 Bauer, Thomas, *Die Kultur der Ambiguität. Eine andere Geschichte des Islams*, Berlin: Verlag der Weltreligionen, 2011.

nehmen, da die einzigen genannten Farben Weiß und Schwarz sind und sie sich beide auf die Samen der unterschiedlichen Arten beziehen.

Al-Bīrūnī erläutert noch einiges zu Bezeichnungen für Opium aus nicht arabischen Sprachen:

> *Afiyūn* (*Ahīphenā* in Sanskrit.) – It is a Roman word, the Syriac synonyms being *da' thādamiqūn* and *da' thāramānidasha' lā* meaning the extract of the pomegrenate for cough. The Persian equivalent is *doshishnār khūk*, but it should be *kūk* and not *khūk*, since *khūk* means pig, so that one may be able to differentiate from pig, since the words, *hizā doshish kūknār* or *doshishnār kūk* are also current. This is because probably *kh* and *k* are similar sounds and such letters often get interchanged (in a word). Fazārī says: »In Persian it is called *malband khush khwak siyah* and in Sindhī, *sarashīnirās*.« Arrajānī and Abū Muʿādh write that it is the extract of the Egyptian poppy grass. Abū ʿAlī Ibn Mandawayh and Ḥunayn, while describing its characteristics, have also added the word, oblong, to its properties. Paulos has described *khashkhash al-afiyūn*. From this one infers that opium does not come out of every poppy grass. Ḥamzah says that it is *todhar shīr*, that is, the milk of the poppy. Ḥamzah was an erudite scholar of Persian. *Todhar* and *todrī* are both identical. The *todrī* mentioned in the *materia medica* is not poppy.[112]

Diese Vielzahl an unterschiedlichen, nicht arabischen Bezeichnungen kann hier nicht zurückverfolgt und näher untersucht werden, sie zeigt jedoch die Bandbreite der Sprachen und Texte, aus denen die arabischen Mediziner ihr Wissen bezogen. Immerhin werden in diesem Abschnitt mehrere altsyrische, persische und aus dem Sanskrit stammende Begriffe genannt und diskutiert.

Die in der dritten Zeile des oben wiedergegebenen Zitats aufgeführte Bezeichnung *doshishnār khūk* (laut al-Bīrūnī eigentlich *kūk*) als persische Entsprechung der altsyrischen Namen für Opium erinnert an al-Qazwīnīs *Kitāb ʿAǧāʾib al-maḫlūqāt* nach der Handschrift Cod. arab. 464, Bayerische Staatsbibliothek. Hier schreibt al-Qazwīnī, *ḫašḫāš*, also Mohn, werde auf Persisch *kūknār* genannt.[113] Die Ähnlichkeit der Begriffe *doshishnār kūk* und *kūknār* ist auffällig.

---

112 Said, *Materia Medica* 36.

113 Al-Qazwīnī, Abū Yaḥyā Zakariyyā b. Muḥammad b. Maḥmūd: *Kitāb ʿAǧāʾib al-maḫlūqāt wa-ġarāʾib al-mawǧūdāt*, Codex arabicus 464, Bayerische Staatsbibliothek F. 133^{v}.

3.2.2 Gewinnung, Herstellung, Verarbeitung

Wie wurde aus der Mohnpflanze das gebrauchsfertige Opium hergestellt? Betrachtet man die moderne Opiumproduktion, stellt man fest, dass sich große Teile dieses Prozesses offenbar über Jahrhunderte nicht wesentlich verändert haben. Opium ist tatsächlich schon seit Jahrtausenden im Gebrauch (s. hierzu auch S. 48), aber die Beschreibungen der Herstellung reichen nicht so weit zurück. Im Rahmen dieser Arbeit beziehe ich mich im Folgenden auf die arabischen Quellen – und in ihnen sind die Angaben sehr spärlich. Am genausten beschreibt Ibn al-Bayṭār im *al-Ǧāmiʿ*:

> Wenn die Zeit kommt, in der der Tau trocknet, der von den Flüssen auf den Pflanzen liegt, macht man sich daran, mit einem Messer um den verzweigten Kopf des Mohns herum einen so feinen Schnitt zu ritzen, dass er nicht durchbohrt. Und man ritzt die Seiten des Mohns von diesem Schnitt ausgehend der Länge nach ein. Der Schnitt geht nicht tief und durchbohrt nicht. Der Gummi (*aṣ-ṣamġa*) wird mit den Fingern abgenommen und in Muscheln gesammelt. Wenn er gesammelt ist, ist es wichtig, sie [die Pflanze] eine Zeit lang zu lassen und nicht zu ihr zurückzukehren. Das, was noch an diesem Tag hervortritt, wird ebenfalls gesammelt. Es tritt auch am zweiten Tag noch etwas hervor. Es muss genommen und in einem Mörser zerrieben werden, dann werden daraus Pastillen geformt und aufbewahrt.[114]

Weiter geht die Schilderung bei ihm nicht. Die moderne Opiumproduktion geht heute noch genauso vonstatten.

Ibn Sīnā schreibt nur knapp, dass Opium auf einem erhitzten Eisen gegrillt und geröstet wird.[115] Auf diese Weise wird aus dem gewonnenen Rohopium eine feste Masse, die dann auf unterschiedliche Weise konsumiert bzw. weiterverarbeitet werden kann. Welche Gerätschaften genutzt wurden, wie lange das Rohopium erhitzt wurde etc., ist aus den Quellen nicht ersichtlich. Ein Grund hierfür könnte sein, dass die Kunst der Herstellung praktisch gezeigt und weitergegeben wurde und wahrscheinlich nicht zu den kompliziertesten Vorgängen im Apothekerhandwerk gehörte.

3.2.3 Nutzung in der Medizin

Nach Produktion, Auswahl und Beurteilung der Ware galt es, sie der richtigen Bestimmung zuzuführen. Opium wurde zur Behandlung von Kopf, Augen und

114 Ibn al-Bayṭār, *al-Ǧāmiʿ* i, 62.

115 Aḍ-Ḍanāwī, *aš-Šifāʾ* 58.

Nase genutzt, sowie gegen Geschwüre und für den Bauch. Die erstgenannte Wirkung ist bei allen Autoren die analgesierende und die sedierende.

Ibn Sīnā bezeichnet Opium im *al-Qānūn* als schwaches Betäubungsmittel (*muḫaddir ḍaʿīf*).[116] Ebenso charakterisiert er es als (Schmerz)stiller (*musakkin*) bei allen Schmerzen[117] und schreibt, der Geruch des ägyptischen schläfere ein (*yunawwim*).[118] Auch in ar-Rāzīs *al-Ḥāwī* wird Opium hauptsächlich gegen Schmerzen eingesetzt, hier vornehmlich gegen unterschiedliche Formen von Kopfschmerzen[119] und Schmerzen der Augen.[120] Ibn an-Nafīs beschreibt in seinem *al-Mūǧaz* den Schlafmohn (*ḫašḫāš*, bot. *Papaver somniferum*), aus dem Opium gewonnen wird, als Betäubungsmittel (*muḫaddir*) und als Schlafmittel (*munawwim*).[121]

In al-Bīrūnīs Buch über Pharmazie wird ebenfalls die schmerzstillende Wirkung an erster Stelle genannt,[122] ebenso in Ibn al-Bayṭārs *al-Ǧāmiʿ*. Hier wird allerdings bereits darauf aufmerksam gemacht, dass eine bestimmte Menge gegen Schmerzen hilft und eine darüber hinausgehende einschläfernd wirkt:

> Wenn man davon eine große Menge isst, versinkt man in einen heftigen Schlaf, so wie der Schlaf, der sich bei jemandem ausbreitet, der an der Ibn ʿUšš genannten Krankheit leidet, schließlich stirbt man daran.[123]

In al-Qazwīnīs *Kitāb ʿAǧāʾib al-maḫlūqāt* nach der Handschrift Codex arabicus 464, F. 65v. aus der Bayerischen Staatsbibliothek wird Opium ebenfalls als erstes als Schläfrigkeit erzeugend bezeichnet (*yūriṯu n-naʿās*).[124] Hier wird im Weiteren zwischen weißem und schwarzem unterschieden. Der schwarze Mohn sei ein starkes Schlafmittel (*munawwim ǧiddan*).[125] Der Saft des ägyptischen Mohns (also der Extrakt der Pflanze, aus der Opium hergestellt wird) sei ein

116 Aḍ-Ḍanāwī, *aš-Šifāʾ* 58.
117 Aḍ-Ḍanāwī, *aš-Šifāʾ* 58.
118 Aḍ-Ḍanāwī, *aš-Šifāʾ* 58.
119 Ar-Rāzī, Muḥammad b. Zakariyyā, *al-Ḥāwī fī ṭ-ṭibb*, Hrg. Muḥammad Muḥammad Ismāʿīl, Beirut: Dār al-kutub al-ʿilmiyya, 2000, 5.
120 Ar-Rāzī, *al-Ḥāwī* 175.
121 Ibn an-Nafīs, *al-Mūǧaz* 137.
122 Said, *Materia Medica* 37.
123 Ibn al-Bayṭār, *al-Ǧāmiʿ* i, 61. V. Sontheimer übersetzt *Lethargus*, das aus dem Griechischen mit *Schlafsucht* übersetzt wird. Entweder ist das Wort einer anderen Textgrundlage entnommen, von der v. Sontheimer übersetzt hat, oder es ist seine Interpretation. Ebn Baithar, *Heil- und Nahrungsmittel* 64. Die Krankheit Ibn ʿUšš ist mir nicht bekannt und ich konnte auch keine weiteren Quellen ausmachen, in denen sie genannt wird.
124 Vgl.: Codex arabicus 464, F. 65v.
125 Al-Qazwīnī, *ʿAǧāʾib* 318.

Betäubungs- (*muḫaddir*) und Rauschmittel (*muskir*) gegen alle Schmerzen.[126] In einer anderen Handschrift desselben Werkes, Cod. arab. 464, ebenfalls Bayerische Staatsbibliothek, wird der weiße Mohn als Schlafmittel bezeichnet (*munawwim*) und der schwarze als starkes Schlafmittel (*munawwim ǧiddan*).[127] Alle Autoren stimmen also darin überein, dass Opium ein Schlaf- und Schmerzmittel ist.

Arzneien, die Opium enthielten, wurden innerlich und äußerlich angewandt, d.h. eingenommen oder aufgetragen. Ibn Sīnā empfiehlt es zur inneren Anwendung als Schlafmittel (*munawwim*), indem es als Suppositorium „getragen" (*iḥtimālan*) wird, d.h. in den Enddarm eingeführt wird und dort verbleibt – oder nicht als Suppositorium (*aw bi-ġayri fatīlati*).[128] Vermischt mit Rosenöl (*duhn al-ward*), Myrrhe (*murr*) und Safran (*zaʿfarān*) und ins Ohr getropft, lindere es Ohrenschmerzen[129] und es stille lang anhaltenden Kopfschmerz (*aṣ-ṣudāʿ al-muzmin*). Mit Muttermilch vermischt helfe es gegen Schmerzen durch Augenentzündung und -schwellung.[130] Alle diese Anwendungsmöglichkeiten zählt auch Ibn al-Bayṭār auf.[131]

Zur inneren Anwendung wurden Arzneien mit Opium auch geschnupft (*saʿṭa*): Gegen Kopfschmerzen, die durch die Beteiligung der Gebärmutter (*ar-raḥim*, meist durch eine Schwellung: *waram fī r-raḥim*) entstehen, empfiehlt ar-Rāzī, Opium (*afyūn*) mit Kandiszucker (*sukkar ṭabarzad*) in Wasser mit Wilder Zichorie (*al-hindibāʾ*, bot. *Cichorea*) und Eiweiß einzuweichen und dann davon zu schnupfen.[132]

Zur äußeren Anwendung wurde Opium aufgetragen, d.h. in Verbänden benutzt oder auf die Haut gestrichen (*ṭalā* oder *ḍamada*). Anwendungsmöglichkeiten hierfür sind nach Ibn Sīnā das Zurückhalten heißer Geschwüre (*al-awrām al-ḥārra*) und die Linderung bei Geschwüren bzw. Wunden (*taḫfīf li-l-qurūḥ*). Opium wurde offenbar sehr häufig gegen Gicht eingesetzt, eine äußerst schmerzhafte Erkrankung der Gelenke, die meist an Zehen und Fingern auftritt. Ibn Sīnā empfiehlt eine Mischung aus geröstetem Eigelb mit Opium. Diese sollte auf die betroffenen Stellen aufgetragen werden. Vermischt man es zusätzlich mit Milch, helfe es besonders gut.[133] Ar-Rāzī verschreibt es bei unterschiedlichen Formen von Kopfschmerz: z.B. vermischt mit dem Harz des Drachen-

126 Al-Qazwīnī, *ʿAǧāʾib* 318.
127 Cod. arab. 464 F. 133v.
128 Aḍ-Ḍanāwī, *aš-Šifāʾ* 58.
129 Ibn al-Bayṭār, *al-Ǧāmiʿ* i, 61.
130 Aḍ-Ḍanāwī, *aš-Šifāʾ* 58.
131 Ibn al-Bayṭār, *al-Ǧāmiʿ* i, 61.
132 Ar-Rāzī, *al-Ḥāwī* i, 157.
133 Aḍ-Ḍanāwī, *aš-Šifāʾ* 58.

baums (*damm al-aḫwayn*, bot. *Dracaena*), Safran (*zaʿfarān*, bot. *Crocus sativus*), Myrrhe (*murr*, bot. *Commiphora*) und *Gummi arabicum* (*ṣamġ ʿarabī*) gegen helmartigen Kopfschmerz[134] (*al-bayḍa*). Diese Mischung wurde auf den Kopf aufgetragen.[135]

Neben der sedierenden und schmerzstillenden Wirkung hatte Opium noch andere Vorteile. Es helfe bei (Reiz-)husten, schreibt Ibn Sīnā. Vieles, das durch Opium gestillt wird, habe etwas Quälendes. Außerdem halte es Diarrhöen zurück und sei vorteilhaft bei Schürfungen und Geschwüren des Darms.[136]

Die genannten Anwendungsmöglichkeiten sind nur einige Beispiele, es gibt noch zahlreiche weitere in der Literatur, die hier nicht alle aufgeführt werden müssen.

3.2.4 Zur Dosierung

Dass Ibn Sīnā Opium als „schwaches Betäubungsmittel" (s. S. 40) bezeichnet, fällt auf, da er es zu Beginn seines Abschnitts über Opium als Mittel gegen alle Schmerzen bezeichnet und davor warnt, mehr als zwei *dāniq* (1,041 g) davon einzunehmen.[137] 1,041 g stellen aus heutiger medizinischer Sicht noch keine gefährdende Dosis dar, die läge etwa bei 2–3 g in der Einzelverabreichung. Es wird also zum einen vor einer relativ geringen Menge einer Arznei gewarnt, die zum anderen gegen alle Schmerzen einsetzbar sei. Beides weist eher auf eine hohe Potenz, auf ein starkes Mittel hin. In al-Bīrūnīs pharmakologischem Werk wird die Angabe von zwei *dāniq* ebenfalls gemacht,[138] sie scheint also eine allgemein gebräuchliche gewesen zu sein. Der sog. Klatschmohn (bot. *Papaver rhoeas*) enthält kein Morphin und man kann aus ihm ein, im Vergleich zum Opium, mildes Schmerzmittel herstellen.[139] Da Ibn Sīnā sich allerdings

134 Die Bezeichnung *helmartiger Kopfschmerz* ist auch heute noch gebräuchlich. Sie wird genutzt für Schmerzen, die dort wahrgenommen werden, wo ein Helm auf dem Kopf sitzen würde. D. h.: auf der Schädeldecke, an den Seiten bis zu den Schläfen, vorne bis in die Stirn und am Hinterkopf bis zum Nacken.

135 Ar-Rāzī, *al-Ḥāwī* i, 138.

136 Aḍ-Ḍanāwī, *aš-Šifāʾ* 58. Opium ist heute kaum noch in Gebrauch, da es effektiver ist, das Alkaloid Morphin zu extrahieren und zu verabreichen. Hiervon genügt oft ein Hundertstel der benötigten Opiumdosis. Opium wird allerdings in seltenen Fällen bei regelmäßigen Diarrhöen im Rahmen von Darmerkrankungen eingesetzt: Die Gefahr der Obstipation ist bei Opium- wie bei Morphin-Einnahme hoch und dieser stopfende Effekt kann gegen flüssige Stühle genutzt werden.

137 Aḍ-Ḍanāwī, *aš-Šifāʾ* 58. S. hierzu auch u. im Kapitel *Überdosierung, Vergiftung, Nebenwirkungen und Rausch*.

138 Said, *Materia Medica* 36.

139 Saunders, Nicholas, *The Poppy. A Cultural History from Ancient Egypt, to Flanders Fields to Afghanistan*, London: Oneworld, 2013, 6.

ausdrücklich auf Opium (*afyūn*) bezieht, dass aus Schlafmohn (bot. *Papaver somniferum*) hergestellt wird, scheint eine Verwechslung sehr unwahrscheinlich. Im Kapitel über Vergiftungen durch „kalte Pflanzen" schreibt Ibn Sīnā, eine Menge von zwei *dirham* (6,25 g) sei tödlich.[140] Aus heutiger Sicht liegt diese Dosis weit über der letalen und tötet somit in jedem Fall.

Bei all dem ist allerdings zu berücksichtigen, dass heutige Mohnpflanzen und die im Saft enthaltenen Alkaloide (wie z. B. Morphin) u. U. andere Konzentrationen aufweisen als es in Pflanzen aus dem 7./13. Jh. in Ägypten der Fall war. Aus ägyptischen Pflanzen in mamlukischer Zeit hergestelltes Opium kann durchaus potenter in der Wirkung gewesen sein als heutiges – oder auch weniger potent. Außerdem schrieb Ibn Sīnā bereits im 4.–5./10.–11. Jh. und auch nicht in Ägypten, was wiederum eine zeitliche und geografische Distanz zum Ägypten der Mamlukenzeit bedeutet. Darüber hinaus sind Ernährungszustand und Konstitution des Patienten, der Opium verabreicht bekommt, zu berücksichtigen. Körpergröße und v. a. -gewicht spielen eine entscheidende Rolle bei der Verträglichkeit von Opiaten und von Schmerzmitteln im Allgemeinen. Im *Buch der Gifte* des Ǧābir b. Ḥayyān[141] (2./8. Jh.) wird erläutert, dass magere Körper einem Gift nicht standhalten können, während dicke Körper Widerstand leisten und die Möglichkeit haben, Verfahren zu entwickeln, um das Gift wieder loszuwerden.[142] Dieses Wissen scheint den übrigen Autoren allerdings nicht bekannt gewesen zu sein. Niemand in der Medizin oder Pharmazie bezieht sich auf Ǧābir b. Ḥayyān, und nach Körpergewicht gestaffelte Dosisempfehlungen kommen nirgends vor. Das zeigt sich besonders deutlich in einem Rezept aus ar-Rāzīs *al-Ḥāwī* zur Behandlung von Augenentzündungen bei Kindern, das zwei *dirham* (6,25 g) Opium enthält.[143] Kinder scheinen zumindest nicht grundsätzlich mit geringeren Dosierungen behandelt worden zu sein als Erwachsene. Der Philosoph und Mystiker al-Ġazālī nutzt Opium als Beispiel um zu verdeutlichen, dass bestimmte Naturgesetze unumgänglich sind. Auf dieses Beispiel wird unter 3.2 noch einmal eingegangen, wenn es um Gifte innerhalb der Gesellschaft geht. Al-Ġazālī nennt jedenfalls in diesem Beispiel das Gewicht von einem *dāniq* (ca. 0,5 g) als letale Dosis.[144] Hierbei han-

140 Ibn Sīnā, *al-Qānūn* iii, 295.

141 Die Diskussion um die Historizität oder Autorschaft der Person des Ǧābir b. Ḥayyān ist mir bekannt, ist aber hier nicht von Bedeutung, da es auf die Inhalte des Textes, um den es in diesem Zusammenhang geht, ankommt. Daher wird die Debatte hier nicht dargestellt und beurteilt.

142 Siggel, Alfred, *Das Buch der Gifte des Ǧābir Ibn Ḥayyān*, Wiesbaden: Steiner, 1958, 13.

143 Ar-Rāzī, *al-Ḥāwī* ii, 74.

144 Al-Ġazālī, Abū Ḥāmid Muḥammad b. Muḥammad, *al-Munqiḏ min aḍ-ḍalāl*, Hrg. Maḥmūd Bībū, Damaskus, 1992, 82.

delt es sich allerdings um Laienwissen, dass weniger stark gewichtet werden sollte als das medizinische Fachwissen der oben zitierten Ärzte und Pharmazeuten.

Neben den Aspekten, die den zu behandelnden Menschen betreffen, waren die chemischen Bestandteile der Wirkstoffe selbst, wie das für Opium charakteristische Alkaloid Morphin, noch nicht entdeckt. Auf welcher Idee also die Angabe von „nicht mehr als zwei *dāniq* (1,041 g)“ beruht, ist unklar. Höchstwahrscheinlich aber beruht sie auf praktischen Erfahrungen, die weitergegeben wurden.

Ar-Rāzī mahnt, anders als offenbar Ibn Sīnā, zur Vorsicht im Umgang mit Betäubungsmitteln:

> Was die Betäubungsmittel (*al-muḫaddira*) angeht – das sind Opium (*afyūn*), *Hyoscyamus* (*banǧ*) und Alraune (*luffāḥ*, bot. *Mandragora*) – so benutze sie, aber ausschließlich bei großer Heftigkeit, Erosion oder einem Geschwür. Es ist erforderlich, sie mit Vorsicht einzusetzen, denn sie schwächen die Sehkraft und zerstören sie schließlich ganz. Daher benutze sie nur bei äußerster Notwendigkeit. Beharre nicht auf ihrer Anwendung, sondern nutze sie über eine kurze Zeit. Wenn es nachlässt, lassen wir ihren Gebrauch und nutzen im Anschluss erhitztes Antimon mit Zimt.[145]

Hier wird zwar keine letale Dosis genannt, wie Ibn Sīnā es tut, aber immerhin dringend eine kurze Behandlungsdauer empfohlen.

Es bleibt festzuhalten, dass sich die anerkannte Höchstdosis für Opium, da, wo sie genannt wird, von der heutigen unterscheidet und dass hierfür unterschiedliche Faktoren relevant sein können. Die fachlichen Meinungen über Opium divergierten offenbar.

Neben Gewichtsangaben für die Herstellung von Arzneien tauchen auch immer wieder verhältnismäßige Mengenangaben auf. Ibn Sīnā schreibt im *al-Qānūn*: „Im Trank löst man eine Menge von der Größe einer großen Linse (*miqdāru ʿadasatin kabīratin*).“[146] Ibn at-Tilmīḏs *Aqrābāḏīn* enthält eine Rezeptur gegen Durchfallerkrankungen und Blutungen, in der nur Verhältnismengen angegeben sind:

> The sumach pastille for (the treatment of) dysentery and haemorrhage:
> The fruit of the tarfa,[147] Syrian sumach, myrtle seeds, gum arabic,

145 Ar-Rāzī, *al-Ḥāwī* i, 192.

146 Aḍ-Ḍanāwī, *aš-Šifāʾ* 58.

147 *Ṭarfāʾ*, Tamariske, bot. *Tamarix*.

> pomegranate flowers, grains of paradise,[148] and Egyptian opium one part of each. (This) is kneaded with apple-water, formed into pastilles of one dirham, (and) a potion (may be made by using) just one pastille.[149]

Am Ende wird der Hersteller angewiesen, eine Pastille von einem *dirham* (ca. 3,125 g) herzustellen. Da es sich im Rezept um verhältnismäßige Angaben handelt, bekommt der Behandelte immer die gleiche Opiumkonzentration je Dosis. Dafür ist es allerdings wichtig, die Angaben genau zu befolgen. Ar-Rāzī zählt im *al-Ḥāwī* teilweise nur Möglichkeiten der Anwendung auf, ohne Mengenangaben zu machen:

> Wickel gegen heißen Kopfschmerz (*aṣ-ṣudāʿ al-ḥārr*): Sandelholz (*ṣandal*), Rose (*ward*), Seerose (*nīlūfar*), Veilchen (*banafsa*), Nachtschatten (*ʿinab aṯ-ṯaʿlab*), Lattichsamen (*bizr ḫass*), Wurzel der Alraune (*aṣl luffāḥ*), Opium (*afyūn*), *Hyoscyamus* (*banǧ*), Schierling (*šawkarān*), Saft der Persischen Weide (*ʿuṣārat al-ḫilāf*), Saft der Fetthenne (*ʿuṣāra ḥayy al-ʿālim*) und Kampfer (*kāfūr*), daraus ein Wickel fertigen.[150]

Hier oblag es sicher dem Pharmazeuten oder Apotheker, die richtige Mischung herzustellen. An zahlreichen anderen Stellen enthalten die Rezepturen, die er vorschlägt, genaue Mengen- oder Verhältnisangaben.

Ein weiterer wichtiger Punkt ist aus ar-Rāzīs mahnenden Worten für den Umgang mit Opium (s. o.) festzuhalten: er nennt ein Ersatzmedikament, in diesem Fall Antimon, erhitzt und mit Zimt vermischt. Ibn Sīnā empfiehlt, Opium gegen die dreifache Menge an Samen des Bilsenkrauts (*bizr al-banǧ*) auszutauschen oder gegen die doppelte Menge Alraune (*luffāḥ*).[151] Gründe für die Nutzung alternativer Arzneien nennt er nicht.

3.2.5 Überdosierung, Vergiftung, Nebenwirkungen und Rausch

Die Gefahren, die mit der Einnahme von Opium verbunden sind, waren durchaus bekannt. Ar-Rāzī hat in dem oben auf S. 43 aufgeführten Zitat bereits von der Beeinträchtigung und Zerstörung der Sehkraft geschrieben. Im *al-Ḥāwī* zitiert er zudem Galen, der warnt: „Verbrennt es [das Opium] nicht beim Gebrauch, denn es führt zu Beeinträchtigung der Sehkraft (*yuwallidu ẓul-*

148 *Qāqulla*, Paradieskörner, bot. *Aframomum*.
149 Kahl, *Dispensatory* 179.
150 Ar-Rāzī, *al-Ḥāwī* i, 165.
151 Aḍ-Ḍanāwī, *aš-Šifāʾ* 58.

mata l-baṣari, genauer *Dunkelheit des Blicks*).[152] Ibn Sīnā schreibt im *al-Qānūn* im Kapitel, in dem die einzelnen Arzneimittelbestandteile diskutiert werden, lediglich, dass Opium durch seine starke Kälte (*iǧmāduhu l-qawī*) töte.[153] Im Kapitel über Gifte und Vergiftungen (*Kalām muǧmal fī s-sumūm*)[154] widmet er dem Opium aber noch mal einen Absatz und schildert ebenfalls die Zerstörung der Sehkraft (*ẓulmat al-ʿayn*).[155] Ibn al-Bayṭār schreibt von Schwächung der Sehkraft (*yaḍaʿfu l-baṣar*) und ihrem Erliegen (*yasbutu*).[156] Darüber hinaus nennt Ibn Sīnā Gefühllosigkeit, Kälte und Juckreiz (*ḥikka*) in den Extremitäten, von denen außerdem ein Geruch nach Opium ausgehe. Ibn al-Bayṭār schreibt, dieser Geruch sei im Atem zu riechen und manchmal auch am ganzen Körper.[157] Weitere Symptome sind nach Ibn Sīnā Schwindel bzw. Benommenheit (*duwār*), Röcheln (*fuwāq*), Enge von Körper und Seele (*ḍayyiq ḫalq wa-nafs*),[158] gelbe und dunkle Verfärbung der Extremitäten (*ṣufra wa-kumūda aṭrāf*), der Lippen und des Gesichts, Lethargie bzw. Schlaf (*subāt*), Verkrampfung der Zunge (*iʿtiqāl al-lisān*) und eingefallene Augen (*ġuʾūr al-ʿayn*, med. *Enophthalmus*). Es folge ein erstickender Krampf (*kuzāz al-ḫāniq*) und kalter Schweiß (*ʿaraq bārid*) trete hervor. Schließlich werde der Atem kalt (*nafas bārid*) und man sterbe. Gründe dafür seien u.a. das Eindicken des Blutes, so dass es nicht mehr fließt, und das Erkalten des Odems (*rūḥ*).[159] Auch ar-Rāzī schreibt von Krämpfen, die er als *al-kuzāz* (Starrkrampf) bezeichnet.[160] Die tödliche Dosis liege bei zwei *dirham* (6,25g) und sie führe innerhalb von zwei Tagen zum Tod.[161] Ibn al-Bayṭār zitiert ar-Rāzī mit der gleichen Angabe von zwei *dirham*.[162] Dies passt nicht zur letalen Dosis von zwei *dāniq* (1,041g), die Ibn Sīnā bei der Besprechung der einzelnen Arzneimittelbestandteile nennt und die auch al-

152 Ar-Rāzī, *al-Ḥāwī* i, 134.

153 Aḍ-Ḍanāwī, *aš-Šifāʾ* 58.

154 Genau übersetzt „Zusammenfassung der Gifte", Ibn Sīnā beschreibt allerdings auch die Symptome von Vergiftungen und ihre Behandlung.

155 Ibn Sīnā, *al-Qānūn* iii, 295.

156 Ibn al-Bayṭār, *al-Ǧāmiʿ* i, 62.

157 Ibn al-Bayṭār, *al-Ǧāmiʿ* i, 62.

158 Gemeint sein könnte die unter Betäubungsmittelüberdosierung einsetzende Atemdepression, die schließlich zum Tod führt.

159 Ibn Sīnā, *al-Qānūn* iii, 295.

160 Ar-Rāzī, *al-Ḥāwī* iii, 75.

161 Ibn Sīnā, *al-Qānūn* iii, 295. Die hier wiedergegebene Zahl von zwei Tagen scheint aus heutiger Sicht sehr lang. Morphin- bzw. Opiumüberdosierungen können innerhalb von Stunden zum Atemstillstand und damit zum Tod führen. S. hierzu auch die Anmerkungen im Kapitel *Zur Dosierung* über mögliche Unterschiede in Pflanzen und Konstitution der Patienten in Ägypten zur Mamlukenzeit und heute.

162 Ibn al-Bayṭār, *al-Ǧāmiʿ* i, 62.

Bīrūnī angibt (s. S. 42). Ibn Sīnā schreibt weiter, die Verabreichung als Trank sei besonders gefährlich. In dieser Form werde die Widerstandsfähigkeit des Körpers am wirkungsvollsten überwunden. Ebenso gelte dies speziell für heiße Körper (*al-abdān al-ḥārra*), da sie der Kälte des Opiums am deutlichsten gegenüberstehen. Die Wirkung trete in ihnen schneller ein.[163]

Dass Opium in höheren Dosen Schlaf erzeuge, schreibt auch Ibn al-Bayṭār (s. S. 40). Genau wie Ibn Sīnā berichtet er von der Möglichkeit, es in Form eines Suppositoriums einzuführen und es als Schlafmittel zu nutzen.[164] Al-Bīrūnī schreibt, es habe Fälle gegeben, in denen diese Anwendungsweise tödlich gewesen sei.[165]

Die bereits als medizinischer Nutzen aufgeführte Eigenart des Opiums, Diarrhöen zu stoppen, kann auch eine negative Eigenart sein: Es kann zu Verstopfung (*Obstipation*) führen (*abṭulu l-haḍm, legt die Verdauung lahm*). Ibn Sīnā rät zur Beimengung von Bibergeil (*ǧandbīdastar*, zool. *Castoreum*), um dem vorzubeugen.[166]

Schließlich führt Ibn Sīnā noch die Zerstörung des Verstandes an (*yubṭilu l-fahm wa-d-dihn*, genauer: *legt den Verstand und den Geist lahm*). Auch ar-Rāzī warnt davor (*yaḍurru bi-d-dimāġ, fügt dem Gehirn Schaden zu*). Mehr als diese schlichten Erwähnungen tauchen in den Texten Ibn Sīnās und ar-Rāzīs zum Thema Rausch nicht auf. Ibn al-Bayṭār zitiert in diesem Punkt lediglich Ibn Sīnā,[167] und al-Bīrūnī erwähnt die Auswirkungen auf den Verstand gar nicht.

Es werden zahlreiche Wirkstoffe, Arzneien und Maßnahmen genannt, um Vergiftungen mit Opium zu behandeln. Ibn Sīnā schreibt, der Betroffene müsse zum Erbrechen gebracht werden mit Öl (*duhn*), Wasser, Salz und Borax (*bawraq*, chem. *Decahydrat*). Danach solle mit Oxymel (*sikanǧubīn*, Sauerhonig[168]) weitergemacht werden, während Wasser und Honig zu trinken verabreicht werden, dazu starke Einläufe mit Absinth (*afsantīn*) und Oxymel. Absinth solle dann zusätzlich als Getränk gegeben werden. Theriak aus Asant (*ḥiltīt*, bot. *Asa foetida*), aus der Rinde des Ceylon Zimtbaums (*dār ṣīnī*, bot. *Cinnamomum zeylanicum*), evtl. mit Essig, oder aus Oxymel helfe. Des Weite-

---

163 Ibn Sīnā, *al-Qānūn* iii, 295.

164 Ibn al-Bayṭār, *al-Ǧāmiʿ* i, 61.

165 Said, *Materia Medica* 36.

166 Aḍ-Ḍanāwī, *aš-Šifāʾ* 58. Die Vokalisierung *ǧandbādastar* kommt häufiger vor. Bei Ibn Sīnā ist das Wort mal so und mal *ǧandbīdastar* vokalisiert. Es scheint hier keine standardisierte Schreibung gegeben zu haben. Die Gefahr der Obstipation ist auch in der modernen Schmerzbehandlung mit Morphin-Präparaten ein Problem. Es wird genauso gelöst, wie Ibn Sīnā vorschlägt: durch die begleitende Gabe von Abführmitteln (*Laxantien*).

167 Ibn al-Bayṭār, *al-Ǧāmiʿ* i, 62.

168 Sauerhonig besteht meist aus Honig und Essig.

ren verschreibt Ibn Sīnā Bibergeil (*ǧandbīdastar*, zool. *Castoreum*) pur, Pfeffer in Wein (*šarāb*) oder im Oxymel, Thymian (*ṣaʿtar*, bot. *Thymus*), Raute (*saḏāb*, bot. *Ruta*), Salz, Rosenöl (*duhn al-ward*) mit Essig oder mit Honig und Knoblauch (*ṯūm*, bot. *Allium sativum*), dazu Walnuss (*ǧawz*, bot. *Juglans*). Außerdem eine Rezeptur aus Asant, Sadebaum (*abhal*, bot. *Juniperus sabina*), Bibergeil und Pfeffer zu gleichen Teilen in Honig eingeknetet. Davon wird eine Dosis (*šurba*) von der Größe einer Lotusfrucht oder einer Walnuss verabreicht. Oft sei das, was von ihm befreit (*ḫalaṣa minhu*, d.h. vom Opium), ein *miṯqāl* (4,68g) Asant bis zu einer Menge von 25 *dirham* (78,125g). Außerdem Wein mit Basilienkraut (*rayḥān*, bot. *Ocimum basilicum*). Große Mengen stark abgelagerten Weins seien wunderbar für den Betroffenen, insbesondere wenn er wenig Basilienkraut in einer großen Menge Wasser enthält. Dem Betroffenen müsse das Haar geschoren (*natafa*, eigentlich *gerupft*, *ausgerupft*) werden und man dürfe ihn nicht einschlafen lassen. Sein Körper solle mit heißen Ölen (*al-adhān al-ḥārra*) eingerieben werden, wie dem des Kostwurz (*qusṭ*, bot. *Costus speciosus*) oder der Schwertlilie (*sawsan*, bot. *Iris*) und er müsse an Bibergeil, *sakk*[169] o.ä. riechen. Der Betroffene müsse in ein heißes Bad gesetzt werden, um Muskelaktion zu provozieren (*yatašannaǧu*) und damit der Juckreiz nicht noch stärker wird und solle langsam fetthaltige Brühen (*al-amrāq ad-dasima*) und Markbrühen (*al-miḫāḫ*), am besten fett (*šuḥūm*), zugeführt bekommen.[170] An anderer Stelle schreibt Ibn Sīnā, das Gegengift (*tiryāq*) zu Opium sei Bibergeil (*ǧandbīdastar*, zool. *Castoreum*). Dieses Mittel empfiehlt er an anderer Stelle, um der mit der Opium-Einnahme einhergehenden Darmträgheit und einer evtl. daraus resultierenden Verstopfung vorzubeugen.[171]

Die Strategie hinter der oben beschriebenen Versorgung wird nach einem genaueren Blick in Ibn Sīnās Beschreibungen der Eigenschaften der einzelnen Arzneimittelzutaten schnell klar. Sämtliche Bestandteile und zu verabreichende Arzneien werden als heiß und trocken in unterschiedlichen Graden eingeteilt und bilden damit Antagonisten zur Kälte des Opiums.[172] Lediglich Essig (*ḫall*), Basilienkraut (*rayḥān*) und Rose (*ward*) sind nicht eindeutig eingestuft. Essig kann aus unterschiedlichen Früchten gewonnen werden. Deshalb beschreibt Ibn Sīnā ihn auch als zusammengesetztes Medikament

169 Laut Lane ist *sakk* ein Parfum, bestehend Moschus (*misk*) und einer Substanz, die *rāmak* genannt wird. *Rāmak* wiederum werde u.a. aus Asche und *Gummi arabicum* hergestellt und häufig mit Moschus vermischt. Lane, *Dictionary* i, 1387 und 1158.

170 Ibn Sīnā, *al-Qānūn* iii, 295.

171 Aḍ-Ḍanāwī, *aš-Šifāʾ* 58.

172 Aḍ-Ḍanāwī, *aš-Šifāʾ*.

(*murakkab*), das sowohl heiß als auch kalt sein kann.[173] Auch die fetthaltigen Brühen passen in die Idee der Antagonisierung des kalten Opiums, da Fett (*šaḥm*) als äußerst heiß und äußerst trocken eingestuft wird.[174] Das heiße Bad gehört selbstverständlich auch in diese Reihe von Maßnahmen und die Anweisung, den mit Opium Vergifteten am Einschlafen zu hindern, ist sehr sinnvoll. Opium, bzw. das darin enthaltende Morphin, sediert sehr stark und führt schließlich, wie auch oben aufgeführt, zu einem tiefen Schlaf. Darunter wird die Atmung immer flacher und setzt schließlich ganz aus, was zum Tod führt. Wozu allerdings die Haare des Betroffenen geschoren werden sollen, bleibt unklar.

Ibn al-Bayṭār empfiehlt ähnliche Maßnahmen und Arzneien: Nach dem Erbrechen sollen Tränke mit Öl und heiße Klistiere (*al-ḥuqan al-ḥārra*) verabreicht werden, dazu Oxymel mit Salz und Honig mit Rosenöl als Heißgetränk (*maġlī*). Lindernde Umschläge mit viel Absinth, Ceylon Zimtbaum mit heißem Essig, Borax in Wasser, Polei-Minze (*fūtanǧ*, bot. *Mentha pulegium*) mit Asche (*ramād*), Raute mit Pfeffer oder mit Henna (*ḥinnāʾ*, bot. *Lawsonia inemis*), Pfeffer, Bibergeil, Oxymel, Thymian und Polei-Minze, alles gekocht, sollen gegen den Juckreiz helfen. Der Betroffene solle wach gehalten werden mit Arzneien, die man an seine Nase bringt (d.h. mit Duftstoffen) und er solle in heißem Wasser gebadet werden bzw. heiße und feuchte Umschläge gegen den Juckreiz erhalten. Nach dem Bad sollen fettige Brühen als Trank und als Umschlag verabreicht werden.[175] Im Vergleich zu Ibn Sīnās Verordnungen unterscheiden sich lediglich die Zusammensetzungen der Arzneien, sie enthalten aber, mit der Ausnahme von Polei-Minze und Henna, die gleichen Inhaltsstoffe. In v. Sontheimers Übersetzung des *al-Ǧāmiʿ* ist an dieser Stelle auch mehrfach von Wein die Rede, der offenbar in dem Text, der seiner Übersetzung zugrunde liegt, empfohlen wird.[176] Die übrigen hier rezipierten Werke enthalten keine Behandlungsanweisungen bei Überdosierung bzw. Vergiftung mit Opium.

3.2.6 Einige Anmerkungen zur Herkunft des Opiums

Wie bereits auf S. 30 geschildert, beschreiben die arabischen Quellen, die sich mit Opium befassen, meist nur sehr knapp, dass es aus Ägypten, genauer aus dem oberägyptischen Asyūṭ, stamme. Diese Angaben müssen noch einmal genauer betrachtet werden.

---

173 Aḍ-Ḍanāwī, *aš-Šifāʾ* 399.

174 Aḍ-Ḍanāwī, *aš-Šifāʾ* 365.

175 Ibn al-Bayṭār, *al-Ǧāmiʿ* i, 62.

176 Ebn Baithar, *Heil- und Nahrungsmittel* i, 65.

Al-ʿUmarī (gest. 749/1349) beschreibt in *Masālik al-abṣār fī mamālik al-amṣār* (*Wege des Blicks in die regionalen Königreiche*) die Besonderheiten Ägyptens und nennt u. a. Melisse (*balasān*, bot. *Melissa officinalis*) als von den Christen sehr geschätztes Heilmittel und auch Opium. Er schreibt, dass es sich beim Opium um den ausgepressten Saft des schwarzen, ägyptischen Mohns handele.[177] Wenn al-ʿUmarī hier von „ausgepresstem Saft" spricht, können wir berücksichtigen, dass er ein Historiograph war, der über Länder und Gegenden berichtet, aber kein professioneller Mediziner oder Pharmazeut.

Al-Qazwīnī schreibt über die Stadt Asyūṭ, dass sie reich an wunderbaren Dingen sei, an Gärten, erstaunlichen Gebäuden, deren Anblick seinesgleichen suche u. a. Außerdem gebe es dort das ägyptische Opium, das von hier aus in das umliegende Land geliefert werde. Es handele sich dabei um den Saft der Blätter des schwarzen Mohns.[178] Die falsche Angabe, Opium würde aus den Blättern der Mohnpflanze hergestellt, ist hier nicht weiter von Bedeutung. Wichtig ist aber, dass auch al-Qazwīnī Opium in Ägypten, genauer in Asyūṭ, verortet. Al-Qazwīnī bezeichnet es speziell als ägyptisches Opium, so wie Ibn Sīnā es tut, differenziert dann aber keine weiteren Arten. Die Angabe, nach der Opium aus den Blättern der Mohnpflanze gewonnen würde, findet sich auch bei al-Yāqūt al-Ḥamawī (gest. 626/1229), der die Produktion in seinem Werk *Muʿǧam al-buldān* (*Lexikon der Länder*) als typisches Merkmal der Stadt Asyūṭ aufführt und den Transport von dort in das umliegende Land erwähnt, ebenso wie al-Qazwīnī.[179]

Al-Maqrīzī zählt in den *Ḫiṭaṭ* unter den Vorzügen Ägyptens (*faḍāʾil Miṣr*) Opium auf. Es sei der Saft der Mohnpflanze, dessen Vorteile aber weitgehend in Vergessenheit geraten seien.[180] Ebenso gehört es für Ibn Taġrībirdī zu den Vorzügen Ägyptens. Er nennt Opium in einem Zug mit Bodenschätzen, Edelsteinen u. ä.[181]

Ibn Abī Uṣaybiʿa (gest.668/1270) erklärt in *ʿUyūn al-anbāʾ* (*Quellen der Nachrichten*), dass Galen (gest. 210) nach Ägypten gereist sei und sich dort Arzneien

177 Al-ʿUmarī, Šihāb ad-Dīn Abū l-ʿAbbās Aḥmad b. Faḍl Allāh, *Masālik al-abṣār fī mamālik al-amṣār*, Hrg. Kāmil Salmān al-Ǧubūrī und Mahdī an-Naǧm, 15 Bd., Beirut: Dār al-kutub al-ʿilmiyya, 2010 iii, 317.

178 Al-Qazwīnī, Abū Yaḥyā Zakariyyā b. Muḥammad b. Maḥmūd, *Āṯār al-bilād wa-aḫbār al-ʿibād*, Beirut: Dār ṣādir, [3]2011, 147.

179 Al-Ḥamawī, Šihāb ad-Dīn Abū ʿAbdallāh Yāqūt b. ʿAbdallāh, *Muʿǧam al-buldān*, 5 Bd., Beirut: Dār ṣādir, 1977, 193.

180 Al-Maqrīzī, *Ḫiṭaṭ* i, 53.

181 Ibn Taġrībirdī, Ǧamāl ad-Dīn Yūsuf b. al-Amīr Sayf ad-Dīn, *an-Nuǧūm az-zāhira fī mulūk Miṣr wa-l-Qāhira*, Hrg. Muḥammad Ḥusayn Šams ad-Dīn, 18 Bd., Beirut: Dār al-kutub al-ʿilmiyya, 1992 i, 55.

angesehen (*naẓara*) habe. Gemeint sein könnte, dass er Arzneimittel studierte. Insbesondere das Opium in Asyūṭ soll er sich „angesehen" haben (*wa-lā siyyamā l-afyūna fī baladi Asyūṭ*).[182]

Hinweise auf weitere Produktions- und Herkunftsstätten aus arabischen Quellen sind mir nicht bekannt. Die hier zitierten Angaben können aber unmöglich vollständig sein. Mohn (bot. *Papaver*) gedeiht nahezu überall auf der Welt und die Opiumproduktion ist schon sehr lange bekannt. Älteste Funde gehen auf Südeuropa um 6000 v. Chr. zurück[183] und der Gebrauch als Nutzpflanze gilt als nachgewiesen. Spätere Spuren finden sich im Sumerischen. Levey nennt als sumerische Bezeichnung für Mohn *UKUSH.RIM* und erläutert, dass die Silbe *UKUSH* offenbar für ellipsenartige Formen genutzt wurde, hier also evtl. für die Mohnsamen. Dougherty identifizierte 1927 die Lesung *HUL.GIL* als sumerische Bezeichnung für Opium, was als *Pflanze, die Freude bringt* übersetzt werden kann.[184] Levey nennt auch eine akkadische Entsprechung: *ir-ru-u*.[185] Sumerisch geht auf das 4. Jt. v. Chr. zurück, Akkadisch auf das 3. Jt. und beide Sprachen wurden in Mesopotamien gesprochen.[186] Diese Lesungen und Interpretationen werden, ähnlich wie in der Ägyptologie, diskutiert. Auch im pharaonischen Ägypten war Opium bekannt und im Gebrauch. Gabra schreibt, es sei zwar nicht ägyptischen Ursprungs, aber zu unbekannter Zeit dorthin gebracht worden.[187] Lüring, so schreibt er weiter, habe bereits 1888 die Lesung *shepen* als altägyptischen Namen für die Mohnpflanze vorgeschlagen.[188] Funde von Gefäßen in Ägypten, die Opium enthalten haben sollen, sind in der Ägyptologie umstritten. Koschel schreibt dazu u. a.:

> Because it is very likely that the juglet investigated here was found in Egypt we have to assume that at 1600–1450 B.C. Opium in some preparation was also known in Egypt.[189]

182 Ibn Abī Uṣaybiʿa, Aḥmad b. al-Qāsim, *ʿUyūn al-anbāʾ fī ṭabaqāt al-aṭibbāʾ*, Übers. August Müller (aṭ-Ṭibb al-islāmī 1), Frankfurt: Universität Frankfurt, 1995, 82.

183 Museum der Kulturen, *Opium* 24.

184 Saunders, *The Poppy* 9.

185 Levey, *Pharmacology* 2. *Ir-ru-u* ist die akkadische Schreibung für das ebenfalls sumerische *irrū*. Vgl. hierzu Saunders, *The Poppy* 11.

186 Zólyomi, Gábor, „Sumerisch", in Michael Streck (Hrg.), *Sprachen des alten Orients* (2006) 11–43, 12 und Streck, Michael, „Akkadisch" in Michael Streck (Hrg.), *Sprachen des alten Orients* (2006) 44–79, 44.

187 Gabra, Saber, „Papaver Species and Opium through the Ages," in *Bulletin de l'Institut d'Égypte 37* (1956), 9–56, 40.

188 Gabra, *Papaver* 48.

189 Koschel, Klaus, „Opium Alkaloids in a Cypriote Base Ring I Vessel (Bilbil) of the Middle

Der Krug, um den es geht, soll aus Zypern importiertes Opium enthalten haben.[190] Zypern wird, neben dem Großraum Mesopotamien, ebenfalls mit Opium in Verbindung gebracht – offenbar als Ort, von dem es nach Ägypten gebracht wurde. Es muss also schon sehr früh ein begehrtes Handelsgut gewesen sein.

Der gesamte Verlauf und die Wendungen, die die Diskussionen innerhalb der Ägyptologie und der altorientalischen Philologie nehmen, sind im Rahmen dieser islamwissenschaftlichen Arbeit nicht näher zu beleuchten. Spätestens aus koptischen medizinischen Papyri ist aber das aus dem Griechischen entlehnte Wort *Opion* (Opium) bekannt.[191] Die koptische Schrift (altgriechische Buchstaben zur Wiedergabe der letzten Sprachform der altägyptischen Sprache) ist ab dem 2. Jh. n. Chr. belegt,[192] und hier ist Opium dann durch die altgriechischen Buchstaben eindeutig zu identifizieren. Zu Beginn der arabischen Epoche Ägyptens (ab 21/642) war Opium also lange bekannt und im Gebrauch. Es wurde offenbar zunächst von anderen Orten ins Land gebracht und Berichte darüber, wie und wann es in Ägypten kultiviert und Asyūṭ zum primären Zentrum für Produktion und Verkauf wurde, fehlen bislang. Ibn Abī Uṣaybiʿas Angabe über Galen (s. S. 41) macht diese Entwicklung für einen zum Beginn der islamischen Epoche Ägyptens frühen Zeitraum greifbar. Allerdings ist sein Bericht über den griechischen Arzt und dessen Kontakt zum Opium in Ägypten nur schwer verifizierbar.

Wahrscheinlich handelt es sich bei Angaben wie den oben genannten zu einem großen Teil um tradiertes Wissen. Inhalte wie die Nutzpflanze Opium und die Geschichte ihrer Kultivierung, die für die Werke der arabischen Historiographen oder für die *faḍāʾil*-Literatur nicht von zentraler Bedeutung waren, erforschten die Autoren sicher nicht im Einzelnen selbst. Hierfür haben sie wahrscheinlich auf Bekanntes zurückgegriffen und sich Dinge berichten lassen. Asyūṭ mag auf diese Weise zum Inbegriff der Opiumproduktion geworden sein. Weitere Beispiele für einen laienhaften Umgang mit wissenschaftlichen Inhalten wurden bereits oben genannt. Die Behauptungen, Opium sei der ausgepresste Saft der Mohnpflanze, oder dass der Saft aus ihren Blättern gepresst würde, gehören dazu. Dieses Wissen war im Umlauf und wurde so auch niedergeschrieben – und es galt nicht nur als Wissen, es war das Wissen der Zeit.

Bronze Age from Egypt", in *Ägypten und Levante. Internationale Zeitschrift für ägyptische Archäologie und deren Nachbargebiete* vi (1996), 159–166, 161.

190 Koschel, *Opium Alkaloids* 159.

191 Gabra, *Papaver* 50.

192 Lambdin, Thomas, *Introduction to Sahidic Coptic*, Macon: Mercer University Press, 2000, vii.

Die fachliche Meinung, das beste Opium komme aus Ägypten bzw. aus Asyūṭ, wie sie die großen Pharmazeuten Ibn al-Bayṭār und al-Bīrūnī vertreten, hat sicher zu der Entwicklung beigetragen. Sollte die Qualität des dortigen Opiums tatsächlich so hochgeschätzt worden sein wie oben beschrieben, dann ist auch denkbar, dass es über Handelsrouten exportiert wurde und am Markt eine Zeit lang den Vorzug vor anderen Opiumsorten genoss. Asyūṭ (altägyptisch *Sawtj*, koptisch *Syowt*, griechisch *Lykopolis*) war bekannt als Handelsmetropole und Ort für erstklassige landwirtschaftliche Produkte. Dazu zählten Mais, Datteln und besonders große Quitten.[193] Der einzige Ort zur Herstellung von Opium war Asyūṭ aber sicher nicht. In Buckleys Edition von aš-Šayzarīs *ḥisba*-Handbuch wird in einer Fußnote erwähnt, dass zur Zeit aš-Šayzarīs (6./12. Jh.) das beste Opium aus Abū Tīǧ in Oberägypten gekommen sei.[194] Buckley bezieht sich dabei auf eine Angabe bei Maimonides (jüdischer Philosoph, Rechtsgelehrter und Arzt, gest. 601/1204). Die Stadt Abū Tīǧ liegt im Gouvernement Asyūṭ. Irgendwann zwischen 1600 v. Chr. (zu dieser Zeit wurde Opium wohl noch aus Zypern importiert; s. o.) und 1600 n. Chr., als Indien unter den Mogul-Herrschern einer der Hauptexporteure geworden war,[195] hat Asyūṭ also eine Rolle in der Produktion von und dem Handel mit Opium gespielt. Ab wann genau und auf welchen Wegen die Mohnpflanze innerhalb dieses Zeitraums in Ägypten kultiviert wurde und warum ausgerechnet in Asyūṭ, ist zum jetzigen Zeitpunkt nicht bekannt. Ebenso wenig ist klar, wann und warum diese Rolle endete und wie bedeutend sie tatsächlich war. In anderen, nicht arabischen Quellen zum Thema Opium kommt Asyūṭ nicht vor und es wird folglich auch nicht als zentral in der Geschichte des Opiums wahrgenommen.[196] Weiterführende Arbeiten hierzu gibt es noch nicht und sie würden auch durch die Tatsache erschwert, dass es keine bisher bekannte Literatur, weder Primärnoch Sekundär-, gibt, die belastbare Schlüsse zuließe. Ebenso ist kaum auswertbares Material vorhanden, eine umfangreiche Stadtgeschichte schreiben zu können.[197] Die Fragen müssen, zumindest vorerst, unbeantwortet bleiben.

3.3 *Bilsenkraut*

Auch Bilsenkraut (*banǧ*, bot. *Hyoscyamus*) wurde, trotz der Gefahren, die bei der Einnahme zu berücksichtigen sind, in der Medizin genutzt. Es fand allerdings deutlich weniger Anwendung als Opium. Bilsenkraut wird in den medizi-

193 Becker, Carl Heinrich, „Asyūṭ“, in *EI*², i (2007), 728–729, 728.
194 Buckley, *Market Inspector* 65.
195 Museum der Kulturen, *Opium* 29.
196 Museum der Kulturen, *Opium* 24.
197 Becker, *Asyūṭ* 728.

nischen und pharmazeutischen Werken nach weißem, schwarzem und rotem unterschieden. Von den 424 Rezepturen in Ibn at-Tilmīḏs *al-Aqrābāḏīn* enthalten nur sieben Bilsenkraut (1,65 %). Hier wird nicht näher definiert, um welche Art es sich dabei handelt. Lediglich für eine Rezeptur wird explizit weißes Bilsenkraut (*banǧ abyaḍ*, bot. *Hyoscyamus albus*) angegeben. Für die übrigen Rezepturen war wohl ebenfalls weißes zu verwenden, denn Ibn Sīnā schreibt in seinem Kapitel über die Arzneimittelbestandteile, dass das Weiße das gesündeste sei und deshalb in der Medizin genutzt würde.[198] Diese Angabe findet sich auch bei Ibn al-Bayṭār.[199] Für die Verwendung als Rauschmittel ist wohl – wenn es auch nicht so bezeichnet wird – schwarzes Bilsenkraut (bot. *Hyoscyamus niger*) anzunehmen.[200]

3.3.1 Merkmale, Eigenschaften und Herkunft

Im Kapitel über Opium wurde gezeigt, dass es aus den Samen des schwarzen Mohns hergestellt wird. Die übrigen Mohnarten und ihre Unterscheidung waren dementsprechend nicht von großer Bedeutung. Geht es um Opium, ist das fertige Produkt gemeint, das nur aus einer Art hergestellt werden kann, da die Samen der anderen Arten kein Morphin enthalten. Dennoch gab es unterschiedliche Angaben dazu, aus welcher Mohnsorte Opium zu gewinnen sei (s. S. 30). Beim Bilsenkraut wird von Anfang an genau unterschieden. Sowohl Ibn Sīnā als auch Ibn al-Bayṭār zählen zunächst die Arten auf. Ibn Sīnā schreibt knapp:

> Das minderwertigste (*arda'uhu*) und schlechteste (*aḫbaṯuhu*) davon ist das schwarze, dann das rote und das weiße ist das Gesündeste (*aslam*). Dieses wird verwendet, die beiden anderen werden nicht genutzt. Die Blüte des schwarzen ist purpurn (*urǧuwān*), die des roten gelb und die des weißen ist weiß oder gelblich. Im Gebrauch ist sie [die weiße] ölig feucht.[201]

Ibn al-Bayṭār erläutert nach Dioscorides deutlich genauer:

> … Es gibt drei Arten von ihr [der Pflanze]: Zu ihnen gehört die, die eine Blüte hat, deren Farbe dem Purpur (*firfīr*) nahekommt. Die Blätter ähneln

---

198 Aḍ-Ḍanāwī, *aš-Šifā'* 88.
199 Ibn al-Bayṭār, *al-Ǧāmi'* i, 160.
200 Storl, Wolf-Dieter, *Götterpflanze Bilsenkraut*, (Die Nachtschattengewächse – Eine faszinierende Pflanzenfamilie 1), Nördlingen: Nachtschatten Verlag, 2002.
201 Aḍ-Ḍanāwī, *aš-Šifā'* 88.

> denen der Pflanze, die Stechwinde (*ʿayn al-lūbiyā*, bot. *Smilax*) genannt wird. Die Blätter[202] sind schwarz und ihre Blüte gleicht im Aufbau der der Granatapfelknospe (*ǧullanār*, bot. *Punica granatum*). Zu ihnen gehört auch die Art, deren Blüte die Farbe hat, die der Farbe der Apfelblüte (*zahr at-tuffāḥ*) gleicht, ihre Blätter und Blüten sind weicher als Blätter und Fasern der ersten Art. Ihre Samen haben eine Farbe, die ins Rote geht, sie gleichen den Samen der Pflanze, die Schöterich (*arūsmar*, bot. *Erysimum*) genannt wird und auch *at-tūḏarī* heißt. Diese beiden Arten erzeugen Wahnsinn (*yuǧanninān*) und betäuben (*yasbutān*), sie sind schlecht (*radīʾān*) und in ihnen liegt kein Nutzen für die Medizin. Was die dritte Art betrifft, so hat sie einen Nutzen in der Medizin. Sie ist von milderer Kraft und fühlt sich geschmeidiger an. Sie besitzt eine Feuchtigkeit, die an der Hand klebt. Auf ihr ist etwas [wie] von Staub und von Wolle und sie hat eine weiße Blüte und weiße Samen und sie wächst in der Nähe des Wassers und auf zerfallenen Gebäuden. Falls keine [Pflanze] von dieser Art vorhanden ist, benutzt man stattdessen die Art, deren Samen rot sind. Was die Art angeht, deren Samen schwarz sind, so muss man von ihr lassen, da sie aufzehrend (*šarihan*)[203] ist.[204]

Die Erläuterungen unterscheiden sich im arabischen Text zwar in ihrer Ausführlichkeit, sind aber inhaltlich gleich: Rotes, weißes und schwarzes seien die zu differenzierenden Arten, vor der schwarzen wird ausdrücklich gewarnt. Sie sei die, die wahnsinnig mache und betäube (also ein potentes Rauschmittel), ebenso die rote. Die rote sei jedoch bekömmlicher und nur die weiße Art werde in der Medizin genutzt. Ibn Sīnā schreibt allerdings nach seiner Warnung, das schwarze grundsätzlich zu meiden (*wa-yaǧtanibu l-aswada dāʾiman*)[205], dass es, wenn der Saft der Zweige genutzt würde, ein Austauschpräparat (*badal*) für Opium sei. Gemeint ist wahrscheinlich, dass es ähnliche Wirkung und Potenz hat wie Opium. Warum es dann nicht auch gleichwertig verwendet werden soll,

---

202 V. Sontheimer übersetzt hier *Samen*. U.U. liegt ein Fehler in der Edition des arabischen Textes vor. Keine *Hyoscyamus*-Art hat schwarze Blätter, es ist also anzunehmen, dass die Samen der Pflanze gemeint sind. Vgl. hierzu Ebn Baithar, *Heil- und Nahrungsmittel* i, 175, sowie Ibn al-Bayṭār, *al-Ǧāmiʿ* i, 160.

203 V. Sontheimer übersetzt *verderblich*. *Šariha* bezeichnet nach Lane jemanden, der von einem vehementen Verlangen oder von Geiz überkommen wird. Daher passt m.E. *aufzehrend* ganz gut im Sinne von *den Körper* [*desjenigen, der davon zu sich nimmt*] *aufzehrend*. Vgl. hierzu Lane, *Dictionary* i, 1544.

204 Ibn al-Bayṭār, *al-Ǧāmiʿ* i, 160.

205 Aḍ-Ḍanāwī, *aš-Šifāʾ* 88.

lässt er offen.[206] Ibn al-Bayṭār zitiert Dioskurides und Galen, Ibn Sīnā nennt keine Quelle. Es gab also offenbar keine unterschiedlichen wissenschaftlichen Traditionen, wie es beim Opium teilweise der Fall war. Al-Bīrūnī weicht nur leicht von diesen Beschreibungen ab, indem er zwei Arten nennt, nämlich die schwarze mit einer purpurnen Blüte und die weiße mit einer gelben Blüte. Über die schwarze schreibt er, dass sie keinerlei Nutzen habe.[207] Er erwähnt keine rote Art, seine Schilderungen bieten aber, davon abgesehen, keine anderen Erkenntnisse als die von Ibn al-Bayṭār und Ibn Sīnā.

Zur Beschreibung der Pflanze zitiert al-Bīrūnī, wie auch Ibn al-Bayṭār, Dioskurides: Sie habe dicke, mit Haaren besetzte Zweige, an denen nebeneinander die Fruchtkapseln liegen. Diese gleichen in ihrer Gestalt den Knospen des Granatapfelbaums. Die Kapseln enthalten mohnartige Samen und seien mit einem schildähnlichen Deckel verschlossen. Im arabischen Text des *al-Ǧāmiʿ* und bei al-Bīrūnī wird noch ergänzt, dass die Blätter der Pflanze lang, breit und rau seien. Dieses Stück fehlt in v. Sontheimers Übersetzung des *al-Ǧāmiʿ*.[208] Ibn Sīnā bietet keine über die Beschreibung der Blüten hinausgehenden Informationen zur Pflanze an, was nicht verwundert, da er sich als Mediziner auf Anwendungsweise, Dosierung, Vergiftung u. ä. konzentrierte. Die richtige Pflanze zu identifizieren und korrekt zu verarbeiten war sicher Sache des Arzneimittelherstellers. In al-Qazwīnīs *Kitāb ʿAǧāʾib al-maḫlūqāt* fehlt das Bilsenkraut ganz. Dort wird es weder unter dem Lemma *banǧ*, noch unter *šīkarān* aufgeführt, was angesichts der detaillierten und umfassenden Beschreibungen, die al-Qazwīnī zusammengetragen hat, erstaunlich ist. Bilsenkraut hat zwar in der Medizin wenig Anwendung gefunden, war aber, wie noch gezeigt wird, in Anekdoten und Erzählungen und im Gebrauch als Rauschmittel im Alltag gegenwärtig und bekannt.

Neben *banǧ* und *šīkarān* wurden keine weiteren arabischen Bezeichnungen für Bilsenkraut verwandt. Ibn al-Bayṭār differenziert, *šīkarān* heiße die Pflanze auf Arabisch, was nahelegt, dass das arabische *banǧ* vom persischen *bang* stammt und übernommen wurde. Das bestätigen die Lexikographen. Al-Muṭarrizī (gest. 7./13. Jh.) schreibt in seinem Wörterbuch *al-Muġrib fī tartīb al-maʿrib* (*Das Weitgehende in der Auflistung der arabisierten Wörter*), *banǧ* sei die arabisierte (*taʿrīb*) Form von *bank*.[209] Al-Ḫalīl b. Aḥmad (2./8. Jh.) erwähnt es in

206 Aḍ-Ḍanāwī, *aš-Šifāʾ* 88.

207 Said, *Materia Medica* 77.

208 Said, *Materia Medica* 77 und Ibn al-Bayṭār, *al-Ǧāmiʿ* i, 160.

209 Al-Muṭarrizī, Abū l-Fatḥ Nāṣir ad-Dīn, *al-Muġrib fī tartīb al-maʿrib*, Hrg. Maḥmūd Fāḫūrī ʿAbd al-Ḥamīd Muḫtār, 2 Bd., Aleppo: Maktaba Usāma b. Zaid, 1979 i, 87. Das zugrunde liegende persische Wort ist eigentlich *bang* mit *gāf*.

seinem Werk *Kitāb al-ʿAyn murattab ʿalā ḥurūf al-muʿǧam* (*Buch des* ʿayn, *sortiert nach den Buchstaben des Wörterbuchs*) nur knapp: „*Banǧ; al-banǧ:* gehört zu den Arzneien, arabisiert (*muʿarrab*)".[210] In Dioskurides' viertem Buch, so Ibn al-Bayṭār, heiße es *īšfarāmuš*, wie er in arabischer Schrift notiert. Da ich dieses Wort nirgends sonst finden konnte, ist davon auszugehen, dass es sich um Ibn al-Bayṭārs Wiedergabe des lateinischen *Hyoscyamus* handelt.[211] Al-Bīrūnī transkribiert auf Arabisch *hiyūsaqāmūs* und gibt an, es handele sich um ein lateinisches Wort. Wie schon zu Opium, hat er auch hier die meisten fremdsprachlichen Entsprechungen zusammengetragen. Dabei hat er allerdings einen Fehler gemacht: Im Syrischen heiße Bilsenkraut *zaraʿ saḫrunā* und auf Hindi *hātūrā*, auf Persisch *ǧawz māṯil* und auf Sindī *ḏatūrā*. *Ǧawz māṯil*, so al-Bīrūnī, sei eine falsche Bezeichnung, weil damit eigentlich der Stechapfel (bot. *Datura*) bezeichnet werde.[212] Hier ist eine Verwechslung durchaus möglich. Sowohl Stechapfel als auch Bilsenkraut gehören zur Gruppe der Nachtschattengewächse. Diese Gattungseinteilungen sind zwar spätere europäische Kategorien, aber beide Pflanzen haben aufgrund ihrer Eigenschaften sicherlich ähnliche Anwendung gefunden und beide sind giftig. Insbesondere durch Laien wurden die Bezeichnungen in der Alltagssprache wahrscheinlich nicht sauber differenziert. Darüber hinaus kam es bestimmt auch zu Verwechslungen in der Anwendung. Da *ǧawz māṯil* tatsächlich Stechapfel heißt, sind al-Bīrūnīs Ausführungen bis hierher stimmig. Es fällt allerdings auf, dass die lateinische Bezeichnung *Datura* (Stechapfel) und die Angaben auf Hindi, *hātūrā*, und auf Sindī, *ḏatūrā*, offensichtlich dasselbe Wort wiedergeben. Somit sind sie die Entsprechungen von Stechapfel (*ǧawz māṯil*, lat. *Datura*) und nicht von Bilsenkraut und von al-Bīrūnī ebenfalls verwechselt worden.

Zum Vorkommen von Bilsenkraut macht keiner der rezipierten Autoren eine Angabe. Es gehört zu den weit verbreiteten Pflanzen und ist schon für einen sehr frühen Zeitraum nachweisbar. Bilsenkraut sei im Neolithikum (6000–5000 v. Chr.) von den sesshaft werdenden Bauern aus dem östlichen Mittel-

210 Al-Ḫalīl b. Aḥmad al-Farāhīdī, *Kitāb al-ʿAyn murtaban ʿalā ḥurūf al-muʿǧam*, Hrg. ʿAbd al-Ḥamīd Hindāwī, 4 Bd., Beirut: Dār al-kutub al-ʿilmiyya, 2003 i, 164.

211 Demnach würde das initiale *Hyo-* zu einem *ī-* kontrahiert, das folgende *-scya-* mit *-šfarā-* umschrieben und das auslautende *-mus* als *-muš* interpretiert. Die Wiedergabe von *Hyoscyamus* als *īšfarāmuš* folgt ähnlichen Lautverschiebungen wie *Opion*>*afyūn* und *bang*>*banǧ*. Vgl.: Ibn al-Bayṭār, *al-Ǧāmiʿ* i, 160. S. hierzu auch Dietrich, Albert, *Dioscurides triumphans. Ein anonymer arabischer Kommentar zur Materia medica*, 2 Bd. (Abhandlungen der Akademie der Wissenschaften in Göttingen, Philologisch-historische Klasse 172–173) Göttingen: Vandenhoek und Ruprecht, 1988 iv, 61.

212 Said, *Materia Medica* 77.

meerraum nach Europa gebracht worden.[213] Storl schreibt, der Name *Bilsenkraut* gehe auf das altindogermanische Wort **bhel* zurück, das *weiß, glänzend* u. ä. bedeute.[214] Außerdem schreibt er ihm eine „gewaltige Vermehrungskraft"[215] zu. Die sprachtheoretischen Angaben sind schwer nachzuprüfen, v. a. weil Storl keine Quelle dafür kenntlich macht. Fest steht aber, dass es sich um eine sehr alte Pflanzenart mit sehr großer Verbreitung handelt. Das bedeutet für die Praxis, dass sie überall wächst, an Wegrändern, auf Abfallhaufen und rund um Siedlungen, wie Storl schreibt.[216] Ähnliches schreibt auch Ibn al-Bayṭār (s. S. 54). Es war jedermann möglich, sie zu finden. Man benötigte dafür keine Herkunftsangaben, sondern musste lediglich Blumen pflücken gehen – und man musste in der Lage sein, die richtige Pflanze unter all den Arten zu erkennen.

Hinweise auf eine gängige Praxis der Verfälschung von Bilsenkraut werden in den Quellen nicht gegeben. Da es, wie oben erläutert, nahezu überall wächst, hätte sich das wahrscheinlich auch nicht gelohnt. Ware zu verfälschen, die jeder überall finden kann und die keiner vorherigen Produktion bedarf, d. h. die so, wie sie gefunden wird, genutzt werden kann, hätte sicherlich wenig Profit versprochen.

Gemäß den Grundsätzen der Humoralpathologie bezeichnet Ibn Sīnā schwarzes Bilsenkraut im *al-Qānūn* als kalt und trocken im äußersten dritten Grad, das weiße im ersten.[217] Ibn al-Bayṭār klassifiziert das weiße, nach Galen, als im dritten Grad kalt.[218] Wie schon beim Opium dargestellt (s. S. 35), zeigt sich hier erneut, dass die Gradeinteilungen offenbar variierten und sich immer wieder Unterschiede in der Einstufung ergaben. Bilsenkraut wird zwar einheitlich als kalt bezeichnet, jedoch unterschiedlichen Kältegraden zugeordnet.

3.3.2 Gewinnung, Herstellung, Verarbeitung

Anders als beim Opium, das zunächst als eigener Stoff aus dem Harz der Mohnpflanze hergestellt werden musste (s. S. 38) um dann weiter verarbeitet zu werden, wurde das Bilsenkraut direkt als Bestandteil von Arzneien benutzt. Meist wurde der Saft aus Blüte, Blättern und Zweigen gepresst. Ibn al-Bayṭār schreibt nach Dioskurides, man solle die Frucht (*aṯ-ṯamar*, d. h. die Blüte), die Blätter und die Zweige, alles frisch (*raṭba*), zerstoßen (*yaduqqu*) und den dabei austretenden Saft anschließend in der Sonne trocknen. Das Endprodukt dürfe nur ein

213 Storl, *Bilsenkraut* 9.
214 Storl, *Bilsenkraut* 22.
215 Storl, *Bilsenkraut* 10.
216 Storl, *Bilsenkraut* 8.
217 Aḍ-Ḍanāwī, *aš-Šifāʾ* 88.
218 Ibn al-Bayṭār, *al-Ǧāmiʿ* i, 161.

Jahr verwendet werden, da es schnell verderbe. Hier wird ein seltener Einblick in das Apothekerhandwerk gegeben: eine Haltbarkeitsspanne von einem Jahr scheint für ein pflanzliches Produkt in einer Zeit, in der nur wenige Konservierungsstoffe bekannt waren, lang. Dennoch wird extra darauf aufmerksam gemacht, dass dieses Produkt schnell verdirbt (*wa-innamā tastaʿmilu naḥwa sanatin faqaṭ li-surʿati l-ʿufūnati ilayhā*: „Benutze es nur ungefähr ein Jahr aufgrund der Schnelligkeit der Fäulnis, der es unterliegt."[219]).[220] Saft wird ausgezogen, indem beim Zerstoßen Wasser zugegeben und anschließend abgegossen wird, wobei die festen Rückstände ausgesiebt werden. Neben dem so gewonnenen Harz, für dessen Produktion die gesamte Pflanze verwertet wurde, gab es auch noch eine speziellere Variante: Ibn al-Bayṭār empfiehlt, die einzelnen trockenen Samen zu zerstoßen und dabei heißes Wasser über sie zu geben, um den Saft herauszuziehen. Dieser sei besser als das Harz der gesamten Pflanze und habe eine stärkere Wirkung. Außerdem könne man die zerstoßene Pflanze mit Weizenmehl (*daqīq al-ḥinṭa*) vermischt zu Pastillen (*aqrāṣ*) formen, die aufbewahrt würden. Ob diese dann schon ein fertiges Arzneimittel sind oder für weitere Verarbeitung gelagert werden können, lässt Ibn al-Bayṭār offen. Darüber hinaus zählt er noch Anwendungsmöglichkeiten für Blätter und Samen des Bilsenkrauts auf, die jeweils in Trägerlösungen gemischt oder in Umschlägen genutzt werden sollten. Neben dem Saft der Pflanze, entweder aus Blüten, Blättern und Zweigen gepresst oder aus den Samen ausgezogen, und Blättern und Samen selbst wird außerdem noch an einer Stelle das Kochen der Wurzel erwähnt.[221] Al-Bīrūnī listet lediglich ein paar Möglichkeiten auf, die gekochten Blätter und die Samen zu verwenden. Außerdem schreibt er von Umschlägen und Tränken, ohne jedoch zu beschreiben, aus welchem Teil der Pflanze diese herzustellen seien, sowie von Lösungen, die aus den Blättern und Samen bestehen. Auch hier bleibt offen, wie sie herzustellen sind. Ein weiteres Produkt des Bilsenkrauts erwähnt er, das auch bei Ibn al-Bayṭār vorkommt: *duhn al-banǧ* also Öl aus Bilsenkraut.[222] V. Sontheimer, der in seiner Übersetzung des *al-Ǧāmiʿ* sämtliche arabische Namen um ihre lateinische Entsprechung ergänzt, übersetzt es konsequent mit *Oleum hyoscyami*. Bei ihm findet sich aber darüber hinaus auch Ibn al-Bayṭārs Beschreibung der Herstellung von *banǧ*-Öl, die al-Bīrūnī nicht erläutert. Vorausgesetzt, beide meinen das gleiche Produkt, so wird es – Ibn al-Bayṭār zitiert hier Dioskurides – aus den frischen und trockenen Samen des weißen Bilsenkrauts hergestellt. Diese werden zerstoßen,

219 Ibn al-Bayṭār, *al-Ǧāmiʿ* i, 160.
220 Ibn al-Bayṭār, *al-Ǧāmiʿ* i, 160.
221 Ibn al-Bayṭār, *al-Ǧāmiʿ* i, 160.
222 Said, *Materia Medica* 77.

mit heißem Wasser[223] verrieben und anschließend in der Sonne getrocknet. Die getrockneten Samen werden mit noch nicht verarbeiteten vermischt und verrieben und dieser Vorgang wird so lange wiederholt, bis eine schwarze, weiche Masse entsteht.[224] Diese Beschreibung ähnelt der weniger detailreichen unter dem Eintrag *banǧ*, in dem ebenfalls geschildert wird, dass die Samen mit Wasser verrieben werden sollen (s. o.). Wahrscheinlich hat *banǧ*-Öl so häufig Anwendung gefunden, dass es als eigenständiges Arzneimittel bekannt war und dementsprechend eines eigenen Eintrags an anderer Stelle, unter den Ölen, bedurfte.

3.3.3 Nutzung in der Medizin

Ibn Sīnā bezeichnet Bilsenkraut als Betäubungsmittel (*muḫaddir*), das außerdem den Blutfluss stoppe (*yaqṭaʿu n-nazfa*) und durch seine Art, anhaltende Schmerzen zu stillen (*yusakkin*), Linderung bringe.[225] Ebenso charakterisiert es auch al-Bīrūnī.[226] Ibn al-Bayṭār kategorisiert es nicht, liefert aber die meisten Anwendungsmöglichkeiten in Beispielen. Hierzu zitiert er zunächst Dioskurides: der Saft der Blätter, Zweige und Samen des Bilsenkrauts, oder auch nur der Samen, werde für Arzneien verwandt, die Augenschmerzen stillen und seien dort vorteilhaft. Außerdem beuge es scharfen Flüssigkeiten vor, die gegen die Augen fließen (*wa-qad yuwāfiqu sayalāna r-ruṭūbati l-ḥāddati s-sāʾilati ilayhā*)[227] und nutze gegen Schmerzen der Ohren und der Gebärmutter. Wird Bilsenkraut mit Mehl bzw. Weizen- oder Gerstenbrei (*sawīq*) vermischt, helfe es bei heißen Geschwüren (*al-awrām al-ḥārra*) der Augen, der Füße und bei allen anderen heißen Geschwüren. Dieser Effekt sei ebenfalls mit den Samen zu erzielen. Es helfe auch gegen Husten (*as-suʿāl*) und Katarrh (*an-nazla*, im heutigen Sprachgebrauch *Erkältungsbeschwerden der oberen Atemwege*) und an dieser Stelle werden ein weiteres Mal die Flüssigkeiten genannt, die gegen die Augen fließen.[228] Es könnte sich hierbei um Schwellungen durch Einlagerung von Flüssigkeit (Ödeme) handeln. Dafür kann eine Reihe von Gründen infrage kommen, wie z. B. Erkältungen, Infektionen etc. Da Bilsenkraut den Blutfluss

223 V. Sontheimer schreibt *mit warmem Wasser*, im arabischen Text steht *bi-māʾ ḥārr* also *mit heißem Wasser*. Vgl. hierzu Ebn Baithar, *Heil- und Nahrungsmittel* i, 452. sowie Ibn al-Bayṭār, *al-Ǧāmiʿ* i, 399.

224 Ibn al-Bayṭār, *al-Ǧāmiʿ* i, 399.

225 Aḍ-Ḍanāwī, *aš-Šifāʾ* 88.

226 Said, *Materia Medica* 77.

227 Ibn al-Bayṭār, *al-Ǧāmiʿ* i, 161. V. Sontheimer übersetzt „Dieser Saft ist auch beim Andrang scharfer Flüssigkeiten, welche gegen die Augen strömen, passend …“ Ebn Baithar, *Heil- und Nahrungsmittel* i, 176.

228 Ibn al-Bayṭār, *al-Ǧāmiʿ* i, 161.

stoppen soll und Ödeme abschwellen lässt, hat es offenbar eine adstringierende (zusammenziehende) Wirkung. Vergiftungssymptome wie Durst, Kopfschmerz und Atemnot (auf die Vergiftung wird unter 3.1. noch genauer eingegangen) deuten ebenso darauf hin. Die Funktionsweise, die zum Stoppen von Blutfluss oder zum Abschwellen von Ödemen führt, entspricht in etwa der, die in einigen modernen Nasensprays wirkt.

Auch Ibn al-Bayṭār nennt, wie Ibn Sīnā, die blutstillende Wirkung und empfiehlt Rezepturen. Man solle das Bilsenkraut in einem *māliqrāṭun* genannten Getränk zusammen mit Mohnsamen einnehmen. So verabreicht stille es Blutungen der Gebärmutter und des übrigen Körpers. Ibn an-Nafīs führt im *al-Mūǧaz fī ṭ-ṭibb* aus, dass zum Stillen von Nasenbluten kalte Arzneien zu verwenden seien, so wie Bilsenkraut, Kampfer (*kāfūr*, bot. *Cinnamomum camphora*) u.a.[229] Auch gegen Fieber helfen die Blätter, eingenommen mit Wein (*aš-šarāb*), und zwar gegen Fieber, das mit Hitze und Kälte einhergehe und *Epialas*[230] genannt werde. Gegen Zahnschmerzen helfe es, die Wurzel des weißen Bilsenkrauts zu kochen und dann mit dem Sud den Mund auszuspülen. Isḥāq b. ʿImrān (4./10. Jh.) wird von Ibn al-Bayṭār mit noch einer weiteren Arznei gegen Zahnschmerzen zitiert: Samen des Bilsenkrauts zerstoßen (*saḥaqa*) und mit dem Harz der Zeder (*arz*, bot. *Cedrus libani*) verkneten, damit die zerfressenen und löchrigen Backenzähne (*al-aḍrās*) und Zähne (*al-asnān*) stopfen. Das helfe gegen die Schmerzen.[231] Ibn Sīnā empfiehlt Bilsenkraut mit Essig (*ḫall*) und Rosenöl (*duhn al-ward*) gegen Zahnschmerzen. Außerdem helfe Bilsenkraut, wenn man es mit Honigwasser trinke, gegen Gicht (*an-niqris*, med. *Hyperurikämie*). Auch aufgetragen sei es wirksam gegen Gicht. Ebenfalls zur inneren Anwendung empfiehlt Ibn Sīnā, das gekochte Blatt des Bilsenkrauts zusammen mit dessen Öl (*duhn al-banǧ*) ins Ohr zu tropfen, um dort Schmerzen zu bekämpfen. In der äußeren Anwendung helfe es gegen Augenschmerzen, wenn man den Saft der Blätter oder der Samen auf das Auge streicht. Auf die Stirn aufgetragen verhindere es dort Schaden.[232]

229 Ibn an-Nafīs, *al-Mūǧaz* 176.

230 Ibn al-Bayṭār notiert auf Arabisch *anqiyālūs*. Ibn al-Bayṭār, *al-Ǧāmiʿ* i, 161. Ein *Fieber, dass mit Hitze und Kälte einhergeht* könnte auf Schüttelfrost hindeuten. Dabei friert der Patient zunächst (*Kälte*) und durch die Muskelaktion des einsetzenden Zitterns produziert er Wärme und überhitzt schließlich, d.h. er bekommt Fieber (*Wärme*). Anton de Haen beschreibt in seinem 1763 erschienenen Werk *Von den Fiebern* das *Epialas* des Hippokrates als mit Schauer und Kälte einhergehend. Vgl. hierzu: De Haen, Anton, *Von den Fiebern*, Kopenhagen: Verlag der Mummischen Buchhandlung, 1763, 12, sowie Dietrich, *Dioscurides* iv, 68.

231 Ibn al-Bayṭār, *al-Ǧāmiʿ* i, 161.

232 Aḍ-Ḍanāwī, *aš-Šifāʾ* 88.

Rezepturen zur äußeren Anwendung kommen bei Ibn al-Bayṭār ebenfalls vor: Umschläge aus fein zerstoßenen Samen mit Wein (*šarāb*) gegen Gicht (*an-niqris*), geschwollene Hoden (*al-ḫuṣā l-wārima*) und Entzündungen bzw. Schwellungen der weiblichen Brust im Wochenbett (*aṯ-ṯady l-wārima fī n-nifās*). Aus den Blättern der Pflanze hergestellte Pastillen (*aqrāṣ*), allein genutzt oder mit Brei (*sawīq*) vermischt, seien in Umschlägen vorteilhaft zur Schmerzstillung, genauso die frischen Blätter.[233] Auch bei Ibn Sīnā werden Schwellungen und Verhärtungen behandelt. Er schreibt, Bilsenkraut stille die Schmerzen durch Tumoren[234] und Pusteln (*al-awrām wa-l-buṯūr*) und löse Verhärtungen der Hoden (*ṣalābat al-ḫuṣyatayn*). Außerdem helfe es bei Wundrose (*al-ḥumra*, med. *Erysipel*),[235] gegen heiße Geschwüre und die aus ihnen resultierenden Schmerzen sowie gegen Gicht. Gelenke, die von der Gicht betroffen sind, schmerzen im Allgemeinen sehr stark, schwellen an und sind gerötet. Hier wird ein Muster deutlich: Wundrosen entstehen durch eine Infektion der Haut, sind also entzündliche Erscheinungen, Verhärtungen der Hoden deuten ebenfalls auf eine Entzündung hin. Ohrenschmerzen gehen sehr häufig auf einen entzündlichen Hintergrund zurück und im Fall von Karies (s. o.) kommt es in weit fortgeschrittenen Stadien ebenfalls zu eitrigen Entzündungs- und Zerfallserscheinungen des Gewebes. Als adstringierend wirkendes Mittel war Bilsenkraut also offenbar hervorragend geeignet, wenn mindestens eins der fünf Entzündungszeichen auftrat. Entzündungszeichen sind Wärme, Rötung, Schmerz, Schwellung und Funktionseinschränkung (letztere ist hier nachrangig). Das wird durch einen Blick in ar-Rāzīs *al-Ḥāwī* bestätigt, wo zahlreiche Rezepturen mit Bilsenkraut aufgezählt werden. Viele von ihnen dienen der Behandlung von Erkrankungen, die mit den oben aufgeführten Entzündungssymptomen einhergehen. So z. B. eine Rezeptur gegen Schmerzen und Schwellungen des Auges: Opium und Safran in Wasser mit Bilsenkraut.[236] Und auch ar-Rāzī empfiehlt Rezepturen mit Bilsenkraut gegen Ohrenschmerzen[237] und Zahnschmerzen.[238] Lediglich al-Bīrūnī bezeichnet es als Schmerzmittel bei Wunden und darüber hinaus als Schmerzmittel gegen alle Arten von Schmerz.[239]

233 Ibn al-Bayṭār, *al-Ǧāmiʿ* i, 161.

234 Der Begriff *Tumor* wird im Laienkontext häufig konnotiert benutzt, was medizinisch nicht korrekt ist. *Tumor* bedeutet zunächst lediglich *Schwellung* im Sinne einer Raumforderung, ohne eine Aussage über deren Natur, Ursache etc. zu treffen.

235 Aḍ-Ḍanāwī, *aš-Šifāʾ* 88.

236 Ar-Rāzī, *al-Ḥāwī* i, 250.

237 Ar-Rāzī, *al-Ḥāwī* i, 378.

238 Ar-Rāzī, *al-Ḥāwī* i, 446.

239 Said, *Materia Medica* 77.

Er führt allerdings auch keine einzelnen Anwendungsmöglichkeiten auf, wie es die anderen Autoren tun. Von al-Bīrūnī also abgesehen wurde Bilsenkraut hauptsächlich zur Bekämpfung von heißen, d. h. entzündlichen Prozessen, den damit einhergehenden Schmerzen und gegen Blutungen eingesetzt.

3.3.4 Zur Dosierung

Für die Dosierung von Bilsenkraut gibt es in den medizinischen und pharmazeutischen Quellen, ähnlich wie beim Opium, kaum einheitliche Angaben. Das erstaunt, da Vergiftungen mit Bilsenkraut bekannt waren und, bis hin zur tödlichen Wirkung, auch in den Quellen besprochen werden (s. insb. unter 3.2).

Ibn Sīnā empfiehlt eine Menge von zwei Obolen (*anūlūsayn* [*sic.*]) der Samen des Bilsenkrauts gegen starken, blutigen Auswurf (*naft ad-dam al-mufriṭ*).[240] Das entspricht ca. 114 mg. Auch Ibn al-Bayṭār empfiehlt diese Dosierung.[241] Sie solle mit Mohnsamen in *māliqrāṭun* vermischt verabreicht werden.[242] In v. Sontheimers Übersetzung wird an dieser Stelle ein Obolus (ca. 57 mg) mit Mohnsamen in Honigwasser genannt.[243] Eine weitere Mengenangabe bei Ibn al-Bayṭār sind „drei oder vier Blätter der Pflanze"[244] vermischt mit Wein. Auch Ibn Sīnā und al-Bīrūnī empfehlen drei oder vier Blätter.[245] Weitere Größen, wie die zu verarbeitenden Mengen an Wein oder Mohnsamen, werden nicht definiert. Ibn Sīnā schreibt außerdem:

> Man sagt: Ob man nun drei seiner Blätter trinkt, oder vier im Verband anwendet, die Erlösung ist die größte, wenn man es isst.[246]

Wie viele Blätter gegessen werden müssten, wie sie im Getränk oder Verband vermischt werden sollten, womit usw. lässt er offen. An anderer Stelle schreibt er, dass es den Verstand verwirre (*yaḫliṭu l-ʿaql*) wenn man „etwas" (*šayʾ*) von den Blättern esse. Auch wie viel „etwas" ist, benennt er nicht.[247] Ar-Rāzī führt einige verhältnismäßige Mengen auf wie im folgenden Rezept:

> Ein weiteres wunderbares [Medikament]: Hornmohn (*māmīṯā*, bot. *Glaucium*): 1 Teil, Sarcocolla (*ʿanzarūt*, bot. *Astragalus sarcocolla*): 3 Teile, Tra-

240 Aḍ-Ḍanāwī, *aš-Šifāʾ* 88.
241 Ibn al-Bayṭār schreibt *ūṯūlūsayn*, Ibn al-Bayṭār, *al-Ǧāmiʿ* i, 161.
242 Ibn al-Bayṭār, *al-Ǧāmiʿ* i, 161.
243 Ebn Baithar, *Heil- und Nahrungsmittel* i, 176.
244 Ibn al-Bayṭār, *al-Ǧāmiʿ* i, 161.
245 Aḍ-Ḍanāwī, *aš-Šifāʾ* 88 und Said, *Materia Medica* 77.
246 Aḍ-Ḍanāwī, *aš-Šifāʾ* 88.
247 Aḍ-Ḍanāwī, *aš-Šifāʾ* 88.

> gant (*kaṯīrā'*, bot. *Astragalus*): ebenso, Opium (*afyūn*, bot. *Papaver somniferum*): 3 Teile, Sauerdorn (*ḥuḍaḍ hindī*, bot. *Berbers lycium*): ebenso, Saft des Bilsenkrauts (*banǧ*, bot. *Hyoscyamus*): ebenso, Schierling (*šawkarān*, bot. *Conium maculatum*): ebenso, Gummi (*ṣamġ*): 6 Teile. Das Ganze mit Gelbem Steinklee (*iklīl al-malik*, bot. *Melilotus officinalis*) vermischen und daraus Zäpfchen formen.[248]

Hier wird durch die Verhältnismengen immerhin ein konstantes Verhältnis der Wirkstoffe zueinander sichergestellt. Zahlreiche Beispiele enthalten jedoch auch bei ar-Rāzī keine konkreten Angaben, wie z. B. „Bilsenkraut mit Gerstenbrei, vermischt mit Essig (*ḫall*) und Wasser lindert Schmerzen".[249]

In der folgenden Rezeptur wird die im Vergleich zu den oben zitierten Angaben sehr hohe Menge von 1 *miṯqāl* (4,68 g) Bilsenkraut empfohlen:

> Wunderbare Medizin: Harz des Olivenbaums (*ṣamġ az-zaytūn*, bot. *Oleo europaea*): 2 *miṯqāl* (9,36 g), Schwarze Nieswurz (*ḫarbaq aswad*, bot. *Helleborus*), Öl der Melisse (*balasān*, bot. *Melissa officinalis*): 1 *miṯqāl* (4,68 g), frischer Storax (*mai'a raṭba*, bot. *Storax officinalis*): 1 *miṯqāl* (4,68 g), Pfeffer (*fulful*): 1 *miṯqāl* (4,68 g), Bilsenkraut (*banǧ*, bot. *Hyoscyamus*): 1 *miṯqāl* (4,68 g), Opium (*afyūn*, bot. *Papaver somniferum*) 1 *miṯqāl* (4,68 g), Bibergeil (*ǧandbādastar*, zool. *Castoreum*): 1 *miṯqāl* (4,68 g), Eibisch (*ḫiṭmī*, bot. *Althea officinalis*): 3 *miṯqāl* (ca. 14 g), Asant (*ḥiltīt*, bot. *Asafoetida*), Harz des Süssen Myrrhebaums (*ǧāwašīr*, bot. *Opoponax*): 1 *miṯqāl* (4,68 g), Sagapenum (*sakbīnaǧ*, bot. *Ferula persica*): 1 *miṯqāl* (4,68 g), Mehrjähriger Bertram (*'āqarqarḥā*, bot. *Anacyclus pyrethrum*), Styrax (*lubnā*, bot. *Styrax*): 1 *miṯqāl* (4,68 g), Scharfer Rittersporn (*zabīb al-ǧabal*, bot. *Delphinium staphisagria*): 1 *miṯqāl* (4,68 g), Teer: ausreichend um die Mischung einzukneten, alles auf einen Wundverband geben. An vielen Menschen erprobt und sehr vorteilhaft.[250]

4,68 g sind deutlich mehr als die bei Ibn Sīnā oder Ibn al-Bayṭār erwähnten 114 bzw. 57 mg, im Beispiel wird das zusammengestellte Medikament allerdings auch aufgetragen, d. h. äußerlich angewendet und nicht geschluckt. Wie viel Wirkstoff der letztendlich im Wundverband genutzte Teil der Mischung tatsächlich enthält, ist auch hier nicht nachzuvollziehen. Die Menge an Teer solle „ausreichend" sein, um die Mischung einzukneten und es gibt keine Angabe

248 Ar-Rāzī, *al-Ḥāwī* i, 213.

249 Ar-Rāzī, *al-Ḥāwī* i, 213.

250 Ar-Rāzī, *al-Ḥāwī* i, 447.

dazu, ob alles oder nur ein Teil des fertigen Produkts verwandt werden bzw. wie groß dieser Teil sein soll. Immerhin wird die Mischung als „erprobt“ und „vorteilhaft“ gelobt, was auf häufige Nutzung hindeutet.

Es wird deutlich, dass die Ärzte und Pharmazeuten im Fall von Bilsenkraut viele Rezepturen ohne genaue Mengenangaben auflisten und es oblag nach erfolgter Verordnung wahrscheinlich dem Apotheker, die richtigen Mischungsverhältnisse zusammenzustellen. U.U. wurden genaue Anordnungen aber auch auf den Einzelfall bezogen getroffen.

Der Blick in Ibn at-Tilmīḏs *Aqrābāḏīn* zeigt, dass dort genaue Mengenangaben in jedem Rezept zu finden sind. Das Werk wurde am Arbeitsplatz des Apothekers benutzt, um Rezepturen zu mischen. Hier also noch zwei Beispiele aus dem *Aqrābāḏīn* in der Übersetzung von Kahl, der *banǧ* im Englischen jeweils als *henbane*[251] wiedergibt:

> Myrrh, castoreum, Indian spikenard, cassia, sealing bole, and the peels of the mandrake root five *dirham* of each; poppy six *dirham*; carrot, anise, moon carrot, the seeds of white henbane, storax, and celery seeds one *dirham* of each; talc four *dirham*. (This) is funded, brought together, formed into pastilles of half a *dirham*, and dried.[252]
>
> Amber, red coral, and purslane seeds four *dirham* of each; burnt stag-horn and gum-arabic three *dirham* of each; roasted coriander and light-coloured poppy six *dirham* of each; burnt mussel shells, henbane seeds, haematite, and sealing bole three *dirham* of each. (This) is pounded, strained, kneaded with rose-water, formed into pastilles of one *dirham*, dried, (and) a potion (may be made by using) one *dirham* (of it).[253]

Die zu verarbeitenden Mengen an Bilsenkraut bzw. dessen Samen bewegen sich in den Rezepturen, die Ibn at-Tilmīḏ zusammengetragen hat, durchschnittlich zwischen 2–5 *dirham* (6,25 bis ca. 15,62 g). Die tatsächlich vom Patienten eingenommene Dosis verringert sich allerdings dadurch, dass gemäß den Rezepturen größere Mengen einer Arznei hergestellt werden und für die Ein-

251 *Henbane* ist eigentlich die englische Bezeichnung für die Gruppe der Nachtschattengewächse (bot. *Solanaceae*) und wird darüber hinaus für mehrere Pflanzen aus dieser Gruppe verwandt. So bezeichnet es u.a. Tollkraut (bot. *Scopolia*) und auch Bilsenkraut (bot. *Hyoscyamus*, arab. *banǧ*) ohne näher zwischen schwarzem, weißem etc. zu differenzieren.

252 Kahl, *Dispensatory* 186.

253 Kahl, *Dispensatory* 183.

zelgabe jeweils Pastillen o. ä. von einer bestimmten Größe entnommen werden sollen. Das gilt auch für die höchste zu verarbeitende Menge von 20 *miṯqāl* (93,6 g) Bilsenkrautsamen: der Apotheker wird angewiesen, für die Einzelgabe Masse von der Größe einer Kichererbse zu entnehmen, so dass die pro Verabreichung eingenommene Menge an Bilsenkraut deutlich niedriger liegt als 20 *miṯqāl*.[254]

Auf eine eindeutige Höchstdosis wie beim Opium legt sich keiner der Autoren fest. Das scheint auch bis in die heutige Zeit sehr schwierig zu sein. Bilsenkraut gehört zur Gruppe der Nachtschattengewächse (bot. *Solanaceae*), in denen die Alkaloide *Hyoscyamin*, *Atropin* und *Scopolamin* für die schmerzstillende und berauschende Wirkung verantwortlich sind.[255] Storl weist darauf hin, dass die Menge an Alkaloiden, die in einer Pflanze enthalten sind, stark von ihrem Standort abhängig sei. So schreibt er, dass Bilsenkraut, das an sonnigen Orten wächst, eine höhere Wirkstoffkonzentration aufweise als das von schattigen Orten. Außerdem hänge die Intensität der Wirkung auch von der Konstitution des Konsumenten ab.[256] Letzteres gilt selbstverständlich für alle Arten von Wirkstoffen, beim Bilsenkraut scheint es aber deutlich schwerer als bei anderen zu sein, einen eindeutigen Toleranzrahmen festzulegen. Schurz beziffert die letale Dosis für *Hyoscyamin* zwar mit 1 mg,[257] das bezieht sich allerdings ausschließlich auf das reine, extrahierte Alkaloid. *Hyoscyamin* wird jedoch in den oben wiedergegebenen Beispielen nicht extrahiert eingenommen, sondern zusammen mit der gesamten Pflanze und daher, so Storl, sei „eine geeignete individuelle Dosierung schwer zu ermitteln. Eine Standarddosierung gibt es kaum."[258]

Das lässt natürlich keine einheitlicheren Angaben erwarten und es ist nicht genau nachvollziehbar, wie die Dosis- und Mengenangaben in den Rezeptbüchern der Apotheker (*aqrābāḏīn*) zustande kamen. Mischungen wie die oben zitierten beruhen am ehesten auf Erfahrung und tradiertem Wissen. Diesen Gedanken habe ich bereits im Kapitel über Opium geäußert, in dem u. a. die divergierenden Mengenangaben letaler Dosen diskutiert werden. Beim Bilsenkraut, für dessen Einnahme keine definierten Grenzen greifbar werden, verhält es sich offenbar ebenso.

---

254 Kahl, *Dispensatory* 215.

255 Schurz, Josef, *Vom Bilsenkraut zum LSD. Giftsuchten und Suchtgifte*, Stuttgart: Kosmos, 1969, 37.

256 Storl, *Bilsenkraut* 31.

257 Schurz, *Bilsenkraut* 37.

258 Storl, *Bilsenkraut* 31.

Ibn al-Bayṭār führt abschließend die Aussage ar-Rāzīs an, wenn kein Bilsenkraut vorhanden sei, solle man die gleiche Menge Opium verwenden.[259]

3.3.5 Überdosierung, Vergiftung, Nebenwirkungen und Rausch

Neben der ausdrücklichen Warnung aller hier rezipierter Autoren vor dem Gebrauch von schwarzem Bilsenkraut (bot. *Hyoscyamus niger*) und der Betonung, das weiße sei das bekömmliche, werden hauptsächlich einzelne Nebenwirkungen beschrieben, die zu Rauschzuständen passen. Ibn Sīnā schildert zunächst, Bilsenkraut sei beruhigend bzw. einschläfernd oder mache lethargisch (*wa-huwa yasbutu*). Wenn man etwas von den Blättern esse, so schreibt er weiter, liege darin eine Kraft, die den Verstand verwirre (*yaḫliṭu l-ʿaql*). Wie bereits oben im Abschnitt *Zur Dosierung* erwähnt, definiert er nicht, wie viele Blätter benötigt würden, um diese Kraft zu entfalten. Außerdem führe es zu Wahnsinn (*ǧunūn*).[260]

Ibn al-Bayṭār beschreibt nach Dioskurides genauer:

> Wenn die Blätter gekocht werden, so wie man die übrigen Kräuter kocht, und davon die Menge einer Tasse (*ṭarīniyūn*) isst, so zerstört es den Verstand augenblicklich.[261]

Hier ist konkret von einem *ṭarīniyūn* die Rede (ca. 0,3 l), in v. Sontheimers Übersetzung von „einer *Hemnis*" (ca. 0,3 l).[262] Unklar bleibt, welche Menge Blätter in wieviel Flüssigkeit zu kochen sei, um anschließend von der Masse zum Trinken zu entnehmen. Die Angabe bei Ibn al-Bayṭār ist dennoch die genauste. Al-Bīrūnī schreibt zunächst lediglich, exzessives Essen der Blätter lasse die Sinne schwinden. Später im selben Absatz führt er aus, der Konsum von Bilsenkraut führe zu Amnesie und Gedächtnisschwund und außerdem zu Herzrasen.[263] Ibn al-Bayṭār beschreibt nach Galen ähnlich, differenziert aber genauer: die rote Art rufe Wahnsinn (*ǧunūn*) und Lethargie (*subāt*) hervor, gleiches gelte

259 Ibn al-Bayṭār, *al-Ǧāmiʿ* i, 162.

260 Aḍ-Ḍanāwī, *aš-Šifāʾ* 88.

261 Ibn al-Bayṭār, *al-Ǧāmiʿ* i, 161.

262 Ebn Baithar, *Heil- und Nahrungsmittel* i, 176. Vgl. zur Übersetzung dieser Passage auch Wulle, Stefan, *Bilsenkraut und Bibergeil. Zur Entwicklung des Arzneischatzes. Begleitheft und Auswahlbibliographie zur Ausstellung vom 30.04. bis 19.06.1999* (*Veröffentlichungen der Universitätsbibliothek Braunschweig* 13), Braunschweig: Universitätsbibliothek Braunschweig, 1999, 39.

263 Said, *Materia Medica* 78. Die Angaben über Amnesie, Gedächtnisschwund und Herzrasen finden sich nur in Saids Übersetzung des Textes und nicht in der Edition von 1951.

für die Art, deren Samen rot sind.[264] Gemeint ist hier wohl schwarzes Bilsenkraut (bot. *Hyoscyamus niger*, s. S. 44). V. Sontheimer schreibt in seiner Übersetzung des *al-Ǧāmiʿ*, als Klistier im Darm gegen angestaute Galle verwandt, bewirke es ähnliches.[265] Im arabischen Text in der Edition von 2001 wird lediglich beschrieben, dass diese Anwendungsweise vorteilhaft sei.[266] Schließlich fasst Ibn al-Bayṭār die Angaben bei Dioskurides zusammen, der schreibt, wenn Bilsenkraut gegessen werde, lege es den Verstand lahm und verwirre ihn (*asbutu wa-yaḫliṭu l-fikr*). Dies sei ebenso wie beim Schierling (bot. *Conium maculatum*, arab. *šawkarān*). Schierling wird nicht bei allen Autoren als Pflanze benannt, die den Verstand verwirrt, Ibn Sīnā schreibt ihm diese Eigenschaft in seinem Kapitel über die giftige Wirkung von Pflanzen nicht zu.[267] Ibn al-Bayṭār erwähnt nach Dioskurides, der Verstand würde „veranlasst zu gehen" (*aḏhaba l-ʿaql*),[268] was auch bedeuten könnte, dass der Patient bewusstlos wird. V. Sontheimer schreibt in seiner Übersetzung, Bilsenkraut trübe und verwirre den Verstand wie der Wein bei Betrunkenen, ebenfalls nach Dioskurides.[269] Hier liegen sicherlich unterschiedliche arabische Texte zugrunde, denn die inhaltlichen Unterschiede sind zu groß, um auf die Übersetzung zurück zu gehen. Lediglich ar-Rāzī nennt ausdrücklich den Rausch als Folge der Einnahme von Bilsenkraut: „Wer Bilsenkraut getrunken hat, bei dem zeigt sich ein heftiger Rausch." (*Yaʿriḍu li-man šariba l-banǧa sukrun šadīdun*). Außerdem komme es zum Erschlaffen der Extremitäten (*istirḫāʾ al-aʿḍāʾ*),[270] Austritt von Schaum aus dem Mund (*zabad yaḫruǧ min al-fam*) und Rötung der Augen.[271] Diese Beschreibungen decken sich mit denen bei Ibn Sīnā, der die Symptome einer Vergiftung mit Bilsenkraut in seinem Kapitel über pflanzliche Gifte darstellt:

> Beim Trinken von Bilsenkraut (*banǧ*) erschlaffen seine [des Pat.] Glieder, seine Zunge schwillt an und Schaum tritt aus seinem Mund. Seine Augen färben sich rot, es kommt zu Schwindel, Verschleierung des Auges (*ġišāwat ʿayn*) und Atemlosigkeit (*ḍīq nafas*), zu Taubheit und Jucken des Körpers und des Zahnfleisches und zu Trunkenheit (*sukr*). Ferner zu Verwirrung des Verstandes und möglicherweise zu Epilepsie. Die Patienten

264 Ibn al-Bayṭār, *al-Ǧāmiʿ* i, 161.
265 Ebn Baithar, *Heil- und Nahrungsmittel* i, 176.
266 Ibn al-Bayṭār, *al-Ǧāmiʿ* i, 161.
267 Ibn Sīnā, *al-Qānūn* iii, 297.
268 Ibn al-Bayṭār, *al-Ǧāmiʿ* ii, 95.
269 Ebn Baithar, *Heil- und Nahrungsmittel* i, 177.
270 V. Sontheimer übersetzt an dieser Stelle „Abspannung der Nerven". Ebn Baithar, *Heil- und Nahrungsmittel* i, 177.
271 Ibn al-Bayṭār, *al-Ǧāmiʿ* i, 162.

> haben den Eindruck, verschiedene Stimmen zu hören. Möglicherweise schreien oder wiehern sie, werden kühn (übermütig), oder krächzen.[272]

Von der tödlichen Wirkung berichten ʿĪsā b. ʿAlī (5./11. Jh.) und Ibn al-Ǧazzār (4./10. Jh.), beide werden bei Ibn al-Bayṭār zitiert. ʿĪsā b. ʿAlī nennt eine letale Dosis von zwei *dirham* (6,25g), die, getrunken, den Verstand schwinden lassen (*ḏuhāb al-ʿaql*) und die Zunge trocknen (*ǧafāf al-lisān*), das Auge verdunkeln (*ẓulmat al-ʿayn*), Atemlosigkeit verursachen (*ḍīq an-nafas*) und einen dem Wahnsinn ähnlichen Zustand (*šabīh al-ǧunūn*) und die Unfähigkeit zu sprechen (*imtināʿ al-kalām*) hervorruft. Ibn al-Ǧazzār beschreibt, dass Vergiftete, wenn keine Gegenmaßnahmen ergriffen werden, innerhalb von zwei Tagen sterben. Er nennt an Symptomen neben denen, die ʿĪsā b. ʿAlī aufzählt, noch Trägheit (*kasal*).[273]

Als Maßnahmen gegen die Vergiftung verschreibt Ibn Sīnā, dem Patienten eiligst Wasser mit Honig zu trinken zu geben, Kuh-, Ziegen- und Schafsmilch, mit oder ohne Honig, und Fett. Außerdem empfiehlt er Pinienkerne (*ḥabb aṣ-ṣanawbar*, bot. *Pinus pinea*) in Öl gekocht, Sud aus Feigen, viel süßen Wein und gebratene Zwiebel. Der Patient müsse Rettich-, Senf- und Kressesamen zu trinken bekommen und Samen der Brennnessel, alles scharf und zerkleinert. Außerdem solle er von Zwiebel, Knoblauch und Rettich zu trinken erhalten, ebenso deren Samen. Das Ganze dürfe jedoch nicht wie Mithruditus, Theriak o.ä. zubereitet sein, denn Theriak enthalte Opium und die erforderliche Behandlung erfolge, indem man dergleichen meide.[274] Dioskurides empfiehlt laut Ibn al-Bayṭār die gleichen Gegenmaßnahmen, erläutert nur genauer, dass „altes Schweinefett" (*šaḥm al-ḫinzīr al-ʿatīq*)[275] verwandt werden solle. Darüber hinaus zählt er *Natriumtetraborat* (*bawraq*), Muskatnuss (*ǧawz bawā*, bot. *Myristica fragrans*) und Rübse (*salǧam*, bot. *Brassica rapa*) auf. Außerdem empfehle ar-Rāzī, viel Kuhmilch zu trinken zu geben. Wenn das nicht [vom Einfluss des Bilsenkrauts] reinige, solle man die Behandlung wie bei der Ver-

---

272 Ibn Sīnā, *al-Qānūn* iii, 296.

273 Ibn al-Bayṭār, *al-Ǧāmiʿ* i, 162.

274 Ibn Sīnā, *al-Qānūn* iii, 296. Mithruditus (*miṯrūḏīṭūs*) ist eine Theriakform, deren Erfindung Mithridates von Pontus (um 100 v. Chr.) zugeschrieben wird. Vgl. hierzu: Mayor, Adrienne, *Mithridates of Pontus and His Universal Antidote*. https://www.sciencedirect.com/science/article/abs/pii/B9780128153390000111?via=ihub, zuletzt aufgerufen: 21.08.2022, 22:14, 7. Theriak war ein aus zahlreichen Komponenten gemischtes Heilmittel und Gegengift, das in vielseitigen Zusammensetzungen und Ausführungen bekannt war. Vgl. hierzu exemplarisch al-Bīrūnī, *aṣ-Ṣaydana* 143. Hier werden allein neun unterschiedliche Theriakarten aufgelistet.

275 Ibn al-Bayṭār, *al-Ǧāmiʿ* i, 162.

giftung mit Opium anwenden.[276] V. Sontheimer übersetzt an dieser Stelle, es solle frische Milch gegeben werden, und wenn der Patient sie nicht bei sich behalten könne, solle man mit Opium therapieren.[277] Selbst wenn hier die zur Edition bzw. Übersetzung herangezogenen Handschriften stark voneinander abweichen, ist der Unterschied in der Empfehlung (einmal eine Behandlung *wie die gegen eine Opiumvergiftung* und einmal eine Behandlung *mit Opium*) bemerkenswert. Abgesehen von unterschiedlichen Textgrundlagen könnte es sich auch um eine Ungenauigkeit in der Übersetzung bei v. Sontheimer handeln. Schließlich schreibt auch Ibn Sīnā, man solle eine Vergiftung mit Bilsenkraut durch Vermeidung von Opium u.ä. behandeln (s.o.).

Die genannten Maßnahmen folgen derselben Strategie, die schon gegen die Vergiftung mit Opium erkennbar geworden ist: Bilsenkraut galt nach den Grundsätzen der Humoralpathologie als kalt, sämtliche bei einer Vergiftung mit Bilsenkraut zu verabreichenden Bestandteile als heiß (*ḥārr*) in unterschiedlichen Abstufungen. Ausnahmen davon sind lediglich die Trägerlösungen Wasser (*māʾ*) und Wein (*šarāb*), die aber sicher auch nur als Trägerlösungen für Gegenmittel wie Honig fungierten. Es wurde also hauptsächlich versucht, die Kälte des Bilsenkrauts durch heiße Stoffe auszugleichen.

3.4 *Haschisch*

Haschisch (*Cannabis*) wurde unter den hier behandelten Betäubungsmitteln der geringste medizinische Nutzen beigemessen. Im *Aqrābādīn* des Ibn at-Tilmīḏ findet sich lediglich eine Rezeptur, die *Cannabis* enthält. Dort ist es unter der arabisierten persischen Bezeichnung *šahdānağ* geführt.[278] Es wurde offenbar nur wenig genutzt, hauptsächlich gegen Ohrenschmerzen. Das verwundert angesichts der modernen Debatte um den Einsatz von *Cannabis* als Schmerzmittel bei Krebserkrankungen u.ä. Neben der Schmerzbekämpfung wurde es aufgrund seiner trocknenden Eigenschaften eingesetzt.

3.4.1 Merkmale, Eigenschaften und Herkunft

Trotz der zahlreichen Bezeichnungen, unter denen *Cannabis* bekannt war (s. 2.3.1 *Suchen und Finden*), nennt al-Bīrūnī, der neben Eigenschaften und medizinischem Nutzen von Pflanzen auch ihre Namen umfangreich gesammelt und erläutert hat, nur zwei Bezeichnungen: *šahdānağ* und *qunnab* bzw. *qinnab*.[279]

276 Ibn al-Bayṭār, *al-Ǧāmiʿ* i, 162.

277 Ebn Baithar, *Heil- und Nahrungsmittel* i, 177.

278 Kahl, *Dispensatory* 183.

279 S. Fußnote 62. Im Folgenden wird für eine bessere Lesbarkeit nur noch die Vokalisierung *qunnab* genannt, da die meisten Editoren diese benutzen.

Auch bei den übrigen hier rezipierten Medizinern und Pharmazeuten kommen nur diese beiden vor. *Šahdānağ*, erklärt al-Bīrūnī, sei ein persisches Wort, das auch *šāh dānaq* geschrieben werde und vom persischen *šāhe dāne* (*Korn des Königs*) stamme. Die arabische Übersetzung laute *ḥabb al-malik*,[280] also ebenfalls *Korn des Königs*.

Ibn Sīnā bezeichnet ausschließlich die Samen mit *šahdānağ*.[281] Unter *qunnab* schreibt er dann in einem weiteren Artikel über die *Cannabis*-Pflanze.[282] Allerdings hält er diese Unterteilung nicht konsequent durch: Mit *šahdānağ* benennt er zwar die Samen, führt aber unter dem entsprechenden Eintrag auch Anwendungsmöglichkeiten für den Saft (*ʿuṣāra*) auf, der aus der Pflanze gepresst wird. Ebenso schreibt er an dieser Stelle vom Harz (*laban šahdānağ*) der Pflanze, sowie vom Öl der Blätter (*duhn waraqihi*) und vom Sud (*ṭabīḫ*) der gekochten Wurzel des wilden *Cannabis*. Unter *qunnab* wiederum nennt er Verdauungs- und Magenprobleme, die durch die Samen hervorgerufen werden.[283]

Daneben unterscheidet Ibn Sīnā, wie die anderen Autoren auch, zwei Arten: eine kultivierte (*bustānī*), die die bekanntere sei, und eine wilde (*barrī*). Er zitiert Ḥunayn b. Isḥāq (gest. 259/873), der erklärt, die wilde wachse in den Einöden (*al-qifār*) und werde bis zu einer Elle (*ḏirāʿ*) hoch. Die Blätter der weißen Sorte seien größer und ihre Blüte ähnele der Pfefferpflanze.[284] Die Beschreibung von Vorkommen und Blattgröße findet sich auch bei al-Qazwīnī.[285] Ob mit der weißen Sorte wiederum die kultivierte gemeint ist, bleibt in den Beschreibungen offen. Es ist anzunehmen, dass der Kompilator al-Qazwīnī diese Passage von Ibn Sīnā übernommen hat, da sie sich bei beiden sehr ähneln.[286] Es zeigen sich jedoch kleine, aber wichtige Unterschiede und deshalb werden die entsprechenden Textstellen hier miteinander verglichen, die entscheidenden Passagen sind jeweils fettgedruckt. Ibn Sīnā schreibt:

> *Šahdānağ*
> Gattung: **Das ist der Samen der *Cannabis*-Pflanze** ... Vom *Cannabis* (*šahdānağ*) gibt es eine kultivierte (*bustānī*) Art, das ist die bekannte, und eine wilde (*barrī*). Ḥunayn sagt: »Die wilde ist eine Pflanze, die in der Einöde

280 Said, *Materia Medica* 346.
281 Aḍ-Ḍanāwī, *aš-Šifāʾ* 354.
282 Aḍ-Ḍanāwī, *aš-Šifāʾ* 335.
283 Aḍ-Ḍanāwī, *aš-Šifāʾ* 354.
284 Aḍ-Ḍanāwī, *aš-Šifāʾ* 354.
285 Codex arabicus 464, F. 139v.
286 Aḍ-Ḍanāwī, *aš-Šifāʾ* 354, sowie Codex arabicus 464, F. 139v.

> bis zu einer Höhe einer Elle (*ḏirāʿ*) wächst, die Blätter der weißen sind größer und ihre Blüten sind wie die des Pfeffers.« Ihre Samen gleichen Ölsamen, …[287]

Bei al-Qazwīnī steht im Text der Edition von 2000:

> *Qunnab*: es gibt wilden (*barrī*) und es gibt kultivierten (*bustānī*). Die Pflanze des wilden hat eine Länge von einer Elle (*ḏirāʿ*), die Blätter des weißen sind noch größer. Ihre Blüte ist wie die der Pfeffer-Pflanze. **Der kultivierte ist *šahdānağ*, dessen Blätter sind *banğ*. …**[288]

Diese Passage steht genauso in der Edition von 1978.[289] In der Handschrift Codex arabicus 464 desselben Werkes ist die Passage ähnlich, es wird allerdings, wie schon bei Ibn Sīnā, auch Ḥunayn b. Isḥāq zitiert:

> *Qunnab*: es gibt wilden (*barrī*) und es gibt kultivierten (*bustānī*). Ḥunayn sagt: »Die wilde ist eine Pflanze, die in der Einöde bis zu einer Höhe von einer Elle (*ḏirāʿ*) zu finden ist, die Blätter der weißen sind größer und ihre Blüten sind wie die des Pfeffers.« In seinen Samen ist Öl, und der Sud der gekochten Wurzel des wilden ist ein Mittel gegen heiße Geschwüre (*al-awrām al-ḥārra*) und sein Saft gegen Ohrenschmerzen. **Der kultivierte ist *šahdānağ*, seine Blätter sind *bank*. …**[290]

Ibn al-Bayṭār schreibt, bei *šahdānağ* handle es sich um die *Cannabis*-Pflanze, und verweist dementsprechend auf den Buchstaben *qāf* und den dortigen Eintrag *qunnab*.[291] Der Begriff *qunnab* für *Cannabis* wurde also ebenfalls in der Fachsprache verwandt. Al-Bīrūnī[292] und ar-Rāzī[293] führen die komplette Pflanze unter *šahdānağ*. Die Unterscheidung von Samen und Pflanze ist also nur bei Ibn Sīnā zu finden. In den unterschiedlichen Versionen des Textes von al-Qazwīnī wird der kultivierte *Cannabis* als *šahdānağ* bezeichnet und dessen Blätter als *banğ* bzw. *bank*. Im Abschnitt *Suchen und Finden* (2.3.1) habe

287 Aḍ-Ḍanāwī, *aš-Šifāʾ* 354.
288 Al-Qazwīnī, *Kitāb ʿAğāʾib*/2000, 243.
289 Al-Qazwīnī, *Kitāb ʿAğāʾib*/1978, 329.
290 Codex arabicus 464, F. 139ᵛ. *Bank* ist eine Schreibweise des persischen *bang*; das *gāf* wird im Arabischen entweder mit *ğīm* oder, seltener, mit *kāf* umschrieben.
291 Ibn al-Bayṭār, *al-Ğāmiʿ* ii, 94. V. Sontheimer schreibt in seiner Übersetzung *Kunnab*. Vgl. hierzu Ebn Baithar, *Heil- und Nahrungsmittel* ii, 111.
292 Said, *Materia Medica* 346.
293 Ar-Rāzī, *al-Ḥāwī* vii, 54.

ich erläutert, dass die Bezeichnung *banǧ* für Haschisch in der Fachsprache nicht nachzuweisen ist. Al-Qazwīnī war weder Pharmazeut noch Mediziner, sondern er trug Wissen zusammen und das *Kitāb ʿAǧāʾib al-maḫlūqāt* war ein Nachschlagewerk, das sich an ein gebildetes Publikum richtete. Für die Wissenschaft oder gar den praktischen Gebrauch durch einen Apotheker war es nicht gedacht.[294] Im nicht medizinischen Sprachgebrauch wurde *banǧ* offenbar auch für Haschisch benutzt. In den Texten des *Kitāb ʿAǧāʾib al-maḫlūqāt* handelt es sich dabei aber eindeutig um Ergänzungen, die al-Qazwīnī neben dem, was er aus den medizinischen Werken entnommen hat, an Laienwissen hinzufügen konnte. Ein Nebeneinander unterschiedlicher Wissenstraditionen stellte offenbar, wie schon zuvor gesehen, kein Problem dar, sondern wurde der Vollständigkeit halber vorgenommen.

Die bisher betrachteten Texte unterscheiden fast alle zwischen einer kultivierten und einer wilden Art. Ibn al-Bayṭār nennt aber noch eine dritte, die aus Indien stamme. Sie heiße bei den Ägyptern *ḥašīša*.[295] Al-Maqrīzī zitiert ihn in den *Ḫiṭaṭ* in seinem langen Kapitel über Haschisch (*Ḏikr ḥašīšat al-fuqarāʾ*), um das es noch detailliert gehen wird:

> Ibn al-Bayṭār hat in seinem Werk *al-Mufradāt* geschrieben: Vom *Cannabis* gibt es eine dritte Art, die *Indischer Cannabis* (*al-qunnab al-hindī*) genannt wird. Ich habe ihn nirgends außerhalb Ägyptens gesehen. Sie pflanzen ihn in den Gärten an und nennen ihn unter sich auch *al-ḥašīša* (das Kraut).[296]

Diese Aussage stammt von Ibn al-Bayṭār selbst, der hier seine eigene Erfahrung schildert und diese Schilderung mit „Von mir (*lī*)" einleitet.[297] Die Angabe, Ibn al-Bayṭār habe *Indischen Cannabis* nur in Ägypten gesehen, erinnert an Opium, von dem einige Autoren geschrieben haben, dass es ebenfalls ausschließlich dort vorkomme (s. S. 41). Vor allem fällt auf, dass die Pflanze im selben Satz als indisch bezeichnet wird, also zumindest als aus Indien stammend bekannt gewesen sein muss. Al-Maqrīzī beschreibt eine mögliche frühe Entdeckung der Wirkung von *Cannabis* durch einen indischen *šayḫ*, der, so schreibt er, lange Zeit vor *šayḫ* Muḥammad aš-Šīrāzī al-Qalandarī (7./13. Jh.) gelebt und den Men-

---

294 Von Hees, Syrinx, „The Astonishing: A Critique and Re-reading of ʿAjāʾib Literature," in *Middle Eastern Literatures 8*, ii (2005), 101–120.

295 Ibn al-Bayṭār, *al-Ǧāmiʿ* ii, 94.

296 Al-Maqrīzī, *Ḫiṭaṭ* iii, 230.

297 Ibn al-Bayṭār, *al-Ǧāmiʿ* ii, 291.

schen in Indien (*ahl al-hind*) das Kauen von *Cannabis* beigebracht habe.[298] Da der Gebrauch von *Cannabis* für einen weiten geografischen Raum nachgewiesen und auf keinen Fall auf Ägypten beschränkt gewesen ist, wirft die Schilderung ähnliche Fragen auf wie schon beim Opium. Dass Ibn al-Bayṭār nicht in Indien gewesen ist, gilt als bekannt. Es kann also sein, dass er zu seinen Lebzeiten nur in Ägypten *Indischen Cannabis* gesehen hat. Dennoch war die Pflanze zu seiner Zeit im Nahen Osten weit verbreitet und sicher auch andernorts zu finden.[299]

An dieser Stelle lohnt es sich, zunächst die Termini noch einmal zu betrachten und zu sortieren: Die in Pharmazie und Medizin verwandten Bezeichnungen für Haschisch sind *šahdānağ* und *qunnab*. Ibn Sīnā führt beide auf, *šahdānağ* für die Samen der *Cannabis*-Pflanze und *qunnab* für die Pflanze selbst; wie oben gezeigt, hält er diese Unterteilung nicht konsequent durch. Ibn al-Bayṭār schreibt, bei *šahdānağ* handle es sich um *qunnab*, ebenso al-Bīrūnī und ar-Rāzī. Alle Autoren unterscheiden zwischen wildem und kultiviertem *Cannabis* und Ibn al-Bayṭār nennt eine dritte Art, die *Indischer Cannabis* heiße, aber nur in Ägypten vorkomme. Bei al-Qazwīnī heißt es, der kultivierte Cannabis werde *šahdānağ* genannt und dessen Blätter seien *banğ*, hier wird allerdings zusammengetragenes Fachwissen mit nicht-fachlichem vermischt.

Gemäß den Grundsätzen der Humoralpathologie stuft Ibn Sīnā *šahdānağ* als heiß und trocken im dritten Grad ein. Unter *qunnab* trifft er keine erneute Einstufung.[300] Ibn al-Bayṭār zitiert ad-Dimašqī (bekannt als Ibn an-Nafīs, gest. 687/1288), *šahdānağ* sei im zweiten Grad heiß und im ersten Grad trocken.[301] Ar-Rāzī zitiert Ibn Māsawayh (gest. 243/857), es sei heiß im zweiten Grad[302] und al-Bīrūnī nimmt keine Einstufung vor. Somit fallen die vorgenommenen Gradeinteilungen von *Cannabis* ebenfalls unterschiedlich aus. Für Opium und Bilsenkraut wurde das gleiche Phänomen bereits gezeigt. Haschisch ist das einzige der hier besprochenen Betäubungsmittel, das als heiß eingestuft wurde. Wie oben gezeigt galten sowohl Opium als auch Bilsenkraut als kalt.

3.4.2 Gewinnung, Herstellung, Verarbeitung

Aufgrund der Tatsache, dass *Cannabis* in der Medizin weniger Anwendung fand als Opium und Bilsenkraut, finden sich auch weniger Angaben zu sei-

298 Al-Maqrīzī, *Ḫiṭaṭ*, iii, 228.

299 Clarke, Robert Connell: *Haschisch. Geschichte, Kultur, Inhaltsstoffe, Genuss, Heilkunde, Herstellung*, Aarau: AT Verlag, 2007, 24.

300 Aḍ-Ḍanāwī, *aš-Šifā'* 335 und 354.

301 Ibn al-Bayṭār, *al-Ǧāmiʿ* ii, 290.

302 Ar-Rāzī, *al-Ḥāwī* vii, 54.

ner Verarbeitung. Ein Hinweis ergibt sich aus Ibn Sīnās Terminologie, die zwischen Samen und Pflanze unterscheidet (s. 2.3.1), beides wurde auch verwandt. Außerdem wurde, wie gesehen, zwischen wildem und kultiviertem *Cannabis* unterschieden. Ibn Sīnā nennt unter *qunnab* mögliche Verwendungen für die Samen, den Sud (*ṭabīḫ*) der gekochten Wurzel des wilden *Cannabis*, den Saft (*ʿuṣāra*) und das Öl (*duhn*). Saft und Öl wurden hier wahrscheinlich aus der kompletten Pflanze hergestellt. Ist Öl aus den Samen oder etwas anderes gemeint, wird es extra benannt: an einer Stelle schreibt Ibn Sīnā beispielsweise speziell vom Saft der Blätter (*ʿuṣāra waraqihi*).[303] Unter dem Eintrag *šahdānağ* ist vom Sud (*ṭabīḫ*) der gekochten Wurzel des wilden *Cannabis* die Rede, vom Saft (*ʿuṣāra*), dem Öl der Blätter (*duhn waraqihi*) und dem Harz (*laban*) der wilden Sorte.[304]

Ibn al-Bayṭār und al-Bīrūnī erwähnen jeweils zu Beginn ihrer Abschnitte über *Cannabis*, dass aus der Pflanze starke Seile gefertigt würden.[305] Für den medizinischen Gebrauch nennt al-Bīrūnī die Blätter und die ausgepressten Samen.[306] Ibn al-Bayṭār zitiert unterschiedliche Autoren: Dioskurides und Galen nennen die Samen und auch den aus ihnen gepressten Saft, Ibn an-Nafīs (gest. 687/1288) empfehle, den Saft als Niesmittel zu benutzen, Isḥāq b. Sulaymān (der jüdische Arzt Isaac Ben Salomon, gest. ca. 317/932) schreibe, die Samen seien geröstet weniger schädlich und empfiehlt außerdem den Saft der Blätter zur Verwendung.[307] Den Vorzug gerösteter Pflanzenteile erwähnt auch al-Maqrīzī:

> Wenn sie es [*šahdānağ*] rösten, wird die schädliche Wirkung verringert, daher kommt die Gewohnheit, es vor dem Essen zu rösten. Wenn man es ungeröstet isst, kommt es zu zahlreichen Schäden.[308]

Ibn al-Bayṭār liefert in seinem Kapitel über Haschisch noch weitere, vergleichsweise genaue Angaben. Da es sich dabei jedoch um den Gebrauch als Rauschmittel handelt, werden sie in Kapitel 5 eingehend besprochen.[309] Auch Ibn Sīnā rät zum Rösten für bessere Bekömmlichkeit.[310]

---

303 Aḍ-Ḍanāwī, *aš-Šifāʾ* 335.
304 Aḍ-Ḍanāwī, *aš-Šifāʾ* 354.
305 Ibn al-Bayṭār, *al-Ğāmiʿ* ii, 290 und Said, *Materia Medica* 346.
306 Said, *Materia Medica* 346.
307 Ibn al-Bayṭār, *al-Ğāmiʿ* ii, 290.
308 Al-Maqrīzī, *Ḫiṭaṭ* iii, 229.
309 Al-Maqrīzī, *Ḫiṭaṭ* iii, 230.
310 Aḍ-Ḍanāwī, *aš-Šifāʾ* 335.

Ar-Rāzī führt in seinem sehr kurzen Abschnitt über *Cannabis* lediglich das Öl als Therapeutikum auf.[311] Unklar bleibt hier, ob es aus der gesamten Pflanze, den Samen oder anderen Teilen hergestellt werden soll, und in Ibn at-Tilmīḏs *Aqrābāḏīn* gibt es, wie bereits erwähnt, eine Rezeptur, die sechs *dirham šahdānağ* enthalten soll. Auch hier wird nicht spezifiziert, welcher Teil der Pflanze wie zu verarbeiten ist.[312]

3.4.3 Nutzung in der Medizin

In den pharmazeutischen und medizinischen Werken schreiben alle hier betrachteten Autoren, *Cannabis* helfe gegen Blähungen, trockne aus und lindere Ohrenschmerzen. Ibn Sīnās Abschnitt über *qunnab* beginnt mit dieser Auflistung,[313] al-Bīrūnī zitiert sie nach Galen, der dieselben Anwendungsmöglichkeiten nennt,[314] ebenso Ibn al-Bayṭār.[315] Ar-Rāzī zitiert Ibn Māsawayh, der schreibt, das Spezielle sei die austrocknende Kraft (*tağfīf*). Außerdem helfe *Cannabis* gegen Flüssigkeiten, die sich in den Ohren sammeln,[316] wofür das Öl [der Pflanze] zu verwenden sei.[317] In v. Sontheimers Übersetzung des *al-Ǧāmiʿ* wird Galen zitiert, der eine Behandlung von Ohrenschmerzen empfiehlt, die „von Verstopfungen des Gehörgangs herrühren".[318] Im arabischen Text in der Edition von 2001 ist von heftigen Ohrenschmerzen die Rede.[319] Unter *šahdānağ* erwähnt auch Ibn Sīnā Flüssigkeit in den Ohren und Verstopfungen der Gehörgänge.[320] Al-Bīrūnī ergänzt noch nach Galen, *Cannabis* werde bei chronischen Schmerzen angewandt. Er ist damit der Einzige, der von Schmerzen im Allgemeinen schreibt.[321] Als weitere Anwendungsmöglichkeit empfiehlt Ibn Sīnā, die gekochte Wurzel des wilden *Cannabis* im Verband gegen Tumore und Erysipel (*al-awrām al-ḥārra wa-l-ḥumra*).[322] Ebenfalls zur äußeren Anwendung solle der Saft aus den zerstoßenen Blättern zum Waschen des Kopfes genutzt werden, um damit Schuppen (*ibriyya*) von den Haarwurzeln zu entfernen (*min uṣūl aš-šaʿr*), schreibt Ibn al-Bayṭār gemäß Isḥāq b. Sulaymān.

311 Ar-Rāzī, *al-Ḥāwī* vii, 54.
312 Kahl, *Dispensatory* 53.
313 Aḍ-Ḍanāwī, *aš-Šifāʾ* 335.
314 Said, *Materia Medica* 346.
315 Ibn al-Bayṭār, *al-Ǧāmiʿ* ii, 290.
316 Flüssigkeit in den Ohren deutet häufig auf einen frischen oder abgeheilten Infekt hin.
317 Ar-Rāzī, *al-Ḥāwī* vii, 54.
318 Ebn Baithar, *Heil- und Nahrungsmittel* i, 328.
319 Ibn al-Bayṭār, *al-Ǧāmiʿ* ii, 290.
320 Aḍ-Ḍanāwī, *aš-Šifāʾ* 354.
321 Said, *Materia Medica* 346.
322 Aḍ-Ḍanāwī, *aš-Šifāʾ* 335.

Auch Ibn Sīnā empfiehlt es unter *qunnab* gegen Schuppen, unter *šahdānağ* schreibt er von der Flechte (*ḥazāz*) auf dem Kopf.[323] Darüber hinaus empfiehlt er ein halbes *raṭl* (ca. 150–200 g) vom Harz des wilden *Cannabis*, um Krämpfe und gelben Schleim zu lösen. Damit nennt er als einziger der hier rezipierten Autoren eine konkrete Mengenangabe.[324] Ar-Rāzī schreibt, *Cannabis* helfe gegen Flechte (*ḥazāz*) in Kopfhaar und Bart.[325] Außerdem, so wird Ibn an-Nafīs bei Ibn al-Bayṭār zitiert, töte *Cannabis* Würmer und reinige, als Niesmittel genutzt bzw. in die Nase eingebracht, das Gehirn.[326] Diese Anwendungsmöglichkeiten kommen bei keinem der anderen Autoren vor. In al-Qazwīnīs *Kitāb ʿAǧāʾib al-maḫlūqāt* wird zudem noch Schmerzstillung genannt, insbesondere bei Gicht, sowie bei Augenschmerzen.[327] Auf seinen Text wird aber im folgenden Abschnitt noch eingegangen, da er verschiedene Inhalte vermischt, die in Pharmazie und Medizin klar getrennt sind.

3.4.4 Überdosierung, Vergiftung, Nebenwirkungen und Rausch

Neben den genannten heilenden Effekten, die man in der Medizin und Pharmazie kannte, wird ebenso vor der schädlichen Wirkung des *Cannabis* gewarnt. Ibn al-Bayṭār zitiert Ibn Sīnā, er verderbe die Säfte und habe wenig Heil- und Nährstoffe. Im *al-Qānūn* schreibt Ibn Sīnā unter *šahdānağ*, womit er ja eigentlich die Samen der Pflanze benennt, ihre Säfte seien gering schädigend (*qalīl radīʾ*).[328] Ibn al-Bayṭār führ auch die Warnungen Dioskurides' und Galens auf, bei Einnahme einer größeren Menge komme es zur Austrocknung des Spermas. Außerdem schreibe Isḥāq b. ʿImrān (3.–4./9.–10. Jh.), *Cannabis* störe die Verdauung (*ʿusr al-inhiḍām*), schädige den Magen (*radīʾ li-l-maʿida*) und erzeuge Kopfschmerz (*muṣaddaʿ*). Laut Isḥāq b. ʿImrān werde dieser vom Rauch (*buḫār*) der Pflanze hervorgerufen. Auf welche Art sie geraucht oder eingeatmet wurde oder zu welchem Zweck, beschreibt er nicht.[329] Diese Stelle ist allerdings bemerkenswert, da *Cannabis* in späterer Zeit geraucht wurde, was bis heute erhalten geblieben ist. Während der mamlukischen Epoche und davor war diese Methode allerdings nicht bekannt und auch wenn es um den Gebrauch als Rauschmittel geht, wurde *Cannabis* gegessen, wie noch gezeigt wird. Es finden sich leider in diesem Textabschnitt keine eingehenderen Beschreibungen zum

323 Aḍ-Ḍanāwī, *aš-Šifāʾ* 336.
324 Aḍ-Ḍanāwī, *aš-Šifāʾ* 354.
325 Ar-Rāzī, *al-Ḥāwī* vii, 54.
326 Ibn al-Bayṭār, *al-Ǧāmiʿ* ii, 290.
327 Al-Qazwīnī, *Kitāb ʿAǧāʾib*/2000, 243 und al-Qazwīnī, *Kitāb ʿAǧāʾib*/1978, 329.
328 Aḍ-Ḍanāwī, *aš-Šifāʾ* 354.
329 Ibn al-Bayṭār, *al-Ǧāmiʿ* ii, 290.

Rauch bzw. Rauchen der Pflanze. Kopfschmerz führt auch ar-Rāzī als Nebenwirkung auf. Er schreibt zudem, *Cannabis* störe die Potenz (*qaṭʿ al-bāh*).[330] Ibn Sīnā schreibt ähnlich und warnt ebenfalls vor Verdauungs- und Magenproblemen. Er differenziert allerdings noch einmal genauer, die genannten Probleme würden durch die Samen des *Cannabis* ausgelöst. Außerdem werde die Produktion des Spermas durch übermäßigen Konsum der Samen eingeschränkt.[331] Auch al-Bīrūnī nennt Kopfschmerz, zitiert dabei aber wiederum ar-Rāzī.[332]

Alle hier herangezogenen Autoren beschreiben außerdem noch die Einschränkung der Sehkraft als Konsequenz des *Cannabis*-Konsums.

Ibn al-Bayṭār beschreibt als einziger die berauschende Wirkung von *Cannabis*. Die indische Art (*al-qunnab al-hindī*) sei stark berauschend (*yuskiru ǧiddan*), wenn man von ihr ein oder zwei *dirham* (3,125 g oder 6,25 g) einnehme. Wer mehr einnimmt, der gelange, so v. Sontheimer in seiner Übersetzung „zur Grenze der gänzlichen Abspannung".[333] Im arabischen Text steht *ilā ḥaddi r-ruʿūnati*,[334] was sowohl – in zeitgemäßerem Deutsch – *an den Rand der Erschlaffung* bedeuten könnte als auch *an den Rand des Wahnsinns*. Lane übersetzt *ruʿūna* mit *foolish* (närrisch), *stupid* (dumm), *unsound in intellect or understanding* (labil in Intellekt und Verstehen) und ebenso mit *lax* (lasch), *flaccid* (schlapp), *slack* (träge) *or languid* (müde).[335] Beide Übersetzungen passen auch inhaltlich. Ibn al-Bayṭār schreibt, wer es einnimmt, zerstöre seinen Verstand (*iḫtalaṭa ʿuqūlahum* genauer: *nach der Einnahme war ihr Verstand verwirrt*), werde umnachtet (*wa-adā bihim al-ḥālu ilā l-ǧunūni*) und sterbe schließlich. Ibn al-Bayṭār habe Arme (*al-fuqarāʾ*)[336] gesehen, die nach dem Genuss in einen entzückten (*yaṭrabūna*) und heiteren (*yafraḥūna*) Zustand gelangten. Wer sich daran berausche (*yaskaruhum*), werde wahnsinnig (*ǧunūn*). Mit diesen Schilderungen ist er der Einzige der hier rezipierten Autoren, der Rausch ausführlicher erwähnt. Dabei greift er allerdings auch, wie er schreibt, auf eigene Erfahrungen und Beobachtungen zurück; wie oben bereits geschildert,

330 Ar-Rāzī, *al-Ḥāwī* vii, 54.

331 Aḍ-Ḍanāwī, *aš-Šifāʾ* 354.

332 Said, *Materia Medica* 346.

333 Ebn Baithar, *Heil- und Nahrungsmittel* ii, 328.

334 Ibn al-Bayṭār, *al-Ǧāmiʿ* ii, 291.

335 Lane, *Dictionary* 1107.

336 V. Sontheimer übersetzt *Fakire*, was ein sehr alter Begriff für den vorliegenden Zusammenhang ist und außerdem ein ungenauer. Ebn Baithar, *Heil- und Nahrungsmittel* ii, 328. Ob nun arme Menschen, Asketen o. ä. gemeint ist, muss nach genauerer Kenntnis des Kontextes entschieden und entsprechend übersetzt werden.

beginnt sein Abschnitt über *Indischen Cannabis* mit „Von mir (*lī*)".[337] Nur er schreibt von entzückten und heiteren Zuständen, wie im folgenden Kapitel *Gesamtbetrachtung zum Thema Rausch* noch herausgearbeitet wird.

Die Aussagen al-Qazwīnīs über *Cannabis* müssen hier noch einmal genauer betrachtet werden. Er bezeichnet ihn als Betäubungsmittel (*muḫaddir*), das den Verstand verwirre (*yaḫliṭu l-ʿaql*) und das Gedächtnis zerstöre (*yafsidu ḏ-ḏikr*). Außerdem rufe er Erstickungsanfälle (*ḫināq*) und Wahnsinn (*ǧunūn*) hervor. Diese Symptome nennt nur er für *Cannabis*. Unter den medizinischen Nutzen führt er, wie oben dargestellt, als einziger auf, es helfe gegen Schmerzen, insbesondere gegen Schmerzen bei Gicht (*niqris*), werde dafür aufgetragen oder getrunken (*ṭilāʾan wa-šurban*) und er stoppe Blutfluss.[338] Al-Qazwīnī war kein Mediziner und er nennt auch keine Quellen für diese Therapien und Symptome. Ibn Sīnā beschreibt als einzige Anwendungsmöglichkeit, bei der *Cannabis* aufgetragen wird, das Lösen von Verhärtungen bei heißen und roten Tumoren (s. S. 75), nicht aber die Gicht. Wie unter *Merkmale, Eigenschaften und Herkunft* (S. 69) dargestellt, schreibt al-Qazwīnī, die Blätter der *Cannabis*-Pflanze (*šahdānaǧ*) seien *banǧ* (eigentlich Bilsenkraut; s. S. 71). Dementsprechend vermischt er die Informationen zu *Cannabis* und Bilsenkraut und führt Teile von beiden zusammen: Ibn Sīnā, al-Bīrūnī und Ibn al-Bayṭār schreiben über Bilsenkraut, es stoppe Blutfluss und lindere Schmerzen, Ibn Sīnā und al-Bīrūnī erwähnen zusätzlich speziell Schmerzen durch Gicht, und Ibn Sīnā und Ibn al-Bayṭār schreiben von Augenschmerzen. Ibn Sīnā und al-Bīrūnī nennen Anwendungsmöglichkeiten im Verband oder im Trank, Ibn Sīnā schreibt selbst „aufgetragen oder getrunken" (*ṭilāʾan wa-šurban*; s. o.).[339] All diese Aspekte führt al-Qazwīnī auch unter *Cannabis* auf, da es sich seiner Meinung nach dabei um die Blätter der *Cannabis*-Pflanze handelt. Hier wird die Problematik des Begriffs *banǧ* deutlich. In medizinischen und pharmazeutischen Werken, also im medizinischen und pharmazeutischen Wissen der Zeit, standen *qunnab* und *šahdānaǧ* für *Cannabis*, während *banǧ* für Bilsenkraut stand. Im nicht fachlichen Sprachgebrauch wurden diese klaren Grenzen offenbar häufig verwischt.

Maßnahmen gegen eine Vergiftung finden sich wenige. Gebräuchlichstes Mittel war offenbar Sauerhonig (*Oxymel*, arab. *sikanǧubīn*), eine Mischung aus Honig und Essig. Ibn Sīnā nennt gesüßten Sauerhonig (*as-sikanǧubīn as-sukkarī*) als Schutz vor der schädlichen Wirkung.[340] Auch bei al-Maqrīzī wird Sauerhonig erwähnt:

---

337 Ibn al-Bayṭār, *al-Ǧāmiʿ* ii, 291.

338 Al-Qazwīnī, *Kitāb ʿAǧāʾib*/2000, 243 und al-Qazwīnī, *Kitāb ʿAǧāʾib*/1978, 329.

339 Aḍ-Ḍanāwī, *aš-Šifāʾ* 88, sowie Ibn al-Bayṭār, *al-Ǧāmiʿ* i, 160.

340 Aḍ-Ḍanāwī, *aš-Šifāʾ* 335.

> Ein Arzt sagte: »Es wurde mir über die, die indischen *Cannabis* oder seine Blätter essen, zugetragen, dass sie ihn mit Mandeln, Pistazien, Zucker, Honig oder Mohn zu sich nehmen. Danach trinken sie Sauerhonig (*sikanǧubīn*), um die schädliche Wirkung abzuwenden.«[341]

Ibn al-Bayṭār nennt nach ar-Rāzī kaltes Wasser, Portionen von Schnee oder saure Früchte als geeignete Behandlung einer Vergiftung,[342] diese Stelle zitiert auch al-Bīrūnī.[343] Über wilden *Cannabis* (*qunnab barrī*) schreibt Ibn al-Bayṭār, es helfe, den Vergifteten mit warmem Wasser zum Erbrechen zu bringen und ihm saure Getränke zu reichen.[344] Ob warmes oder kaltes gereicht werden solle, ist hier nicht von großer Bedeutung, da das Ziel der Maßnahme offensichtlich die zügige Entleerung des Magens ist. Große Mengen spülen ihn aus und befördern beim Erbrechen hinaus, was sich noch darin befindet. So kann man verhindern, dass zu viel des Giftes aus dem Magen aufgenommen und in die Blutbahn abgegeben wird. Bei akuten Vergiftungen ist es auch heute noch ein probates Mittel, den Magen „auszupumpen", d.h. endoskopisch vom Schadstoff zu befreien, ehe er ins Blut gelangt.

Neben *Oxymel*, sauren Getränken oder Früchten und Erbrechen werden keine weiteren Maßnahmen genannt. Die Reihe der Empfehlungen fällt im Vergleich zu der Behandlung einer Vergiftung mit Opium oder Bilsenkraut sehr kurz aus, was sicher mit der geringen Verwendung von *Cannabis* in Medizin und Pharmazie zusammenhängt.

TABELLE 2 Übersicht über die medizinische Nutzung der Betäubungsmittel

	Opium	**Bilsenkraut (weiß)**	**Haschisch**
Verwendung	– Schmerzmittel (*Analgetikum*) – Beruhigungsmittel (*Sedativum*)	– Schmerzmittel (*Analgetikum*) – adstringierend	– Schmerzmittel (*Analgetikum*)

341 Al-Maqrīzī, *Ḫiṭaṭ* iii, 229. Cámara schreibt, es sei zweifelhaft, ob diese Passage einem Arzt zugeschrieben werden könne. Vgl. hierzu Cámara, Indalecio Lozano, *Estudios y documentos sobre la historia del cañamo y del hachis en el Islam medieval*, 2 Bd., Granada: Universidad de Granada, 1993.

342 Ibn al-Bayṭār, *al-Ǧāmiʿ* ii, 291.

343 Said, *Materia Medica* 346.

344 Ibn al-Bayṭār, *al-Ǧāmiʿ* ii, 291.

TABELLE 2 Übersicht über die medizinische Nutzung der Betäubungsmittel (*fortges.*)

	Opium	Bilsenkraut (weiß)	Haschisch
für/gegen	Kopf, Augen, Nase, Bauch	Entzündungszeichen: Rötung, Schmerz, Schwellung, Wärme …	Blähungen, chron. Schmerzen, heiße Tumoren, Schuppen, Reinigung d. Gehirns
außerdem	am häufigsten in Rezepturen verwandtes BTM	stoppt Blutfluss	am wenigsten i. d. Medizin verwand

4 Gesamtbetrachtung zum Thema Rausch in der klassischen arabischen Medizin

4.1 *Grundlagen der Betrachtung*

Rausch ist ein zentraler Aspekt im Umgang mit Betäubungsmitteln. Er kann absichtlich herbeigeführt werden durch die Einnahme von Betäubungsmitteln mit dem Ziel, sich zu berauschen. Er kann aber auch als Nebenwirkung bei der Gabe von Betäubungsmitteln zur Schmerzbekämpfung auftreten. Im Allgemeinen ist die Grenze zwischen Anästhesie und Rausch nicht immer klar auszumachen. Was stark anästhesiert, kann auch den Verstand betäuben, d.h. einen Rauschzustand herbeiführen. Was berauscht, hat wiederum auch betäubende Wirkung und kann unempfindlich gegen Schmerzen machen. Etwas als Rausch zu bezeichnen ist v.a. eine Frage der Intention: Betäubt ein Arzt Schmerzen und zusätzlich tritt eine durch das Schmerzmittel hervorgerufene Stimmungsveränderung auf, spricht man von einer Nebenwirkung des Medikaments. Nimmt jemand ein Betäubungsmittel ein mit dem Ziel, die stimmungsverändernde Wirkung zu nutzen, spricht man von Rausch. In der Schmerztherapie wird neu dosiert, beim Gebrauch eines Rauschgifts wird von Missbrauch gesprochen und es folgen Besserungsmaßnahmen wie juristische Strafen und therapeutischer Entzug. Die Schmerztherapie wird von einem Mediziner am Patienten durchgeführt und bei fehlerhafter Dosierung muss der Mediziner nachbessern, um die Therapie für den Patienten zu optimieren. Der Missbrauch von Substanzen wird vom Missbrauchenden selbst durchgeführt und er muss sich und die psychosozialen Umstände seines Lebens ändern. Diese Unterscheidungen sind von Belang, da sie das Dilemma der gerade in Deutschland abgeschlossenen Diskussion um die Legalisierung von *Cannabis* zur Schmerzbehandlung aufzeigt: *Cannabis* war seit langem als Rauschmittel, als „Droge“ bekannt. Man ordnete ihn in das Umfeld von Missbrauch und Kriminalität ein. Gleichzeitig trat das Wissen um die schmerzlindernde Wirkung immer mehr in den Vordergrund und etwas Verbotenes musste zunächst legalisiert werden, um diese Wirkung nutzbar zu machen.

Das Denken in den Kategorien *legal* und *illegal* ist historisch gewachsen und geprägt durch Bilder. Galt *Cannabis* in unserer Gesellschaft lange als Rauschmittel rebellierender Teenager oder der Hippie- und Musikszene, hat Morphin, gewonnen aus Opium, hauptsächlich den Ruf eines hochpotenten Schmerzmittels. Dabei eignet es sich auch als Rauschmittel. Allerdings sind die sog. Opiumhöhlen, in denen Süchtige Opium rauchten und ihrer Sucht zum Opfer fielen, aus unserer Gesellschaft verschwunden. Heute kennt man Opium bzw. Morphin hauptsächlich aus dem Krankenhaus, wo es als Schmerzmittel in den letzten Jahren immer häufiger Anwendung findet. Diese Gedanken sollen als Ausgangspunkt dienen für die Betrachtung von Rausch und Betäubung in der klassischen arabischen Medizin.

Die hier zugrunde liegende Definition von Rausch ist dem klinischen Wörterbuch *Pschyrembel* entnommen. Dort heißt es, Rausch sei

> Im weiteren Sinn Zustand mit Veränderung von Erleben und Gefühlen (z.B. Ekstase, Euphorie) nach Konsum von psychotropen Substanzen o.a. Reizen (z.B. Musik); im engeren Sinn Form der Substanzstörung als Intoxikation durch Alkohol oder andere psychotrope Substanzen …[345]

Rausch ist demnach eine Vergiftung (*Intoxikation*) mit einer Substanz, die Einfluss auf die Psyche nimmt. Vergiftung ist die „schädliche Wirkung von Giften“[346] auf den Körper, wie das klinische Wörterbuch erläutert, der Aspekt der Schädigung ist also mit Rausch verknüpft.

4.2 *Terminologie*

Rausch wird in der klassischen arabischen Medizin entweder benannt oder anhand der Symptome, die man zu Rausch zählt, beschrieben. Im Folgenden werden zunächst die arabischen Wörter für Rausch und Betäubungsmittel untersucht, die in der Fachliteratur vorkommen.

Der Zustand des *Trunken-* und *Nicht-nüchtern-Seins* – also der Rausch – wird *sukr* genannt. Das Wort wird gebildet aus der Wurzel *s-k-r*. Das Verb *sakira* aus derselben Wurzel bedeutet nach Lane “*He was*, or *became*, *intoxicated*, *inebriated*, or *drunken*; …”, *sakar* ist ein Wort für Wein.[347] Die zuvor genannten

345 https://www.pschyrembel.de/rausch//list/, zuletzt aufgerufen: 21.08.2022, 22:18.

346 https://www.pschyrembel.de/vergiftung/KONNU/doc/, zuletzt aufgerufen: 21.08.2022, 22:29.

347 Lane, *Dictionary* 1390.

Pflanzennamen *sīkarān*, *sikarān* und *saykurān*, sowie *šawkarān*, *šīkarān* und *šaykarān* (s. 2.3.1) scheinen sich ebenfalls von der Wurzel *s-k-r* bzw. *š-k-r* abzuleiten. Sie unterscheiden sich zwar im Anfangsbuchstaben (*sīn* oder *šīn*, die nicht weit voneinander entfernt liegen) oder in der Vokalisierung. Dennoch fällt eine offensichtliche inhaltliche Nähe der Namen und Begriffe auf. Aus der Wurzel *s-k-r* leitet sich auch das häufig für Betäubungsmittel verwandte *muskir* ab. Bei der Wurzel *s-k-r* steht der Rausch als zentrales Bedeutungselement im Vordergrund.

Ein weiteres Wort für Betäubungsmittel ist *muḫaddir*, gebildet aus der Wurzel *ḫ-d-r*. Hier steht die betäubende Wirkung im Sinne von *Anästhesie* im Vordergrund. Lane schreibt über das Verb *ḫadira*: "*It was*, or *became, benumbed* or *torpid*, or *affected by a languidness*, or *laxity*. … *He became languid from drinking wine or medicine*." Er weist darauf hin, dass *ḫadira* auf ein Bein oder einen Fuß, einen Arm oder eine Hand angewendet wird. *Ḫadir* bezeichne die Taubheit, die beispielsweise ein Bein befällt, sowie die Unfähigkeit, auf dem tauben Bein zu laufen.[348]

Daneben gibt es die Bezeichnung für Schmerzstiller: *musakkin* aus der Wurzel *s-k-n*, im zweiten Verbalstamm *sakkana* mit der Bedeutung etwas still, statisch, ruhig etc. werden lassen,[349] sowie für Schlafmittel: *munawwim* (*n-w-m*). Der Begriff *maʿǧūn* leitet sich aus der Wurzel *ʿ-ǧ-n* ab und kann sowohl *etwas Zusammengemischtes* oder *-geknetetes* bedeuten mit klarem Bezug zu einem Medikament, kann ebenso aber auch ein Medikament sein, das mit einer berauschenden Substanz wie Opium o.ä. versetzt ist.[350]

Das Wort *banǧ*, das im modernen Arabisch neben seiner Bedeutung als *Hyoscyamus* auch für Betäubungsmittel steht,[351] hatte diese Bedeutung in der klassischen Medizin noch nicht. Dort bezeichnete es, wie oben dargelegt, ausschließlich Bilsenkraut.

Zusätzlich wurde Rausch auch beschrieben. Ibn al-Bayṭār nutzt dazu beispielsweise einen Vergleich: Laut v. Sontheimers Übersetzung des *al-Ǧāmiʿ* sei die Wirkung von Bilsenkraut auf den Verstand der des Weines vergleichbar.[352] In der Edition des *al-Ǧāmiʿ* von 2001 steht im arabischen Text *asbata wa-ḫalaṭa*

348 Lane, *Dictionary* 707.

349 Lane, *Dictionary* 1393.

350 Lane, *Dictionary* 1968.

351 S. hierzu exemplarisch ʿUmar, *Muʿǧam* 247. Hier wird in einem beispielhaften Satz erläutert: *ʾUṭiya l-marīḍu l-banǧa qabla iǧrāʾi l-ʿamaliyyati l-ǧarāḥiyyati lahu* „Dem Kranken wurde das Betäubungsmittel (*banǧ*) gegeben, bevor die chirurgische Operation an ihm durchgeführt wurde."

352 Ebn Baithar, *Heil- und Nahrungsmittel* i, 177.

l-fikra miṯla š-šawkarāni, Bilsenkraut (*banǧ*) betäube und verwirre den Verstand wie Schierling (*šawkarān*, bot. *Conium maculatum*).[353] In Ibn al-Bayṭārs Eintrag zu Schierling steht, er lasse den Verstand schwinden (*aḏhaba l-ʿaql*) und überwältige den Vergifteten (*wa-aḫaḏa minhu l-fawāqa*). Zudem bringe der Konsum von Schierling Verwirrung der Gedanken mit sich (*taḫlīṭ al-fikr*).[354]

Wie Rausch durch Wein (also Alkohol) aussieht, war allgemein bekannt. Scheinbar wurde auch die Angabe „wie *šawkarān*" verstanden, man kannte also zumindest in Fachkreisen auch den Rausch durch Schierling.

Vergleiche wie der oben aufgeführte sind selten. Meist beschreiben medizinische und pharmazeutische Texte die berauschende Wirkung von Substanzen anhand ihrer Symptome. In Saids Übersetzung des *Kitāb aṣ-Ṣaydana* heißt es, *banǧ* lasse, in großen Mengen genossen, den Verstand verlieren und verursache geistige Verwirrung, Amnesie und Demenz.[355] Ibn Sīnā schreibt, Opium zerstöre Verstand und Intellekt (*yubṭilu l-fahm wa-ḏ-ḏihn*),[356] *banǧ* bringe den Verstand durcheinander (*yaḫliṭu l-ʿaql*), zerstöre das Gedächtnis (*yubṭilu ḏ-ḏikr*) und rufe Wahnsinn (*ǧunūn*) hervor.[357] Eine relativ umfangreiche Beschreibung der Vergiftung mit Bilsenkraut bietet er in seinem Kapitel über Intoxikationen mit pflanzlichen Giften. Sie wurde auf S. 67. bereits wiedergegeben. Sie endet mit den folgenden Sätzen:

> Ferner [kommt es] zu Verwirrung des Verstandes und möglicherweise zu Epilepsie. Sie [die Vergifteten] haben möglicherweise den Eindruck, verschiedene Stimmen zu hören. Möglicherweise schreien oder wiehern sie, werden kühn (übermütig), oder krächzen.[358]

Die hier beschriebenen Symptome gehen sehr weit. Wahrscheinlich handelt es sich um psychotische Zustände, die durch Vergiftungen hervorgerufen werden können (substanzinduzierte Psychose bzw. psychoseähnliche Zustände[359]).

353 Ibn al-Bayṭār, *al-Ǧāmiʿ* i, 162. Es muss sich um Unterschiede in den zugrundeliegenden Handschriften handeln, Verwechslungen zwischen den Begriffen für Wein und Schierling sind nicht zu erwarten.

354 Ibn al-Bayṭār, *al-Ǧāmiʿ* ii, 95.

355 Said, *Materia Medica* 78.

356 Aḍ-Ḍanāwī, *aš-Šifāʾ* 58.

357 Aḍ-Ḍanāwī, *aš-Šifāʾ* 88.

358 Ibn Sīnā, *al-Qānūn* iii, 296.

359 „Akute organisch bedingte Psychose, die bei vorbestehender Vulnerabilität durch Substanzeinwirkung (z. B. Alkohol, Cannabis, Kokain, Amphetamine, LSD) ausgelöst wird." https://www.pschyrembel.de/psychose/KOJ24/doc/, zuletzt aufgerufen: 21.08.2022, 22:35. Eine Differentialdiagnose sind psychoseähnliche Zustände, die durch Rauschmittel her-

Eine substanzinduzierte Psychose kann wahnhafte, halluzinatorische, depressive oder manische Züge haben – sie ist also generell schwer zu fassen. Eine ausführlichere Beschreibung des Krankheitsbildes ist hier nicht sinnvoll. Es ist allerdings anzunehmen, dass Ibn Sīnā psychotische Zustände als Folge von Intoxikationen beobachtet hat, wie sie auch heute aus der medizinischen Praxis bekannt sind. Dieser Schluss ist hier insofern von Bedeutung, als Stadien der Intoxikation und verschiedene Formen des Rausches offenbar nicht unterschieden wurden. Es heißt zwar bei Ibn Sīnā „möglicherweise" (*rubbamā*, auch *manchmal* oder *vielleicht*), man wusste also, dass derart heftige Reaktionen nicht jedes Mal eintreten, wenn ein Mensch unter einer Arzneimittelvergiftung leidet (sei es in Form einer Überdosierung oder eines Missbrauchs von Betäubungsmitteln). Dass es vorkommen konnte, war aber bekannt, und alles fiel unter den Begriff Vergiftung bzw. Rausch.

Ibn al-Bayṭār schreibt über *Indischen Cannabis* (*al-qunnab al-hindī*), er berausche stark (*yuskiru ǧiddan*) und erzeuge einen Zustand, der bis zum Wahnsinn reiche (*al-ḥāl ilā l-ǧunūn*).[360] Die zwei nicht in der Medizin verwandten Arten des *Hyoscyamus* (*banǧ*) erzeugen ebenfalls Raserei bzw. Wahnsinn (*ǧunūn*) und auch Schlaf bzw. Lethargie (*subāt*).[361]

Die Verben *ḫalaṭa* (verwirren), *baṭala* (zerstören) und *askara* (berauschen) werden regelmäßig von allen hier rezipierten Autoren benutzt und kommen am häufigsten in der Beschreibung berauschender Wirkungen vor. Die dazugehörigen Objekte sind mit ebenso großer Regelmäßigkeit die Begriffe für alles, was unter *Verstand* zusammengefasst werden kann: *ʿaql*, *fahm* und *ḏihn*, sowie Wahnsinn (*ǧunūn*).

4.3 *Rausch*

Der zentrale Aspekt beim Thema Rausch war, wie oben gezeigt wurde, der Verstand bzw. seine Beeinträchtigung. Die Begriffe und Formulierungen *ǧunūn* (Wahnsinn), *yuskiru* (es berauscht), *taḫlīṭ al-fikr* (Verwirrung der Gedanken), *asbata wa-yaḫliṭu l-fikr* (es betäubt und verwirrt den Verstand), *yuḏhibu l-ʿaql* (es lässt den Verstand schwinden), *yubṭilu l-fahm wa-ḏ-ḏihn* (es zerstört Verstand und Intellekt), *yubṭilu ḏ-ḏikr* (es zerstört das Gedächtnis) und *yaḫliṭu l-ʿaql* (es verwirrt den Verstand) sowie die Bezeichnung *muskir* drücken dies aus. Sie kommen in präzisen Formulierungen vor wie „Wenn die Blätter [des

---

vorgerufen werden und sich nach dem Abklingen der Wirkung wieder legen. Eine echte substanzinduzierte Psychose bleibt auch nach dem Nachlassen der Wirkung des Rauschmittels bestehen.

360 Ibn al-Bayṭār, *al-Ǧāmiʿ* ii, 29.

361 Ibn al-Bayṭār, *al-Ǧāmiʿ* i, 161.

Bilsenkrauts] wie die übrigen Kräuter gekocht werden und die Menge eines *ṭarīniyūn* davon gegessen wird, wird der Verstand verdorben" (*wa-iḏā ṭubiḫa l-waraqu kamā yuṭbaḫu sā'iru l-buqūli wa-ukila minhu miqdārun ṭarīniyūnun afsada l-'aqla*).[362] An dieser Stelle wird vor einer bestimmbaren schädlichen Menge gewarnt. An anderer Stelle treffen die Autoren äußerst vage Aussagen. Bei Ibn Sīnā heißt es beispielsweise über Opium lediglich, es gehöre zu den Dingen, die den Verstand und den Intellekt zerstören (*wa-huwa mimmā yubṭilu l-fahmu wa-d-ḏihnu*).[363] Weitere Angaben dazu folgen nicht. Ähnlich zum Bilsenkraut: „Wenn von dessen Blättern etwas in einer gewissen Menge gegessen wird, wird der Verstand verwirrt" (*wa-in ukila min waraqihi šay'un lahu qadrun ḫuliṭa l-'aqlu*).[364] Said übersetzt in al-Bīrūnīs *Kitāb aṣ-Ṣaydana* über Bilsenkraut: *"An excessive eating of its leaves results in the loss of senses."*[365] Hier ist eindeutig von einer Überdosis bzw. Vergiftung die Rede, wieviel *excessive* ist, bleibt aber offen. All das wurde bereits in den entsprechenden Kapiteln ausführlich besprochen, es bleibt hier dennoch festzustellen, dass in den entsprechenden Texten immer von einer Überdosierung oder einer Vergiftung die Rede ist.

Daneben fällt auf, dass der Aspekt des Rausches nicht als Hauptmerkmal der hier behandelten Betäubungsmittel wahrgenommen wurde. Er wurde lediglich als Symptom einer Überdosierung behandelt, d.h. als Symptom einer fehlerhaften Therapie, die angepasst werden musste. Opium wird von Ibn Sīnā an erster Stelle als Schlaf erzeugend (*munawwim*) bezeichnet, nicht als berauschend. Vor der Schlaf erzeugenden Wirkung wird gewarnt, wie u.a. auf S. 45 gezeigt wurde, da sie bis in den Tod führen kann. An zweiter Stelle steht die schmerzstillende Wirkung des Opiums. Ibn Sīnā bezeichnet es als schwaches Betäubungsmittel (*muḫaddir ḍa'īf*). Beim Wort *muḫaddir* steht am ehesten die betäubende, anästhesierende Wirkung im Vordergrund und nicht unbedingt die berauschende. Außerdem wirke Opium abschwellend und sei hilfreich gegen heiße Geschwüre – vermutlich aufgrund der ihm zugeschriebenen Kälte. Erst später wird erwähnt, dass es auch den Verstand zerstöre (*yubṭilu l-fahm wa-d-ḏihn*).[366] Über Bilsenkraut schreibt Ibn Sīnā, dass nur die weiße Art in der Medizin von Nutzen sei. Die berauschenden Qualitäten der schwarzen und der roten Art erwähnt er nicht. Nach einigen Empfehlungen, wie die weiße Art anzuwenden sei und gegen welche Schmerzen sie helfe, wird kurz erwähnt,

362 Ibn al-Bayṭār, *al-Ǧāmi'* i, 161.
363 Aḍ-Ḍanāwī, *aš-Šifā'* 58.
364 Aḍ-Ḍanāwī, *aš-Šifā'* 88.
365 Said, *Materia Medica* 78.
366 Aḍ-Ḍanāwī, *aš-Šifā'* 58.

sie könne den Verstand verwirren (*yaḫliṭu l-ʿaql*). Lediglich zum Ende des Eintrags, zusammengefasst unter Vergiftungen (*as-sumūm*), folgt erneut explizit die Warnung, das Gift der Pflanze verwirre den Verstand (*yaḫliṭu l-ʿaql*) und zerstöre das Gedächtnis (*yubṭilu ḏ-ḏikr*). Außerdem wird vor Erstickung (*ḫunāq*) gewarnt und vor Wahnsinn (*ǧunūn*).[367] Eine Vergiftung mit Bilsenkraut wird im *al-Qānūn* dann noch einmal im Kapitel über Pflanzengifte beschrieben, auf S. 67 liegt der Text in Übersetzung vor. Der Aspekt der Schädigung ist also auch hier mit Rausch und Rauschmitteln verknüpft. *Cannabis* (*qunnab*) bezeichnet Ibn Sīnā lediglich als die Körpersäfte verderbend (*radīʾat al-ḫilṭ*), also ebenfalls schädigend, von Rausch durch *Cannabis* ist bei ihm jedoch nicht die Rede.[368]

Ibn al-Bayṭār zitiert zur berauschenden Wirkung von Opium Ibn Sīnās Satz, es zerstöre den Verstand (*yubṭilu l-fahm wa-ḏ-ḏihn*).[369] Im Eintrag zu Bilsenkraut werden zunächst die drei Arten der Pflanze beschrieben und anschließend Dioskurides und Galen zitiert, die erläutern, dass die schwarze und die rote Art umnachten und betäuben (*yuǧannān wa-yasbutān*). Danach geht es um die weiße Art und es folgen zahlreiche Anwendungsmöglichkeiten in der Medizin.[370] Unter *Cannabis* schreibt Ibn al-Bayṭār nichts zum Thema Rausch, er nennt jedoch, wie bereits dargestellt, *Indischen Cannabis* (*al-qunnab al-hindī*): dieser sei in Ägypten als *ḥašīša* bekannt und berausche stark (*yuskiru ǧiddan*) wenn man ein oder zwei *dirham* (3,125 g oder 6,25 g) davon einnimmt. Außerdem führe er an den Rand der Erschlaffung bzw. des Wahnsinns (*ilā ḥadd ar-ruʿūna*, s. S. 60). Er verwirre den Verstand derjenigen, die es einnehmen und führe bis zum Wahnsinn (*al-ḥāl ilā l-ǧunūn*). Außerdem entzücken (*yuṭribūna*) und erheitern (*yufriḥūna*) sich die Konsumenten.[371]

Al-Bīrūnī erwähnt keine berauschende Wirkung von Opium,[372] über Bilsenkraut schreibt er laut der Übersetzung von Said, es sei ein Betäubungsmittel (*narcotic*) gegen alle Arten von Schmerz. Hier steht also der anästhesierende Effekt im Vordergrund. Übermäßiger Genuss der Blätter (*excessive eating*) führe zu Verlust des Verstandes. Außerdem werden Amnesie, Herzrasen und Demenz erwähnt.[373] Zu einem Rausch durch *Cannabis* macht al-Bīrūnī keine Angaben.[374]

367 Aḍ-Ḍanāwī, *aš-Šifāʾ* 88.
368 Aḍ-Ḍanāwī, *aš-Šifāʾ* 335.
369 Ibn al-Bayṭār, *al-Ǧāmiʿ* i, 62.
370 Ibn al-Bayṭār, *al-Ǧāmiʿ* i, 160.
371 Ibn al-Bayṭār, *al-Ǧāmiʿ* ii, 291.
372 Said, *Materia Medica* 36.
373 Said, *Materia Medica* 78.
374 Said, *Materia Medica* 346.

Wie die Auflistung oben zeigt, sind die Beschreibungen eines Rausches durch Bilsenkraut am ausführlichsten und es fällt auf, dass ein Rausch durch *Cannabis* in einigen Werken gar nicht erwähnt wird. Das lässt darauf schließen, dass Bilsenkraut als starkes Rauschmittel bekannt war und dass die Beschreibungen häufig benötigt wurden: Es erfreute sich offenbar sehr breiter Beliebtheit. *Cannabis* ist dem modernen Leser zwar präsenter, da er sowohl als Rausch- wie auch als Betäubungsmittel immer noch in Gebrauch ist. Die öffentliche Debatte um die Legalisierung von *Cannabis* ruft ihn zudem regelmäßig wieder in das Bewusstsein. Bilsenkraut dagegen ist heute kaum noch bekannt. Für die Schlussfolgerung, Bilsenkraut habe dementsprechend auch in der Vormoderne eine Nebenrolle gespielt, gibt es allerdings keine Anhaltspunkte. Die klassischen medizinischen und pharmakologischen Werke jedenfalls deuten in eine andere Richtung.

Noch etwas anderes fällt auf: In keinem der hier rezipierten Werke, die alle als Standardwerke gelten, wird der Konsum von Opium, Bilsenkraut oder Haschisch zum Zweck, sich zu berauschen, erwähnt. Ibn al-Bayṭārs Bericht über *Indischen Cannabis* bildet eine Ausnahme. In einigen Werken wird zwar besprochen, welche Menge zu einer Vergiftung führt und was daraus resultiert. Dass es Menschen gibt, die eine Vergiftung bewusst herbeiführen, um berauscht zu sein, wird jedoch nicht erwähnt. Ebenso wenig wird regelmäßiger Rauschmittelkonsum, verbunden mit der Unfähigkeit, ihn aufzugeben (modern ausgedrückt: Abhängigkeit), beschrieben. Es war den Ärzten aber sicher bekannt, dass so etwas vorkam und daher stellt sich die Frage, warum sie es nicht schildern.

Zum einen war es wahrscheinlich für den Arzt ohne Belang, auf welchem Weg oder aus welchem Grund es zu einer Vergiftung gekommen ist. Zeigte sie sich durch typische Symptome wie starke Müdigkeit, Koma, Übelkeit oder Erbrechen, galt der Betroffene sicher einfach als krank. Wenn bekannt war, womit der Betroffene vergiftet war, wurde er nach den medizinischen Richtlinien behandelt, die oben in den entsprechenden Kapiteln detailliert aufgeführt sind. Zeigten sich Symptome einer Psychose wie die von Ibn Sīnā so eindrücklich beschriebenen (s. S. 68), wurde der Vergiftete wahrscheinlich zu den Irren (*maǧnūn*) gezählt, für die es eigene Abteilungen in Krankenhäusern gab, in denen sie nötigenfalls, zum Schutz vor Eigen- und Fremdgefährdung fixiert (d.h. gefesselt bzw. angekettet) wurden.[375] Al-Maqrīzī erwähnt u.a. solch eine Einrichtung in seiner Beschreibung des Ibn Ṭūlūn Krankenhauses in Kairo:

---

375 Dols, Michael, *Majnūn: The Madman in Medieval Islamic Society*, Oxford: Clarendon Press, 1992, 118.

> Er [Ibn Ṭūlūn] ritt jeden Freitag selbst und inspizierte die Kassen des Krankenhauses und ihren Inhalt, sowie die Ärzte. Außerdem sah er nach den Kranken und den übrigen Schwachen und nach den eingesperrten Irren.[376]

Ibn Ṭūlūn habe dabei seine eigene Erfahrung mit einem „Irren" gemacht:

> Einmal trat er ein und ging, bis er zu den Irren gelangte. Einer von ihnen, ein Gefesselter (*maġlūl*), rief ihn an: »Emir, höre meine Worte! Ich bin nicht irre, ich wurde hereingelegt! In meiner Seele ist ein Verlangen nach einem Granatapfel, so groß wie es geht!« Er [Ibn Ṭūlūn] befahl es sofort und [der Gefesselte] freute sich darüber, wog ihn in der Hand und prüfte ihn. Da wurde Aḥmad Ibn Ṭūlūn unachtsam und [der Gefesselte] schleuderte ihn gegen seine Brust und er bespritze seine Kleidung. [Ibn Ṭūlūn] befahl ihnen, ihn zu ergreifen. Danach gab es keinen Besuch im Krankenhaus mehr.

Ob sich diese Episode tatsächlich so zugetragen hat, ist nicht von großer Bedeutung. Sie beschreibt jedenfalls den Umgang mit „Irren". *Maġlūl*, hier als *gefesselt* übersetzt, kann auch bedeuten, dass jemand ein Halseisen angelegt bekommt. Im geschilderten Fall ist das sogar sehr wahrscheinlich, da der „Irre" ja die Hände frei hat, um Ibn Ṭūlūn mit dem Granatapfel zu bewerfen. Auch Dols schreibt in seinem umfangreichen Buch *Majnūn: The Madman in Medieval Islamic Society* von *"manacles and fetters"*,[377] also Fesselringen und Fesseln zur Fixierung „irrer" Patienten.

In vielen dieser Fälle war wahrscheinlich nicht einmal bekannt, was die Ursache für das psychotische Verhalten war.

Zum anderen ist fraglich, ob Haschischesser und andere Rauschmittelkonsumenten, die sich offenbar meist an bestimmten Orten in den Städten versammelten, tatsächlich im Fall einer Vergiftung bis in ein Krankenhaus gelangten und dort behandelt wurden. Al-Maqrīzī liefert in seinem Kapitel über Haschischkonsum in Kairo einen Anhaltspunkt, wenn er schreibt, dass Haschischesser zusätzlich *sikanǧubīn* (Sauerhonig) zu sich nähmen, um die schädliche Wirkung des Betäubungsmittels abzuwenden.[378] Wahrscheinlich halfen sie sich selbst und blieben lieber unentdeckt. Schließlich war und ist Rauschmittelkonsum, gemäß den meisten Quellen, im Islam verboten und wer

376 Al-Maqrīzī, *Ḫiṭaṭ* iv, 267.
377 Dols, *Majnūn* 361.
378 Al-Maqrīzī, *Ḫiṭaṭ* iii, 229.

durch einmalige oder regelmäßige Intoxikation auffiel, machte sich strafbar und suchte sicher nur selten in einem öffentlichen Krankenhaus Hilfe.

Die normalerweise in diesem Zusammenhang erwähnte These, Rauschmittelkonsum komme in klassischen Texten kaum vor, weil er von den Rechtsgelehrten verboten wurde und daher kein adäquates Thema für eine Abhandlung sei, ist m. E. nicht stimmig. Die berauschenden Qualitäten bestimmter Substanzen wurden konsequent aufgeführt und benannt und biografische Sammelwerke und andere Quellen schildern Rauschzustände und Lebensläufe zwanghaft Konsumierender (modern ausgedrückt: Abhängiger), wie noch gezeigt werden wird. Die Schilderungen liegen also vor. Dass sie in medizinischen Texten nicht vorkommen, liegt vielmehr daran, dass das Krankheitsbild der Abhängigkeit, wie wir es kennen, sich erst langsam entwickelte. Zwanghaft und regelmäßig Konsumierende wurden zunächst als Vergiftete behandelt. Ihr Leben in Illegalität und abseits der Gesellschaft ließ sie sicher in vielen Fällen gar nicht erst in einem Krankenhaus auftauchen. Mit den entsprechenden Richtlinien für eine Behandlung von Vergifteten hatte der Mediziner alles an der Hand, was er benötigte.

Ein weiterer Punkt muss hier noch betrachtet werden: Die psychotrope Wirkung von Betäubungsmitteln ist nicht nur berauschend. Sie kann auch beruhigend oder aufmunternd sein. Die Idee, Betäubungsmittel zu diesem Zweck einzusetzen, war in der Medizin aber offenbar nicht verbreitet. Sehr weit hergeholt ist dieser Gedanke allerdings nicht. Al-Bīrūnī berichtet über Opium etwas in diesem Zusammenhang Bemerkenswertes:

> People of hot climes, especially the people of Mecca, gradually increase the dosage to the extent where it would be considered lethal. This quantity they consume every day. The aim is to bring down uneasiness, anxiety, and fever and to give relief from the bad humours to induce sound and undisturbed sleep.[379]

Es erscheint wenig glaubwürdig, dass sämtliche Einwohner Mekkas regelmäßig Opium konsumierten, um von Angst befreit gut schlafen zu können. Die Tatsache jedenfalls, dass Pflanzen bzw. ihre Teile oder Produkte aus ihnen zur Beruhigung eingesetzt werden können, war bekannt und man wusste, welche Pflanzen zu dieser Wirkung verhelfen können. In der Medizin hat diese Anwendungsmöglichkeit offenbar keine Rolle gespielt. Lediglich gegen Schlaflosigkeit (*sahar*) wurden sie verordnet, nicht zur Beruhigung oder Stimmungsaufhellung.

379 Said, *Materia Medica* 36.

Auch spätere Autoren schreiben, der Gebrauch von Opium habe eine introvertierende Wirkung, die Nutzer zögen sich in sich zurück. Gleichzeitig schärfe es die Sinne, es „entrückt und weckt“[380] zugleich. Es mache „gelassen, still und leicht“,[381] berichten Opiumraucher. Das ist sicherlich eine Frage der Dosierung, das Opiumrauchen war erst ab dem 12./18. Jh. möglich durch die Entwicklung einer Opiumpfeife mit einem Kopf aus Ton.[382] Dennoch war der Gebrauch zum Zweck, „gelassen, still und leicht“ zu werden oder beruhigt schlafen zu können, offenbar durchaus bekannt. Wenn ein Arzt zu einem Vergifteten gerufen wurde, ging es allerdings darum, die Symptome bzw. den Schaden, den Opium anrichten kann, zu behandeln. Die Pharmazeuten beschreiben die stimmungsaufhellende Wirkung einiger Substanzen durchaus: Ibn al-Bayṭār nennt *tānbūl* (Betel, bot. *Piper betel*) erfrischend und den Geist stärkend. Es erzeuge in der Seele Freude (*aḥdaṯa fī n-nafsi ṭaraban*).[383] Ähnliches berichtet er von *ġubayrāʾ* (Speierling, bot. *Sorbus domestica*), das als Aphrodisiakum starke Wirkung auf Frauen habe und denjenigen, der einen aus den Blumen geflochtenen Kranz auf dem bloßen Kopf trägt, große Heiterkeit (*faraḥ fariḥan*) spüren lasse.[384] Ebenfalls als Aphrodisiakum wirke *qatt* (Luzerne, bot. *Medicago sativa*).[385] Sexuelle Erregung, große Heiterkeit, Entrückung, Gelassenheit, Leichtigkeit – eine Person, die Substanzen zum Erlangen dieser Zustände einnimmt, steht aus heutiger Sicht unter dem Einfluss von Betäubungsmitteln und ist berauscht. Die klassische arabische Medizin stufte das nicht so ein: *Tānbūl* führt Ibn Sīnā gar nicht auf, über *ġubayrāʾ* schreibt er nur, dass es die Säfte bzw. deren Fluss anhalte (*yaḥbisu kull sayalān*), ein Effekt, der durch Beimengung von *zaʿrūr* (Azarole, bot. *Crataegus azarolus*) eingedämmt werden könne. Außerdem helfe es gegen heißen Husten (*suʿāl ḥārr*).[386] *Qatt* sei vorteilhaft gegen Zittern bzw. Schüttelfrost (*ar-riʿša*).[387] Von Freude und Heiterkeit schreibt er nichts. *Tānbūl, ġubayrāʾ* und *qatt* werden von Ibn Sīnā auch nicht als *muskir* oder *muḫaddir* bezeichnet, von ihm also nicht zu den Rausch- und Betäubungsmitteln gezählt.

An dieser Stelle lohnt ein erneuter Blick auf zeitgenössische Ereignisse: Der Journalist Jürgen Todenhöfer schreibt in seinem Reisebericht *Inside IS – 10*

380 Gelpke, Rudolf, *Vom Rausch im Orient und Okzident*, Köln: Anaconda, 2008, 19.

381 Museum der Kulturen, *Opium* 11.

382 Museum der Kulturen, *Opium* 29.

383 Ibn al-Bayṭār, *al-Ǧāmiʿ* i, 182. V. Sontheimer führt zwei Schreibweisen auf, sowohl *tānbūl* als auch *tāmūl*. Vgl. hierzu Ebn Baithar, *Heil- und Nahrungsmittel* i, 200.

384 Ibn al-Bayṭār, *al-Ǧāmiʿ* ii, 203.

385 Ebn Baithar, *Heil- und Nahrungsmittel* ii, 257.

386 Aḍ-Ḍanāwī, *aš-Šifāʾ* 410.

387 Aḍ-Ḍanāwī, *aš-Šifāʾ* 342.

Tage im „Islamischen Staat" von einem Inhaftierten, der festgesetzt worden sei, weil er eine größere Menge Schlaftabletten und Antidepressiva (Stimmungsaufheller) besessen habe.[388] Selbst Genussmittel wie Tabak, der nur in sehr geringem Umfang aufhellend wirkt, galt im sogenannten Islamischen Staat als verboten und der Konsum wurde mit Peitschenhieben bestraft.[389] Hier wird noch einmal deutlich, dass *legal* und *illegal* gewachsene und geprägte Kategorien sind, die sich wandeln und die uminterpretiert werden. In der Vormoderne im Nahen Osten war es offenbar kein Problem, Opium als Medikament gegen Schlaflosigkeit anzuwenden und Speierling wurde als Stimmungsaufheller gerühmt.

4.4 *Abschließende Betrachtung*

In der klassischen arabischen Medizin wird Rausch ausschließlich sekundär betrachtet. Die Quellen schildern zwar, dass er durch Intoxikation hervorgerufen wird, das stellt aber nur eine der möglichen Betrachtungsdimensionen dar. Die jeweilige Substanz steht hier im Zentrum, der Rausch ist eine Nebenwirkung. Selbst stärkste Effekte wie substanzinduzierte Psychosen wurden nicht separat betrachtet. Rausch galt als Schaden, den Substanzen hervorrufen können.

Die umgekehrte Betrachtungsdimension, bei der Rausch im Zentrum steht, spielte in der Medizin offenbar keine maßgebliche Rolle. Missbrauch (*Abusus*) von Betäubungsmitteln, d.h. Rausch als intendierte Wirkung, war zwar bekannt, die Beschäftigung damit ist allerdings eher in der islamischen Rechtswissenschaft (*fiqh*) von Bedeutung. Dort geht es um das Verbot, sich zu berauschen und darum, welche Substanzen unter welchen Bedingungen legal (*ḥalāl*) oder illegal (*ḥarām*) sind. Die Kategorien *legal* und *illegal* (oder *ḥalāl* und *ḥarām*) wurden in der Medizin und in der Pharmazie nicht berücksichtigt. Opium, Bilsenkraut und Haschisch kamen, trotz ihrer potentiell berauschenden Eigenschaften, in der Behandlung von Krankheiten zum Einsatz. In Kapitel 4 werden die juristischen Aspekte von Betäubungsmittelkonsum genauer betrachtet.

Im medizinischen Bereich stand jedenfalls die Behandlung der körperlichen Vergiftungssymptome (insuffiziente Atmung, Krämpfe, Bewusstlosigkeit etc.) im Vordergrund. Regelmäßiger Missbrauch von Betäubungsmitteln als Rauschmittel und die Unfähigkeit, den Konsum aufzugeben, wurden offenbar nicht als eigenständige Diagnose angesehen. Dieser Punkt muss noch eingehender

388 Todenhöfer, *IS* Abb. 29.

389 http://www.sueddeutsche.de/politik/islamischer-staat-alltag-im-kalifat-1.2512706, zuletzt aufgerufen: 21.08.2022, 22:14.

betrachtet werden, wenn es um die Frage nach einem möglichen Verständnis von Sucht in der klassischen arabischen Medizin geht. Missbrauch fand eher abseits der Gesellschaft an bestimmten Orten statt.

Als Rausch galten, wie gezeigt wurde, Zustände, die mit dem Verlust von Verstand und Gedächtnis einhergehen. Mildere Effekte wie Stimmungsaufhellung, Anregung oder Erregung galten nicht als Rausch und wurden teilweise sogar als positive Eigenschaften einer Substanz hervorgehoben.

KAPITEL 3

Betäubungsmittel als Gifte

Neben den Anwendungsmöglichkeiten von Opium, Bilsenkraut und Haschisch als Arzneien war auch ihre vergiftende Komponente bekannt. In entsprechender Dosis machen sie bewusstlos, ist die eingenommene Menge groß genug, werden die Funktionen des zentralen Nervensystems immer weiter gedämpft, bis es schließlich zum Atemstillstand kommt, der wiederum zum Tod führt.

Informationen über die Anwendung von Betäubungsmitteln als Gifte sind in unterschiedlichen Textgattungen zu finden:

Dazu gehören die für diese Arbeit herangezogenen medizinischen Quellen. Sie erläutern, wie Gifte der damaligen Vorstellung nach wirkten und geben Hinweise darauf, wann eine Substanz als Gift und wann sie als Arznei angesehen wurde. Außerdem warnen die Autoren, indem sie erläutern, wo sich Gifte verbergen, und welche Vorsichtsmaßnahmen ergriffen werden können, um ihnen zu entgehen. Dies geschieht, indem sie das korrekte Vorgehen zur unbemerkten Verabreichung eines Gifts beschreiben.

Abseits der medizinischen Theorie schildern andere Quellen die Nutzung von Betäubungsmitteln für Mord, Selbstmord oder Diebstahl. In diesen Berichten fällt auf, dass die Mittel offensichtlich nicht beliebig eingesetzt wurden. Jedes einzelne scheint, je nach Wirkungsweise, seinen Zweck gehabt zu haben. Aber nicht nur die kriminelle Nutzung von Gift konnte zum Tod führen. Es kam auch zu unbeabsichtigten Todesfällen durch fehlerhafte Dosierung. Diese nicht-medizinischen Berichte müssen allerdings mit Vorsicht gelesen werden, da sie in einigen Fällen wohl eher Anekdoten wiedergeben, anstatt tatsächliche Ereignisse zu schildern. Es gilt hier, Informationen über historische Personen von bekannten und beliebten Geschichten zu trennen, deren Protagonisten nicht unbedingt real waren. Durch letztere werden Bilder transportiert, die Aufschluss darüber geben, was der Laie von Betäubungsmitteln wusste und v. a. was er mit ihnen verband. Sie schlagen sich in anekdotenhaften Erzählungen, Laienberichten, Vergleichen u. ä. nieder und finden sich hauptsächlich in biografischen, aber auch vereinzelt in historiografischen Werken, sowie in Korankommentaren, wo sie zur Verdeutlichung von Inhalten herangezogen werden und als Beispiele dienen.

Die aus den genannten Quellen zu gewinnenden Informationen werden in diesem Kapitel zusammengestellt und ausgewertet, um ein möglichst klares Bild der Nutzung von Betäubungsmitteln als Gifte zu zeichnen.

 | DOI:10.1163/9789004722385_004

1 Betäubungsmittel als Gifte in der Medizin

وإن حدث سُبات وخدر وبرد دلّ على أن السمّ من قبيل المخدّرات.

Kam es zu Lethargie, Betäubung und Kälte, deutete das darauf hin, dass das Gift von der Art der Betäubungsmittel (*muḫaddirāt*) ist.

IBN SĪNĀ, *al-Qānūn fī ṭ-ṭibb*, „Über den Nachweis der Arten von Giften“

∴

1.1 *Gift oder Arznei?*

Da Mediziner und Pharmazeuten sowohl die vorteilhaften als auch die gefährlichen Eigenschaften von Opium, Bilsenkraut und Haschisch darstellen, muss zunächst die Frage beantwortet werden, wann etwas als Gift (*samm*, Pl. *sumūm*) bezeichnet wurde und wann als Arznei (*dawā*, Pl. *adwiya*). Ǧābir Ibn Ḥayyān (gest. 199/815) hat ein frühes Werk über Gifte verfasst (*as-Sumūm wa-dafʿ maḍārrihā, Die Gifte und die Abwehr ihrer Schäden*), das zu großer Bekanntheit gelangt ist und daher nicht unbeachtet bleiben kann. Ihm zufolge wirken Gifte durch ihre jeweilige Eigenschaft (heiß, kalt, trocken oder feucht), ebenso wie Arzneien auch.[1] Worin liegt also der Unterschied zwischen Gift und Arznei? Ibn Ḥayyān beschreibt ihn wie folgt: Eine Arznei wirke mit Maß und der Körper könne sie dementsprechend ertragen und bewältigen. Ein Gift dagegen überwältige die Kräfte des Lebens.[2] Dies geschehe, da es nicht ausgleichend auf die Körperflüssigkeiten wirke. Es treibe sie insgesamt, d. h. wahllos, aus, was den Betroffenen schließlich töte. Eine Arznei dagegen wirke ausgleichend und treibe nur die Flüssigkeit aus, die den Körper im Rahmen einer medizinischen Behandlung auch verlassen soll, um einen Überschuss auszugleichen und das richtige Mischungsverhältnis der Körpersäfte wieder herzustellen.[3] Ähnlich schreibt er an anderer Stelle, Gift verändere die Mischung der Organe, d. h. die physiologische Mischung der vier Körpersäfte. Es stehe somit im Gegensatz zur natürlichen Anlage der Organe.

Weiter führt er an, einige antike Ärzte seien der Meinung, Gifte könnten auch Gutes bewirken, denn auch sie könnten, ebenso wie Arzneien, gegen eine ihnen entgegengesetzte Substanz verwandt werden. Als Beispiel zitiert

1 Siggel, Alfred, *Das Buch der Gifte des Ǧābir Ibn Ḥayyān*, Wiesbaden: Steiner, 1958, 23.

2 Siggel, *Gifte* 26.

3 Siggel, *Gifte* 24.

Ibn Ḥayyān einen Bericht Galens über einen Mann, der von einer Schlange gebissen worden sei. Gegen die schädliche Wirkung ihres Gifts habe er zwei *dirham* (6,25 g) Opium eingenommen und sei dadurch geheilt worden.[4] Gemäß den Regeln der Humoralpathologie ist dieser Bericht schlüssig: Schlangengift wurde als heiß,[5] Opium, wie oben unter 2.3.2 dargestellt, als kalt eingestuft. Das eigentlich schädliche Opium wirke in diesem Fall heilend, weil es als kalte Substanz gegen das heiße Schlangengift helfe. Auf diesen Bericht wird noch einzugehen sein, da er in unterschiedlichen Formen auch an anderen Stellen auftaucht. Aus moderner medizinischer Sicht ist eine Behandlung von Schlangenbissen mit Opium als Antidot jedenfalls nicht möglich und es ist kaum denkbar, dass diese Therapie je erfolgreich gewesen ist.[6] Ibn Ḥayyān schreibt nichts darüber, ob er selbst Erfahrungen damit gemacht habe.

Es bleibt jedenfalls festzuhalten, dass Gift, im oben genannten Beispiel Opium, neben seinen schädlichen Eigenschaften auch heilend, eine Substanz also sowohl Arznei als auch Gift sein kann. Diese Ambivalenz wird von Ibn Ḥayyān auf den Punkt gebracht, wenn er über Opium schreibt, es sei eine beinahe allen Ärzten bekannte, sehr weit verbreitete und viel genutzte Arznei.[7] Aber es sei auch „gewaltig schädigend".[8] Das Potenzial zur Schädigung macht das Gift aus. Und selbst wenn ein Gift, wie im obigen Beispiel, heilend wirke im Sinn einer Arznei, so bleibe es doch auch Gift, da es die Körpersäfte gewaltsam vernichte.[9]

Ibn Sīnā widmet dem Thema Gift im *al-Qānūn* das Kapitel *Kalām muǧmal fī s-sumūm* (*Zusammenfassendes Kapitel über Gifte*), definiert dort allerdings keine Unterschiede zwischen Gift und Arznei, wie Ibn Ḥayyān es tut. Aber er beschreibt, dass Gift entweder zu einem spezifischen Organ getragen werde, um dort Schaden anzurichten, oder sich im gesamten Körper verbreite und ihn schädige. Um die Wirkweise von Giften geht es unter 3.1.2, der entscheidende Punkt hier ist, dass dies geschehe, um die Eigenschaften (heiß, kalt, trocken und feucht) des Körpers zu verderben.[10] Das explizit giftige ist also auch bei Ibn Sīnā der vernichtende Einfluss auf die vier Körpersäfte. Dabei kann eine Substanz

4 Siggel, *Gifte* 40.

5 Ibn Sīnā, Abū ʿAlī al-Ḥusayn b. ʿAlī, *al-Qānūn fī ṭ-ṭibb*, Hrg. Muḥammad Amīn aḍ-Ḍinnāwī, 3 Bd., Beirut: Dār al-kutub al-ʿilmiyya, 2009 iii, 314.

6 Opium o.ä. kann in der modernen Medizin bei der Behandlung einer Vergiftung nach Schlangenbiss eingesetzt werden, wenn durch die Vergiftungsreaktion starke Schmerzen entstehen. Diese kann es lindern, als Antidot gegen das Schlangengift funktioniert es allerdings nicht.

7 Siggel, *Gifte* 105.

8 Siggel, *Gifte* 105.

9 Siggel, *Gifte* 41.

10 Ibn Sīnā, *al-Qānūn* iii, 282.

durchaus beides sein, Gift und Arznei. Opium etwa, oben bereits von Ibn Ḥayyān als Beispiel verwandt, führt Ibn Sīnā in seinem Kapitel über Arzneien auf und später erneut im Teil über Intoxikationen mit pflanzlichen Giften. Beides wurde im Kapitel 2.3 detailliert dargestellt.

Ein und dieselbe Substanz kann also sowohl Eigenschaften einer Arznei als auch eines Giftes enthalten. Den Unterschied macht offenbar das Potenzial zur Schädigung. Die Substanzen, die gewaltsam Einfluss auf das Mischungsverhältnis der vier Körpersäfte nehmen, sind auch Gift, die anderen sind lediglich Arznei. Die Bezeichnung wird je nach Kontext gewählt.

1.2 *Die Wirkungsweise von Giften*

Gemäß den Vorstellungen der klassischen Medizin und der Humoralpathologie liegt der Schaden von Giften, wie oben bereits erwähnt, in ihrem Einfluss auf die Körpersäfte. Ibn Sīnā und auch Ibn Ḥayyān schreiben, dass dieser Einfluss gezielt ein Organ oder den gesamten Körper treffen kann.[11] Das Gift der Spanischen Fliege (*ḏurrāḥ*, zool. *Lytta vesicatoria*) etwa schädige die Harnblase, so Ibn Sīnā, das der Meeresschnecke (*al-arnab al-baḥrī*, zool. *Aplysiidae*) die Lunge.[12] Ibn Ḥayyān betont, entscheidend seien dabei die Eigenschaften eines Giftes, also ob es heiß, kalt, trocken oder feucht ist.[13] Die Zerstörung des Gleichgewichts der Körpersäfte kann dabei durch Gegensätzliches oder durch Ähnliches erreicht werden. Im Schlangengift-Beispiel (s. S. 95) hilft das kalte Opium gegen das heiße Schlangengift, dessen Hitze es überwältigt. Wird einem Körper statt eines gegensätzlichen ein ähnliches Gift verabreicht, also z.B. ein heißes Gift in einem heißen Körper, so entzieht es ihm das Ähnliche, in diesem Fall die Hitze.[14]

Die Wirkung einer Substanz, ausgelöst durch ihre Eigenschaften, kann, so Ibn Ḥayyān, von außen beeinflusst werden. So wirke eine warme Substanz am stärksten, wenn sie zu einer warmen Jahreszeit, in einer warmen Gegend und im warmen Alter (d.h. in der Jugend) eingenommen werde. Fehlt einer oder mehrere dieser Aspekte, verringere sich die Wirkung dementsprechend.[15]

Auch die Konstitution der Person, die ein Gift einnimmt oder verabreicht bekommt, spiele eine Rolle, schreibt Ibn Ḥayyān: Es gebe einen Disput unter den Gelehrten, ob Gifte leichter in dicke oder in magere Körper eindringen können. Kaltes und heißes könne leicht in feuchtes eindringen, behaupten einige,

---

11 Ibn Sīnā, *al-Qānūn* iii, 282 und Siggel, *Gifte* 37.
12 Ibn Sīnā, *al-Qānūn* iii, 282.
13 Siggel, *Gifte* 23.
14 Siggel, *Gifte* 68.
15 Siggel, *Gifte* 32.

was für dicke Körper spricht, die als feucht eingestuft wurden. Andere behaupten, sie drängen leichter in magere Körper ein. Laut Ibn Ḥayyān sei ersteres korrekt. Dicke Körper könnten ihrerseits den Fieber- und Durstanfällen, die mit einer Vergiftung einhergehen, länger standhalten.[16]

Auch Ibn Sīnā schreibt, wenn auch kürzer als Ibn Ḥayyān und ohne ausführliche Erläuterung, dass es zum einen Gifte gebe, die durch ihre Eigenschaft (*kayfiyya*) wirken. Als Beispiel nennt er Opium, dessen Kälte das ist, was es gefährlich macht. Zum anderen gebe es Gifte, die durch ihre Erscheinungsform wirken, wie Blauer Eisenhut (*bīš*, bot. *Aconitum napellus*) oder Indische Narde (*sunbul*, bot. *Nardus*). Das besondere an ihnen sei, dass sie anlockten (*yadʿā*) und klebrig seien (*ṣammaġa*). Darin liege das Heimtückische der Gifte (*sirr as-sumūm*).[17] Gemeint ist offenbar, dass Pflanzen wie die genannten ein Kontaktgift absondern. Sie locken den Unwissenden beispielsweise durch ihre Farbe und vergiften ihn dann bei Berührung. Warum Ibn Sīnā diese Gifte nicht zu der Gruppe zählt, die durch ihre Eigenschaften wirken, bleibt unklar. Den jeweiligen Kontaktgiften ordnet er jedenfalls selbst Eigenschaften zu. Blauen Eisenhut (*bīš*) bezeichnet er als „im äußersten Grad der Hitze und der Trockenheit" (*fī l-ġāyati min al-ḥarrārati wa-l-yubūsati*),[18] Indische Narde (*sunbul*) als „heiß im ersten [Grad] und trocken im zweiten" (*ḥarrun fī l-ūlā yābisun fī ṯ-ṯāniyyati*).[19] Es bleibt nur anzunehmen, dass ihm die Betonung des Heimtückischen (*sirr*), das in Giften in der Natur lauere, wichtig erschien.

Ibn Sīnā widmet einen Abschnitt seines Kapitels über Gifte der Vergiftung durch Betäubungsmittel (*muḫaddirāt*). Betäubungsmittel wurden, mit der Ausnahme von Haschisch, als kalt eingestuft und Menschen mit heißen Temperamenten bekämpften sie im Herzen; sie könnten dort wenig Schaden anrichten. Allerdings komme es durch die Muskelkontraktion der Arterien zu einem Sog, der die Betäubungsmittel aus dem Herzen ziehe. In heißen Körpern fänden sie dann eine freundliche Umgebung für ihr kaltes, schweres Temperament. Dort sei der Schaden, den sie anrichten könnten, größer als im Herzen. Gleiches gelte für heiße Gifte. Das Herz des heißen Temperaments leiste ihnen Widerstand, doch durch den Sog der Arterien könnten sie sich im Körper verteilen. Das gehe im Menschen schnell vonstatten aufgrund seines Blutflusses, der Hitze seines Temperaments und der Sogbewegung der Arterien. An anderer Stelle schreibt Ibn Sīnā, der Schaden durch das, was sich im Körper ansammelt

16 Siggel, *Gifte* 13.
17 Ibn Sīnā, *al-Qānūn* iii, 282.
18 Aḍ-Ḍanāwī, *aš-Šifāʾ* 94.
19 Aḍ-Ḍanāwī, *aš-Šifāʾ* 283.

und verbleibt, sei in der Wirkung bösartiger als frisch im Körper befindliches Gift. Man müsse Gifte also abfließen lassen, damit sie sich nicht festsetzen könnten. Es schade Staren (*zarāzīr*, zool. *Sturnus vulgaris*) beispielsweise nicht, weil es in ihnen nur langsam zum Herzen gelange und daher keinen dauerhaften Einfluss auf den Körper habe. Die Vögel könne es nur töten, wenn das Gift mit der Nahrung regelmäßig aufgenommen würde und dadurch ein dauerhafter Einfluss auf den Körper entstehe.

Auf diesem Weg sei es auch möglich, sich an Gifte zu gewöhnen. Sie müssten nur langsam, nach und nach, zum Herzen gelangen. Ibn Sīnā berichtet zum Abschluss des Abschnitts von zwei Fällen von Immunisierung. Im ersten geht es um „eine der Alten" (*baʿḍ al-ʿaǧāʾiz*), die zunächst nur eine sehr kleine Menge des Blauen Eisenhuts zu sich nahm, die ihr nicht schaden konnte. Sie nahm kontinuierlich davon ein, bis sich ihre Konstitution (*aṭ-ṭabīʿa*) an das Gift gewöhnt hatte und es ihr nicht mehr schaden konnte. Der Bericht wird lediglich eingeleitet durch *qāla* „Man berichtete …" bzw. „Es wird berichtet …", nähere Angaben werden nicht gemacht.[20] Ibn Sīnā selbst kommentiert ihn nicht.

Den zweiten Fall zitiert er nach Rufus von Ephesos:[21]

> Rufus berichtete, dass er der Sklavin das Gift zu essen gab, um durch sie die Herren (*al-mulūk*) zu töten, die mit ihr schliefen. Er erreichte die sich mit ihr Paarenden in gewaltigem Ausmaß, bis ihr Speichel die Tiere tötete. …[22]

Für diesen Bericht gibt Ibn Sīnā immerhin eine Quelle an. Allerdings findet sich keine Erwähnung, um welches Gift es sich hier handelt. Gemeint sein könnte ebenfalls Blauer Eisenhut, um den es im vorher geschilderten Fall ging. Wie es dazu kam, dass der Speichel der Sklavin (*luʿābuhā*) die Tiere (*ḥayawān*) tötete, bleibt rätselhaft, ebenso, ob Rufus selbst die Herren mithilfe der Sklavin vergiftete oder ob er von jemand anderem berichtet.

Ob eine Immunisierung im Fall von Blauem Eisenhut überhaupt möglich ist, ist fraglich. Laut dem klinischen Wörterbuch Pschyrembel liegt die letale Dosis von Aconitin, dem hauptsächlich im Blauen Eisenhut wirkenden Alkaloid, bei 1–5 mg, es müsste also eine sehr kleine Menge eingenommen wor-

20 Ibn Sīnā, *al-Qānūn* iii, 282.

21 Rufus von Ephesos, griechischer Arzt, ca. 80–150. Seine Schriften sind nicht im Original erhalten, aber u.a. durch arabische und syrische Übersetzungen bekannt. Vgl. hierzu Wernhard, Matthias, *Die syrischen Fragmente des Rufus von Ephesos. Edition, Übersetzung, Kommentar*, München, 1997, 7.

22 Ibn Sīnā, *al-Qānūn* iii, 282.

den sein. Aconitin zählt zudem zu den stärksten Pflanzengiften überhaupt, was eine Immunisierung noch fragwürdiger erscheinen lässt.[23] In beiden Fällen scheint es sich eher um erstaunliche Geschichten von Immunisierungen zu handeln. Sie werden von Ibn Sīnā erwähnt, weil sie zum Thema gehören. Wie auf S. 36 bereits ausgeführt, zeichnete sich die klassische Wissenstradition durch eine große Ambiguitätstoleranz aus. Man sammelte das verfügbare Wissen und stellte es zusammen. Die beiden Fälle gehörten zum allgemeinen Wissen über Gifte und da Ibn Sīnā von ihnen wusste, schrieb er sie auch nieder. Weitere Informationen wurden darüber hinaus nicht für wichtig erachtet. Im Laufe dieses Kapitels werden noch weitere, ähnlich zu lesende Anekdoten besprochen werden.

In einem folgenden Abschnitt schildert Ibn Sīnā noch „Die Anzeichen des Verderbens" nach der Einnahme von Gift:

> Wenn das Gift eingenommen wurde, wird man dadurch bewusstlos. Die Pupillen drehen sich weg und das Schwarze [der Augen] verschwindet, … So sind das Sich-Röten der Augen und das Herausstrecken der Zunge, das Ausbleiben des Pulses und kalter Schweiß schlechte Zeichen, denn in so einem Zustand wird das Leben beendet.[24]

Die Quellen konzentrieren sich hauptsächlich auf die tödliche Wirkung von Giften. Weitere mögliche Wirkungen finden deutlich weniger Beachtung. Im Abschnitt über Bilsenkraut (*banǧ*) schreibt Ibn Ḥayyān:

> Wer es trinkt, der bekommt einen wunderbaren Rausch, so dass er, wenn man ihm seine Organe aus dem Leibe schneiden würde, doch keinen Schmerz verspüren würde.[25]

Außerdem nennt Ibn Ḥayyān Erbrechen, Schwitzen, Urinabgang, Nasenbluten, Abmagerung, Sprachstörungen, Hemmung der Zunge, Verwirrung des Verstandes und Delirium, Unruhe und Hin- und Herlaufen, Umsichschlagen und Zerreißen der Kleidung oder, im Gegenteil, Besänftigung, Beruhigung und Lethargie.[26] Spezifischer beschreibt Ibn Ḥayyān Symptome von Vergiftungen mit einzelnen Wirkstoffen in eigenen Abschnitten für jedes Gift, ebenso wie sie bei Ibn Sīnā vorkommen (s. unter 2.3).

23 https://www.pschyrembel.de/Aconitin/K01LJ/doc/, zuletzt aufgerufen: 21.08.2022, 22:14.
24 Ibn Sīnā, *al-Qānūn* iii, 283.
25 Siggel, *Gifte* 106.
26 Siggel, *Gifte* 37.

Beide Autoren widmen sich noch einer weiteren wichtigen Frage zum Thema Gifte: Wie sind sie zu bemerken und welche Vorsichtsmaßnahmen kann man treffen, um nicht Opfer einer Vergiftung zu werden?

Ibn Sīnā beginnt seine Kapitel über Vergiftungen mit einer Erläuterung von Vorsichtsmaßnahmen:

> Wer fürchtet, ein Gift verabreicht zu bekommen, der muss Speisen meiden, die einen stark sauren oder salzigen, scharfen oder süßen Geschmack haben und sehr stark riechen, denn dadurch werden der Geschmack und Geruch dessen, was hineingegeben wurde, überdeckt.[27]

Des Weiteren warnt er vor dem Umgang mit Speisen in hungrigem oder durstigem Zustand, da Hunger und Durst dazu anregen, weniger Vorsicht walten zu lassen und unbedachter zu essen oder zu trinken, sodass Gifte nicht bemerkt werden könnten. Generelle Skepsis gegenüber angebotenen Speisen und Getränken sei geboten. Sie sollten zunächst mit Hilfe von „etwas schädlichem" (*šay' ḫabīṯ*, d.h. Ungeziefer)[28] wie einer Echse, einer Spinne, einem Skorpion o.ä. getestet werden. Viele Arten von Ungeziefer liebten nämlich den Geruch von Speisen und Getränken und man solle ein Tier hineinfallen und davon essen lassen. Sei Speise oder Getränk vergiftet, erbräche sich das Ungeziefer und sterbe. Außerdem solle man sich vor Lauben, d.h. überdachenden Pflanzen, hüten und vor dem, was sich unter großen Sträuchern oder im hohen Gras befindet, um einer Vergiftung durch tierische Substanzen vorzubeugen.[29]

Ibn Ḥayyān geht den umgekehrten Weg und beschreibt, wie ein Mensch am besten zu vergiften sei. Zunächst nennt auch er Geschmack und Geruch von Gift als Problem und rät, sie zu überdecken. Dazu schlägt er vor, das Gift in Honigkuchen (in zerlassener Butter oder in Fett gebacken), in Parfum oder Rauchwerk zu verbergen. Außerdem solle es evtl. verabreicht werden, wenn die Zielperson bereits Krankheitssymptome zeigt, um weniger Verdacht zu erregen. Der Magen der Person müsse allerdings in Ordnung sein, da das Gift ansonsten erbrochen würde. Das Gift müsse in geringer Menge verabreicht werden aber ausreichend sein, um durchdringend wirken zu können. Leicht empfängliche Menschen seien leichtere Opfer als skeptische, bei denen es ratsam sein könne, die Gunst der Dienerschaft oder der Ehefrau zu erlangen. Auch jemand, dessen Hass auf die Zielperson groß ist, könne helfen. Sklaven oder Diener könnten ebenfalls helfen, das Gift unter Speisen und Getränke zu

27 Ibn Sīnā, *al-Qānūn* iii, 281.
28 Ibn Sīnā, *al-Qānūn* iii, 281.
29 Ibn Sīnā, *al-Qānūn* iii, 281.

mischen, es als Duftstoff in das Bett des Betroffenen einzubringen o.ä. Niemand, der Verdacht schöpfen könne, dürfe bei der Verabreichung anwesend sein. Man solle Frohsinn und Heiterkeit verbreiten, Süßigkeiten reichen, den zu Vergiftenden von anderen Menschen absondern oder ihn gerade in einer Menschenmenge vergiften – beides könne, je nach Situation, hilfreich sein. Große Heiterkeit, ein Rausch, Ausgelassenheit etc. seien gute Momente für die Verabreichung von Gift. Der Betroffene solle sich jedenfalls sicher fühlen und frei von Argwohn sein. Bei Furcht vor Entdeckung rät Ibn Ḥayyān, zunächst von dem Vorhaben abzusehen, bis man sich wieder sicher fühle.

Schließlich rechtfertigt er sein Werk gegenüber allen, die u.U. argumentieren wollten, es sei amoralisch, da es helfe, anderen Menschen zu schaden. Dieser Vorwurf sei gegenstandslos, schreibt er, da zu erlernendes Wissen die Liebe Gottes für den Menschen zeige und komplett erfasst werden müsse. Fehlten Teile des Wissens, führe das zu Unfähigkeit. Es ginge in seinem Werk ausschließlich um die Verbreitung von Wissen und Heilmittel und Gegengifte würden ebenso genannt wie Gifte und Methoden sie zu verabreichen. Ibn Ḥayyān vertraue auf den Einzelnen, das Niedergeschriebene nicht zu missbrauchen und auf dessen Streben nach Wissen. Wenn die Ausführungen schon zur Vergiftung eines Menschen angewandt würden, dann solle dies nur gegen die Feinde Gottes geschehen und die müssten zuvor zur Annahme des rechten Glaubens aufgefordert worden seien.[30]

Nachdem Ibn Ḥayyān bereits Galens Bericht über eine Schlangenbiss-Heilung durch zwei *dirham* (6,25g) Opium erwähnt hat (s. S. 75), schildert er an anderer Stelle ausführlich den umgekehrten Fall, nämlich die Heilung einer Opiumvergiftung durch Schlangengift:

> Ein König hatte einen Kurier, der eifrig bemüht war, über das Volk seines Reiches Unheil zu bringen. Alle Leute im Reich dieses Königs fürchteten diesen Kurier und suchten sich vor seiner Bosheit zu schützen. Darum versammelten sie sich, um ihn mit List und Meuchelmord umzubringen. Sie kamen darin überein, ihm Opium zu trinken zu geben und ihn so zu töten, so dass nichts zu merken sein würde. Sie luden ihn in einen der Gärten ein und gaben ihm das Medikament zu trinken. Als dann die Ohnmacht über ihn kam, seine Gliedmaßen schon schlaff herabhingen, seine Kräfte schwach wurden, er nicht mehr über seinen Tod und sein Verderben wehklagen konnte, als die Arznei sich seiner Hauptorgane bemächtigte und seine natürliche Wärme erlosch, da ließen sie ihn in einem der

30 Siggel, *Gifte* 71.

> Gartenhäuser liegen, schlossen hinter ihm zu, siegelten die Tür, stellten Wachen bei ihm auf und eilten alle zum König, um ihm hiervon Nachricht zu bringen, dass nämlich jener Mann plötzlich gestorben sei und sie ihn in Sicherheit gebracht hätten, damit der König ihn sehe; dass an ihm keine Spur von Schlägen, von Würgen oder irgendeinem Unglück zu finden sei, die auf einen Unfall hindeuten würden. Als sie aber fortgegangen waren, da kroch gerade eine Viper an einer Seite des Gartens hervor, gelangte zufällig in das Haus, in dem jener Tote lag, und biss ihn. Er regte sich bei ihrem Biss ganz gewaltig auf und rief kurz darauf aus: Wehe über euch. Die Viper hat mich gebissen, der ich schon tot war, und bin wieder gesund geworden. Öffnet mir die Tür. Dann sprang er gegen die Tür, öffnet sie, saß auf und ritt dem König entgegen, mit dem zusammen die Leute kamen. Dem meldete er, was mit ihm geschehen sei, wie es um seinen plötzlichen Tod stand und was ihm mit der Schlange begegnet war.[31]

Die Erzählung begegnet uns in den medizinischen Quellen in zwei Varianten und scheint im Kern sehr alt zu sein: Ibn Ḥayyān berichtet sie nach Galen (129–216), der bereits schreibt, wie ein von einer Schlange Gebissener durch Opium geheilt worden sei. An anderer Stelle schreibt Ibn Ḥayyān selbst ausführlich über einen mit Opium Vergifteten, der durch einen Schlangenbiss geheilt worden sei. Hier steht die gleiche Ambivalenz von Arznei und Gift im Mittelpunkt der Erzählung, nur sind hier die Substanzen vertauscht: die Vergiftung habe mit Opium stattgefunden, der Schlangenbiss habe geheilt. Bei Faḫr ad-Dīn ar-Rāzī (gest. 605/1209) kommt eine dritte Version vor, die unter 3.2 behandelt wird; auch abseits der medizinischen Quellen wurde Opium als Beispiel benutzt, wenn es darum ging, eine extrem kalte Substanz zu beschreiben, bzw. die Ambivalenz Arznei/Gift zu verdeutlichen.

2 Betäubungsmittel als Gifte in der Gesellschaft

2.1 *Opium*

Eine Vorstellung davon, was Opium ist und wie es wirkt, existierte auch unter medizinischen Laien. Im *tafsīr* von Faḫr ad-Dīn ar-Rāzī findet sich eine Variante der Opium-Schlangengift Erzählung, die bereits oben in den Versionen anderer Autoren besprochen wurde:

31 Siggel, *Gifte* 84, Übersetzung nach Siggel.

> In der Medizin berichten sie, dass ein Mensch so viel Opium zu trinken bekam, dass er daran sterben würde. Als er es erhalten und sein Zustand sich verschlechtert hatte, so dass er kurz darauf sterben würde, hoben sie ihn von seinem Platz auf und legten ihn in ein finsteres Haus. Eine gewaltige Viper kam und biss ihn. Aufgrund dieses Bisses wurde die schädliche Wirkung des Opiums ausgetrieben, denn das Opium tötet durch seine Kälte und das Schlangengift tötet durch seine Hitze.[32]

Hier dient die Erzählung zur Erläuterung von Q 6:95:

> Gott lässt das Saatkorn und den Dattelkern keimen. [Durch Ihn] wird das Lebendige aus dem Toten hervorgebracht und das Tote aus dem Lebendigen. So ist Gott! Doch wie leicht lasst ihr euch täuschen!

Auch bei Faḫr ad-Dīn ar-Rāzī ist das eigentlich tödliche Schlangengift das Heilmittel und das Opium, das auch Arznei sein kann, das tödliche Gift.

In an-Nīsābūrīs Korankommentar *Ġarāʾib al-Qurʾān wa-raġāʾib al-Furqān* (*Das Unklare des Koran und das Begehrte des Furqān*; 8./14. Jh.) wird diese Geschichte ebenfalls, wenn auch sehr knapp, zur Erläuterung desselben Koranverses erzählt.[33] In allen vier Erzählversionen (Galen, Ibn Ḥayyān, Faḫr ad-Dīn ar-Rāzī und an-Nīsābūrī) steht die Ambivalenz Arznei/Gift, die beiden Substanzen nach den Grundsätzen der Humoralpathologie zu eigen ist, im Vordergrund. Opium versinnbildlicht außerdem ein durch seine große Kälte tötendes Gift.

In seinem sprachwissenschaftlichen Werk *Tahḏīb al-asmāʾ wa-l-luġāt* (*Guter Stil der Namen und der Sprachen*, 7./13. Jh.) schreibt an-Nawawī, Opium gehöre zu den Arzneien, die den Käufer töten oder ihn heilen können, wenn er es sich zum Vorteil mache.[34] Auch er stellt, abseits von Medizin und Pharmazie, die Gefahr der Einnahme von Opium heraus, die jedoch auch lohnend sein kann, da Opium sowohl Arznei als auch Gift sein kann.

Al-Ġazālī (11./12. Jh.) nutzt Opium in seinem autobiografischen Werk *al-Munqiḏ min aḍ-ḍalāl* (*Der Erretter aus dem Irrtum*) für einen Vergleich. Er

32 Ar-Rāzī, Abū ʿAbdallāh Muḥammad b. ʿUmar Faḫr ad-Dīn, *Tafsīr al-Faḫr ar-Rāzī al-muštahir bi-t-tafsīr al-kabīr wa-mafātīḥ al-ġayb*, 32 Bd., Beirut: Dār al-fikr, 1981 xiii, 97.

33 An-Nīsābūrī, Niẓām ad-Dīn al-Ḥasan b. Muḥammad b. Ḥusayn al-Qummī, *Tafsīr ġarāʾib al-Qurʾān wa-raġāʾib al-Furqān*, Hrg. Zakariyyā ʿUmayrāt, 6 Bd., Beirut: Dār al-kutub al-ʿilmiyya, 1996 iii, 125.

34 An-Nawawī, Abū Zakariyyā Muḥī d-Dīn b. Šaraf, *Tahḏīb al-asmāʾ wa-l-luġāt*, 4 Bd., Beirut: Dār al-kutub al-ʿilmiyya, 2008 iii, 9.

schreibt, derjenige, der sich mit eigenen Worten zum Propheten erkläre, und die Offenbarung (*šarʿ*) mit Weisheit (*ḥikma*) gleichsetze, sei in Wahrheit niemand, der an das Prophetentum glaube. Wer so etwas tue, glaube, seine Weisheit sei ein besonderes Schicksal [das ihm zuteilwerde], dem er folgen müsse. Doch so verhalte es sich nicht mit dem Prophetentum. Es entwickele sich jenseits des Verstandes (*al-ʿaql*), der davon isoliert sei [und es nicht erfassen könne]. Schließich könne das Gehör auch keine Farben erfassen und das Sehvermögen keine Geräusche. Das Gewicht eines *dāniq* (ca. 0,5 g) Opiums töte, weil es das Blut in den Adern erstarren lasse durch sein Übermaß an Kälte. Das sei, was die Gesetze der Natur mit sich brächten und diese Dinge seien unumgänglich.[35]

Wieder wird Opium als Beispiel für eine tödliche Substanz genutzt. Die Gewichtsangabe von einem *dāniq* (ca. 0,5 g) widerspricht zwar dem, was die zeitgenössischen Mediziner als letale Dosis angeben. Ar-Rāzī und Ibn al-Bayṭār schreiben, zwei *dirham* (6,25 g) töten, Ibn Sīnā schreibt zwei *dāniq* (1,041 g). Die Angabe unterschiedlicher Mengen in der Fachliteratur war allerdings nicht ungewöhnlich und wurde oben bereits diskutiert. Hier muss außerdem berücksichtigt werden, dass es sich bei al-Ġazālīs *al-Munqiḏ* nicht um einen medizinischen oder pharmazeutischen Text handelt.

Es bleibt festzuhalten, dass Opium im Ruf stand, sehr gefährlich zu sein und man wusste, dass es sowohl heilen als auch töten kann.

Auch in biografischen Werken wird Opium erwähnt. Eines der frühsten ist al-Ǧāḥiẓ' *Kitāb al-Burṣān wa-l-ʿurǧān wa-l-ʿumyān wa-l-ḥūlān* (*Buch über die Leprakranken, die Lahmen, die Blinden und die Schielenden*, 2.–3./8.–9. Jh.):

> Unter den Leprakranken war ein Sänger, dessen Lepramahl sich an seiner Kehle befand, wo es von seinem Kinnbart verdeckt wurde. Yūḥannā b. Māsawayh erinnerte ihn daran, dass er sterben würde, wenn er nicht einen Trank nähme, der ihn vor der Krankheit schützt. Als der Sänger das Morgenmahl *as-saḥr* kommen ließ, machte der Diener einen Fehler und verabreichte ihm einen Trank mit viel Opium. Er trank ihn und starb. Er wird Abū l-Ḥasan genannt.[36]

Der Leprakranke wird durch einen Fehler tödlich vergiftet. Es war dem Sänger nicht möglich, das Opium zu riechen oder zu schmecken und es war aus

35 Al-Ġazālī, Abū Ḥāmid Muḥammad b. Muḥammad, *al-Munqiḏ min aḍ-ḍalāl*, Hrg. Maḥmūd Bībū, Damaskus, 1992, 82.

36 Al-Ǧāḥiẓ, Abū ʿUṯmān b. ʿAmr b. Baḥr, *Kitāb al-Burṣān wa-l-ʿurǧān wa-l-ʿumyān wa-l-ḥūlān*, Hrg. ʿAbd as-Salām Muḥammad Hārūq, Beirut: Dār al-ǧīl, 1990, 170.

Versehen zu hoch dosiert. Neben der als sehr stark wahrgenommenen tödlichen Kraft des Opiums zeigt sich in diesem Bericht auch dessen Ambivalenz: Der Trank habe viel Opium enthalten, schreibt al-Ǧāḥiẓ, der Diener, der ihn zubereitet hat, habe einen Fehler gemacht. Das Opium war also Bestandteil der Mischung und sollte als Arznei angewandt werden. Durch die fehlerhafte Dosierung wurde es zum Gift und tötete.

Abū l-Ḥasan ist nicht der Einzige, der versehentlich durch Opium ums Leben kommt. Ibn al-Ǧawzī berichtet in seinem *Aḫbār al-ḥamqā wa-l-muġaffalīn* (*Über Narren und Einfältige*, 6.–7./12.–13. Jh.) von einem weiteren Fall einer ungewollten tödlichen Vergiftung:

> Mir berichteten einige der Menschen aus Sābūr, sie sind Schreiber, Händler und ähnliches, dass in den 340er (950er) Jahren ein junger Mann unter ihnen lebte, einer der Schreiber des Landes, es war Ibn Abī ṭ-Ṭayyib al-Qalānisī, der Schreiber. Er machte sich in dem Bezirk auf, um einer Angelegenheit nachzugehen. Die Kurden (*al-akrād*) nahmen ihn gefangen und quälten ihn und verlangten von ihm, dass er sich von ihnen wieder freikaufe. Das tat er aber nicht, sondern er schrieb an seine Familie: »Sendet mir vier *dirham* (ca. 12,8 g) Opium und wisset, dass es eine Arznei ist, die ich trinke. Es wird mich eine Stille befallen und die Kurden werden nicht daran zweifeln, dass ich tot bin, und werden mich zu euch bringen. Dann bringt mich ins Bad (*ḥamām*) und schlagt mich, dass sich mein Körper aufwärmt und stecht mich mit der Nadel, so dass ich wieder erwache.« Doch der Junge war nicht klug; er hatte gehört, dass er durch die Einnahme von Opium von einer Stille befallen würde und dass er, wenn er in ein Bad gebracht und geschlagen würde wie erwähnt, wieder genesen würde. Aber daraus ging nicht die Einnahmenmenge hervor. Er nahm vier *dirham* ein und die Kurden zweifelten nicht an seinem Tod. Sie wickelten ihn ein und ließen ihn seiner Familie überbringen. Als er bei ihnen eintraf brachten sie ihn ins Bad, schlugen und stachen ihn, doch er rührte sich nicht und blieb einen Tag lang im Bad. Die Ärzte sahen nach ihm und sagten: »Wie viel Opium hat er eingenommen?« Sie antworteten: »Vier *dirham*.« Die Ärzte sagten: »Es ist als würde er in der Hölle rösten. Jemand, der mit so etwas durchkommen will und vier *dawāniq* (⅙ *dirham*) einnimmt, oder die Menge eines *dirham*, überlebt es nicht. Was diesen hier angeht, so ist er bereits verstorben.« Die Angehörigen wollten das nicht akzeptieren und ließen ihn im Bad, bis er zu verwesen begann, dann begruben sie ihn. So hatte sich seine List gegen ihn selbst gewandt.[37]

---

37 Al-Ǧawzī, Ǧamāl ad-Dīn Abū l-Faraǧ ʿAbd ar-Raḥmān, *Aḫbār al-ḥamqā wa-l-muġaffalīn*, Hrg. Muḥammad ʿAbd al-Karīm an-Namīrī, Beirut: Dār al-kutub al-ʿilmiyya, 2010, 129.

Das Ende des Schreibers Ibn Abī ṭ-Ṭayyib al-Qalānisī wird auch in at-Tanūḫīs *Nišwār al-muḥāḍara wa-aḫbār al-muḏākira* (*Verbreitung des Erlebten und Nachrichten des Erinnerten*, 4./10. Jh.) erzählt, das gut zwei Jahrhunderte früher entstanden ist. Bei ihm wird der Ort des Geschehens mit Ǧundīsābūr (Südwestiran) genauer benannt. Al-Ǧawzī schreibt lediglich Sābūr, was auch auf Nīšāpūr im Nordosten des Iran verweisen könnte. Der Schreiber ist in at-Tanūḫīs Bericht ein christlicher Schreiber (*šābbun min kuttābi n-naṣārā*) und nicht, wie in al-Ǧawzīs Version, einer der Schreiber des Landes (*šābbun min kuttābi l-baladi*). Aber abgesehen von diesen Details stimmen beide Erzählungen in allen anderen Einzelheiten (Jahreszahlen, Dosis- und Tagesangaben) überein.[38] Da sich das Geschehen in den 340er/950er Jahren ereignet haben soll, fällt es in at-Tanūḫīs Zeit. Hier wird das Opium als Arznei im Sinne eines Schlafmittels verwandt und tötet ebenfalls, weil es falsch dosiert wurde.

Al-Ġazzī berichtet in *al-Kawākib as-sāʾira bi-aʿyān al-miʾa wa-l-ʿāšira* (*Wandelsterne unter den Berühmten des zehnten Jahrhunderts*, 10.–11./16.–17. Jh.) vom Tod des Muḥammad b. Muḥammad al-Ḥayḍarī (10./16. Jh.). Er sei ein šāfiʿītischer Rechtsgelehrter und einer der vorsitzenden Richter von Damaskus gewesen und habe regelmäßig Opium eingenommen, um sich zu berauschen. Am Samstag zu Beginn des Rabīʿat al-awwal im Jahre 948/25. Juni 1541 sei er zum Amber-Brunnen in der Nähe der Umayyaden-Moschee gegangen, dort im Rausch kollabiert und kurz nachdem man ihn gefunden habe, gestorben. Ibn al-ʿImād zitiert die Begebenheit in *Šaḏarāt aḏ-ḏahab fī aḫbār man ḏahab* (*Goldene Perlen der Nachrichten über die, die gegangen sind*, 11./17. Jh.).[39] Der Fall wird in Kapitel 6 ausführlich behandelt, wenn es um die Verwendung von Betäubungsmitteln als Rauschmittel geht.

Die kursierenden Erzählungen über Opium beschreiben also dessen tödliches Potential und es scheint im Ruf gestanden zu haben, sehr gefährlich zu sein. Dieses tödliche Potential machte man sich selbstverständlich auch zu Nutze. Ibn Sīnā soll mit einer Überdosis Opium ermordet worden sein. So berichtet es u. a. al-Qifṭī in seinem Werk *Iḫbār al-ʿulamāʾ bi-aḫbār al-ḥukamāʾ* (*Über die Gelehrten und die besten der Weisen*, 6.–7./12.–13. Jh.):

> … und er bekam *miṯrūḏīṭūs*[40] gegen die Epilepsie. Einer seiner Schüler gab wissentlich eine sehr große Menge Opium hinein und gab ihm den

38 At-Tanūḫī, Abū ʿAlī al-Ḥasan b. ʿAlī, *Nišwār al-muḥāḍara wa-aḫbār al-muḏākara*, 8 Bd., Hrg ʿAbbūd aṯ-Ṯālibī al-Maḥāmī, Beirut: Dār ṣādir, ²1995 vii, 79.

39 Ibn al-ʿImād, Šihāb ad-Dīn Abū l-Ḥayy b. Aḥmad b. Muḥammad, *Šaḏarāt aḏ-ḏahab fī aḫbār man ḏahab*, Hrg. ʿAbd al-Qādir al-Arnāʾūṭ, 10 Bd., Beirut: Dār Ibn Kaṯīr, 1993 x, 395.

40 S. Fußnote 285.

> Trank. Ibn Sīnā trank ihn. Der Grund dafür war, dass seine Schüler eine große Summe seines Geldes veruntreut hatten. Sie machten sich daran, ihn zu töten, um den Konsequenzen ihrer Taten zu entgehen. Ibn Sīnā reiste nach Isfahan und behandelte sich selbst, aber er war so schwach, dass er nicht aufzustehen vermochte. Er behandelte sich dennoch weiter bis er imstande war zu gehen und an der Versammlung ʿAlāʾ ad-Dawlas teilzunehmen. Aber sein Schüler beließ es unter diesen Umständen nicht dabei und erhöhte die Dosis. Ibn Sīnā wurde nicht vollkommen gesund, sondern sein Zustand besserte und verschlechterte sich die ganze Zeit über. Dann kehrte ʿAlāʾ ad-Dawla nach Hamaḏān zurück und der *šayḫ* ging mit ihm. Auf dem Weg kam die Krankheit zurück und er wusste, dass seine Zeit gekommen war und er die Krankheit nicht würde überwinden können. … Er starb im Alter von 58 Jahren im Jahr 428/1037.[41]

Weitere Autoren des 13. Jh. berichten ähnlich vom Ende des großen Arztes, unter ihnen aḏ-Ḏahabī in *Siyar ʿalām an-nubalāʾ* (*Biografien der edlen Gelehrten*, 7.–8./13.–14.),[42] Ibn Ḫallikān in *Wafayāt al-aʿyān wa-anbāʾ abnāʾ az-zamān* (*Todesfälle der Angesehenen und Kunde von den Söhnen der Zeit*, 7./13. Jh.)[43] u. a., die hier nicht alle aufgeführt werden.

Darüber hinaus ist aus den Quellen kaum etwas bekannt über Giftmorde mit Opium. Dafür wurden offenbar andere Substanzen bevorzugt, wie noch gezeigt wird. Ein bemerkenswerter Eintrag aus Ibn Kaṯīrs *al-Bidāya wa-n-nihāya* (*Der Anfang und das Ende*, 8./14. Jh.) handelt von einem Selbstmord mittels Opiums. Begangen habe ihn Abū Ṭālib Yaḥyā b ʿAlī, ein šāfiʿītischer Gelehrter im Jahr 620/1223. Er galt als einer der Repetitoren von Bagdad (*aḥad al-muʿīdīn bi-Baġdād*), habe ansehnliches weißes Haar gehabt und ein hübsches Gesicht. Von ihm sei Geld verlangt worden und er sei nicht in der Lage gewesen, ausreichend aufzubringen. So habe er etwas ägyptisches Opium (*šayʾan min al-afyūni l-miṣrī*) genommen und sei noch am selben Tag verstorben.[44]

Ein weiterer Selbstmord wird in *Ḫulāṣat al-aṯar fī aʿyān al-qarn al-ḥādī ʿašar* (*Auszug aus dem Überlieferten der Jahre des 11. Jahrhunderts*) von al-Muḥibbī (gest. 1111/1699) geschildert.

---

41 Al-Qifṭī, Ǧamāl ad-Dīn Abū l-Ḥasan ʿAlī b. Yūsuf: *Iḫbār al-ʿulamāʾ bi-aḫbār al-ḥukamāʾ*, Hrg. Ibrāhīm Šams ad-Dīn, Beirut: Dār al-kutub al-ʿilmiyya, 2005, 312.

42 Aḏ-Ḏahabī, Šams ad-Dīn Muḥammad b. Aḥmad b ʿUṯmān, *Siyar ʿalām an-nubalāʾ*, 30 Bd., Beirut: Ar-risāla, [11]1996 xxi, 534.

43 Ibn Ḫallikān, Abū l-ʿAbbās Šams ad-Dīn Aḥmad b. Muḥammad b. Abū Bakr, *Wafayāt al-aʿyān wa-anbāʾ abnāʾ az-zamān*, Hrg. Iḥsān ʿAbbās, 8 Bd., Beirut: Dār ṣādir, 1978 ii, 159.

44 Ibn Kaṯīr, Abū l-Fidāʾ Ismāʿīl, *al-Bidāya wa-n-nihāya*, Hrg. Maǧmūʿa min al-ʿulamāʾ, 21 Bd., Damaskus: Dār Ibn Kaṯīr, [2]2010 xvi, 125.

Aḥmad, Sohn von Abū s-Saʿūd b. Aḥmad b. Abī s-Saʿūd ad-Dimašqī, bekannt als Ibn al-Kātib, beging im Ramaḍān 1056/Oktober 1646 in Damaskus Selbstmord, indem er sieben *dirham* Opium einnahm, nachdem er von einem Jüngling verführt, für diesen aufgekommen und von ihm später denunziert worden war. Al-Muḥibbī schildert weiter:

> Er wurde noch behandelt, aber die Behandlung schlug nicht an und er starb noch in der Nacht. Er war der erste, der so etwas tat und die Menschen nahmen die Tat zunächst nicht weiter wahr, doch dann folgten ihm Menschen in den Selbstmord und die Sache und diese Geschichte wurden bekannt, bis es unter den Damaszenern zu einer Reihe von Nachahmungen zu unterschiedlichen Zwecken kam. Alles in allem hatte diese Neuerung das Tor für etwas Abscheuliches geöffnet und zur Durchführung einer widerlichen Tat.[45]

Es scheint aufgrund der Quellenlage so, als wäre Opium zwar in mamlukischer Zeit bereits sowohl als Medikament als auch als Rauschmittel benutzt worden. Doch ab dem 11./17. Jh. sind häufigere Nennungen zu verzeichnen. Wie al-Muḥibbī schreibt, fand der Selbstmord Aḥmads zunächst kaum Beachtung, bis es später zu einer Reihe von Nachahmungstaten kam. Auch Betäubungsmittel unterliegen offensichtlich Phasen, in denen sie häufiger benutzt werden als andere. *Barš* beispielsweise, eine Mischung aus Bilsenkraut, Opium und anderen Zutaten taucht in den Quellen nicht vor dem 10./16. Jh. auf. Erst ab diesem Zeitpunkt scheint es häufig genug konsumiert worden zu sein, um sich auch in Texten niederzuschlagen.

Geschichten über Opium in biografischen Werken sind häufig anekdotenhafte Erzählungen, die in einen Kontext eingebettet sind, der sie überzeugender und lebendiger macht. Sie liefern Informationen, die über „eine der Alten" oder „die Sklavin" hinausgehen, machen Jahres-, Orts- und Dosisangaben und nennen die Protagonisten häufig mit Namen bzw. in ihrer Rolle („Ein König hatte einen Kurier, der eifrig bemüht war, über das Volk seines Reiches Unheil zu bringen."). Die Dosisangaben, die sich u. U. von denen in den medizinischen Texten unterscheiden, sind für den Laien nicht von Bedeutung.

Opium galt auch deshalb als gefährlich, weil es jeden treffen konnte. Da es als Medikament verwandt wurde, war die Gefahr einer versehentlichen Überdosierung jederzeit gegeben. Als Gift war es außerdem unauffällig anzuwenden.

45 Al-Muḥibbī, Muḥammad Amīn b. Faḍl Allāh, *Ḫulāṣat al-aṯar fī aʿyān al-qarn al-ḥādī ʿašar*, Hrg. Muṣṭafā Wahabī, 4 Bd., Beirut: Maṭbaʿat al-wahabiyya, 1867 i, 118.

Die Schilderungen warnen zudem vor unsachgemäßem oder regelmäßigem starkem Gebrauch. Der belehrende Charakter der meisten Erzählungen tritt dabei deutlich zu Tage. Der Unwissende, der entführt wird und dessen List sich gegen ihn selbst richtet, hätte sich besser informieren müssen, der *šayḫ* hätte vom Laster des Opiumkonsums lassen sollen etc.

Neben dem Topos vom Opium als starkem Gift ist dessen Ambivalenz ein häufig wiederkehrendes Thema, das in unterschiedlichen Versionen erzählt wird. Dabei ist tödliches Schlangengift in der Regel der Antagonist und das eine heilt eine Vergiftung durch das andere. Welches von beiden jeweils als Gift und welches als Heilmittel wirkt, variiert, wie oben dargestellt wurde. Über Opium als Gift finden sich in den Quellen aus dem hier betrachteten Zeitraum mehr Berichte als über Opium als Rauschmittel.[46] Selbst, wenn es um den medizinischen Gebrauch geht, steht offenbar die Gefährlichkeit im Vordergrund.

2.2 *Bilsenkraut*

Bilsenkraut (*banǧ*) wurde als Gift meist verabreicht, um seine betäubenden und lähmenden Eigenschaften zu nutzen. Zwar heben die Mediziner und Pharmazeuten diese Eigenschaften nicht besonders hervor; Ibn Sīnā schreibt kurz, die Glieder dessen, der Bilsenkraut trinkt, erschlaffen (*tastaraḫī l-aʿḍāʾ*),[47] ähnlich schreibt Ibn al-Bayṭār (*istirḫāʾ al-aʿḍāʾ*).[48] Dennoch war es ein bekanntes und probates Mittel, wenn es darum ging, jemanden bewegungsunfähig und damit wehrlos bzw. unschädlich zu machen. Dazu wurde es normalerweise in Speisen oder Getränken versteckt. Als Motive kommen meist Gefangennahme oder Mord in den Quellen vor.

Ein sehr frühes Beispiel für die Kenntnis von der betäubenden und lähmenden Wirkung von Bilsenkraut ist in al-Wāqidīs (gest. 207/822) *Futūḥ aš-Šām* (*Die Eroberung von aš-Šām*) zu finden. Dort wird beschrieben, wie 35 Prophetengefährten zusammen mit 20 Gefährten des Konvertiten Yuqannā nach Aḫlāṭ in der heutigen osttürkischen Provinz Bitlis ziehen. Sie fordern den armenischen Herrscher vor Ort auf, sich zum Islam zu bekennen. Es wird beschrieben, dass die Araber sehr bedrohlich vorgehen, ihre Schwerter nicht ablegen wollen, ehe sie zum Herrscher vorgelassen werden und während der Audienz ihre

46 Die Opiumpfeife, die es durch ihren Kopf aus Ton ermöglicht, das Opium zu rauchen, wurde erst im 12./18. Jh. erfunden. Erst danach wurde Opium zu einem sehr weit verbreiteten Rauschmittel und es entstanden die berühmten Opiumhöhlen. Vgl. hierzu Museum der Kulturen Basel (Hrg.), *Opium*, Basel: Christoph Merian Verlag, 2015, 29.

47 Ibn Sīnā, *al-Qānūn* iii, 296.

48 Ibn al-Bayṭār, Ḍiyāʾ ad-Dīn Abū Muḥammad ʿAbdallāh b. Aḥmad al-Andalusī al-Māliqī: *al-Ǧāmiʿ li-mufradāt al-adwiya wa-l-aġḏiya*, Hrg. Muḥammad ʿAlī Bayḍūn, 2 Bd., Beirut: Dār al-kutub al-ʿilmiyya, 2001 i, 162.

Hände an den Waffen lassen. Der Herrscher lehnt die Konversion zum Islam ab und das Gebaren der Muslime macht ihn zornig. Dennoch bietet er den Arabern Gastfreundschaft für die kommende Nacht. Er zieht seine Tochter zu Rate, die den aus Aleppo vertriebenen Christen Yuqannā erkennt. Sie plant, das Vertrauen der Muslime zu gewinnen, um dann mit ihnen zu essen und ihnen mit Bilsenkraut (*banǧ*) versetzte Speisen zu servieren. Wenn es zu wirken beginne und sie lähme, könne man die Araber gefangen nehmen und „mit ihnen tun, was wir wollen" (*wa-nafaʿlu bihim mā nurīdu*).[49] Der Plan wird schließlich doch nicht umgesetzt, entscheidend ist hier aber, dass Bilsenkraut in der Nahrung versteckt werden sollte, um die Muslime wehrlos zu machen und gefangen nehmen zu können.

Eine Vergiftung mit Bilsenkraut zum Zweck der Gefangennahme war auch für Abū Bakr b. Ġarāb al-Qurayšī und seinen Vetter ʿAlī b. Muḥammad b. ʿUmar b. ʿArāb vorgesehen, wie al-Ḫazraǧī (gest. 812/1409) in *al-ʿUqūd al-luʾluʾiyya fī tārīḫ ad-dawlat ar-rasūliyya* (*Die Perlenschnur der Geschichte des rasulidischen Staates*) schildert:

> In der Mitte des Monats Rābiʿ al-āḫir 760/Ende März 1359 kamen der *šayḫ* Abū Bakr b. Ġarāb al-Qurayšī, bekannt als al-Hiball (der Starke) – er gehörte zu den Gerissenen der Zeit –, und sein Vetter väterlicherseits, ʿAlī b. Muḥammad b. ʿUmar b. ʿArāb, nach Zabīd (Jemen), da sie von dort etwas wollten. Es gehörte zu den Bräuchen der Beduinen zu jener Zeit, dass, wer aufgrund eines Bedarfs zur Stadt gelangte, ankam, und außerhalb der Stadt auf seinem Pferd anhielt. Wen er von den Feuerholzsammlern (*al-ḥaṭṭāba*) oder den Futtergrasschneidern (*al-ḥuššāšīn*) oder sonst wen antrifft, den schickt er zu dem von seinen Bekannten, den er um etwas bitten möchte. Dieser [der geschickt wird] weist dem Bekannten den Weg zu ihm [dem Wartenden]. Als also al-Hiball und sein Vetter ankamen, sandten sie, wie erwähnt, einen Boten zum Emir aṣ-Ṣāram b. Nišwān … Der Bote unterrichtete ihn [den Emir] von ihrem Aufenthaltsort und er bereitete ihnen eine reiche Mahlzeit zu, wie es andere auch taten. Dieser Mahlzeit fügte er eine große Menge Bilsenkraut (*banǧ*) hinzu und er reichte ihnen gewürztes Wasser, in dem auch etwas vom Bilsenkraut (*banǧ*) war. Sie aßen eine ausreichende Menge und tranken von dem Wasser und warteten auf das, worum sie gebeten hatten und weshalb sie gekommen waren. Das Bilsenkraut (*banǧ*) zeigte vollständig Wirkung.

49 Al-Wāqidī, Abū ʿAbdallāh Muḥammad b. ʿUmar b. Wāqid, *Futūḥ aš-šām*, Hrg. ʿAbd al-Laṭīf ʿAbd ar-Raḥmān, 2 Bd., Beirut: Dār al-kutub al-ʿilmiyya, 1997 ii, 165.

> Al-Hiball pflegte kein Rauschmittel (*muskir*) zu sich zu nehmen, doch als er die Schwäche in sich spürte wusste er, dass das Essen bearbeitet war. Sein Vetter nahm Rauschmittel (*muskir*) zu sich und er hatte gerade an diesem Tag schon welches eingenommen. Als er den Effekt bemerkte dachte er zuerst, er komme durch das Rauschmittel zustande, von dem er schon zuvor genommen hatte. Dann aber hatten beide Gewissheit über die üble Tat und erhoben sich um auf ihren Pferden fort zu reiten. Al-Hiball ritt, doch sein Vetter war nicht imstande sich von seinem Platz zu erheben, beziehungsweise ritt er und fiel von seinem Pferd. Al-Hiball griff nach dessen Pferd und machte sich mit beiden auf den Weg. Aṣ-Ṣāram b. Nišwān hatte auf Anraten von Ibn Qabīb gehandelt, der bereits einen Trupp des Heeres an das Palmentor (*bāb an-naḫl*) gesandt hatte. Er stand auf der Mauer und sah, was vor sich ging. Als sie al-Hiball sahen, wie er auf dem Pferd ritt, das andere neben sich, riefen sie ihm zu. Sie suchten ʿAlī b. Muḥammad und fanden ihn auf dem Boden liegend, er wusste nichts [von dem, was geschehen war]. Sie ließen ihn auf ein Kamel aufsitzen und betraten mit ihm die Stadt. Was al-Hiball angeht, so hat er, als das Heer Zabīd verließ, sein Pferd angetrieben und als eine Wegbiegung kam, fiel er, denn die Sache war schlimmer geworden für ihn. Die Tageshitze brach an und er starb. Die beiden Pferde jagten weiter, bis sie al-Quraysiyya erreichten. In dem Dorf schrien sie und die Leute kamen heraus und folgten der Spur der Pferde, bis sie al-Hiball tot vorfanden, sein Körper aufgeplatzt von der Heftigkeit der Hitze. Sie nahmen ihn auf und begruben ihn. Sein Vetter blieb in Zabīd inhaftiert bis der Sultan kam.[50]

Hintergrund dieses Berichts waren Unruhen im Jemen, angezettelt von Beduinen-Stämmen, die der rasulidische Sultan al-Malik al-Muǧāhid (reg. 721–764/1321–1363) niederschlug. In diesem Kontext wurden auch al-Hiball und sein Vetter verfolgt. Ironischerweise kann al-Hiball zunächst fliehen, ehe der Effekt des Bilsenkrauts zu wirken beginnt, wodurch er schließlich ums Leben kommt. Sein Vetter wiederum überlebt dadurch, dass er bereits ein Rauschmittel zu sich genommen hatte und nicht mehr aufstehen konnte – leider gibt der Text keinen Aufschluss darüber, um welche Substanz es sich dabei gehandelt hatte. So gelingt es den Truppen des Sultans, wenigstens ihn festzusetzen. Auch in diesem Fall wurde Bilsenkraut benutzt und es wurde heimlich unter Speisen und Wasser gemischt.

50 Al-Ḫazraǧī, ʿAlī b. al-Ḥasan, *al-ʿUqūd al-luʾluʾiyya fī tārīḫ ad-dawlat ar-rasūliyya*, Hrg. Muḥammad Basyūnī ʿAsal, 2 Bd., Kairo: Maṭbaʿat al-hilāl, 1911 ii, 109.

Ibn Kaʿb al-ʿAnsī wurde ebenfalls mit Bilsenkraut vergiftet, in diesem Fall allerdings, um das Opfer zu betäuben und anschließend zu töten. Ibn Kaʿb lebte zur Zeit des Propheten Muḥammad und hatte sich ebenfalls zum Propheten erklärt. Er eroberte den Jemen und brachte Sanaa in seine Gewalt. As-Suhaylī (gest. 581/1185) schreibt in *ar-Rawḍ al-unuf fī tafsīr as-sīrat an-nabawiyya li-Ibn Hišām* (*Der Garten der frischen Kräuter in der Erläuterung der Biografie des Propheten nach Ibn Hishām*) über ihn:

> Ihm folgten Stämme der Maḏḥiǧ und [Stämme] aus dem Jemen auf seinem Zug und er bezwang Sanaa. Er wurde *Der mit dem Schleier* (*Ḏū l-ḫimār*) genannt und trug den Beinamen ʿAyhala. Man verbreitete über ihn, dass Saḥīq und Šarīq ihm eine Offenbarung eingegeben hätten. Er sagte: »Sie sind zwei Engel, die durch mich sprechen«, [doch es sind] zahlreiche Unwahrheiten, mit denen er sich geschmückt hat.[51]

Ibn Kaʿb wurde von Fayrūz ad-Daylamī, Qays b. Makšūḥ und einem Mann namens Dāḏwayh getötet. Sie gelangten zu ihm, weil eine Gefangene sie einließ, die sich bei Ibn Kaʿb aufhielt und der er Gewalt angetan hatte. Sie sei eine der schönsten Frauen und eine aufrechte Muslima namens Marzubāna gewesen. As-Suhaylī schreibt zwar, sie habe Ibn Kaʿb Wein zu trinken gegeben, bis er bewusstlos geworden sei, räumt aber ein, dass sich die Berichte über seinen Tod unterscheiden und dass sie ihm, Ibn Isḥāqs Erzählung zufolge, Bilsenkraut (*banǧ*) in sein Getränk gemischt habe.[52]

Auch Ibn ʿAsākir (gest. 572/1176) beschreibt den Tod des selbsternannten Propheten in *Taʾrīḫ madīna Dimašq* (*Geschichte von Damaskus*). Er erläutert genauer: Die Gefangene habe zu den Banū Ġaṭīf gehört, von denen viele durch Ibn Kaʿb gefangen genommen worden waren und war eine Tante der Tochter von Yaġūṯ al-Makšūḥ. Bei ihm heißt sie Bahrāna bt. ad-Daylam uḫt Fayrūz b. ad-Daylam. Fayrūz und Qays, in dieser Version offenbar mit der Gefangenen verwandt, Dāḏwayh, dessen Stamm besiegt worden war und Bahrāna schlossen ein Komplott, um Ibn Kaʿb zu ermorden. Ibn ʿAsākir schreibt, Bahrāna habe Bilsenkraut (*banǧ*) in sein Getränk gemischt. Nachdem die Wirkung eingesetzt habe, seien die drei Männer von ihr eingelassen worden. Dāḏwayh habe die Tür

51 As-Suhaylī, Abū l-Qāsim ʿAbd ar-Raḥmān b. Muḥammad ʿAbdallāh b. Aḥmad b. Abū l-Ḥasan, *ar-Rawḍ al-unuf fī tafsīr as-sīrat an-nabawiyya li-Ibn Hišām*, Hrg. Maǧdī b. Manṣūr b. Sayyid aš-Šūrā, 4 Bd., Beirut: Dār al-kutub al-ʿilmiyya, 2009 iv, 356.

52 As-Suhaylī, *ar-Rawḍ al-unuf* iv, 356.

gesichert, Fayrūz sich auf die Brust des Betäubten gesetzt und Qays ihn mit dem Schwert erschlagen und seinen Kopf abgetrennt.[53]

Die Einzelheiten zur Ermordung Ibn Kaʿbs sind hier nicht von Bedeutung, entscheidend ist für den vorliegenden Kontext, dass nach zwei Schilderungen des Tathergangs Bilsenkraut benutzt wurde. Durch die List einer Gefangenen war es in das Getränk des Opfers gelangt und machte ihn wehrlos. Am deutlichsten tritt der Aspekt der Wehrlosigkeit in einer Geschichte hervor, die Ibn al-Ǧawzī in *Aḫbār al-aḏkiyāʾ* (*Berichte von Schlauen*) beschreibt. Sie habe sich auf dem Fußweg nach aš-Šām ereignet. Ein Reisender berichtet, dass sich der Reisegruppe aus ca. dreißig Personen, alle in Sufi-Gewänder gekleidet, ein *šayḫ* namens Ḥasan al-Hayʾa anschloss, der auf einem Esel ritt und zwei bepackte Maultiere mit sich führte, auf denen je ein Mann saß. Alle waren prächtig gekleidet und ihr Auftreten rief in der Gruppe Sorge hervor. Ibn al-Ǧawzī schreibt:

> Wir sagten zu ihm: »Du rechnest nicht damit, dass uns die Beduinen angreifen könnten. Wir haben nichts bei uns, das uns genommen wird und du passt nicht in unsere Gesellschaft mit dem, was du mit dir führst.« Er sagte »Möge Gott uns nach seinem Belieben behandeln,« und ritt weiter mit uns und hörte nicht auf uns.[54]

Dennoch wird der *šayḫ* von den Reisenden geehrt und er speist während der Pausen mit ihnen. An einem von al-Ǧawzī nicht näher bestimmten Ort wird die Reisegruppe von heranstürmenden Beduinen überfallen. Die Reisenden rennen auseinander doch der *šayḫ* fordert sie auf, zu bleiben:

> Der *šayḫ* sagte »Nicht« und wir ließen sie. In seinen Händen hielt er seinen Proviant, den er jetzt ausbreitete. Er setzte sich und aß, die Pferde warfen ihren Schatten über uns. Als die Beduinen das Essen sahen, lud er sie zu sich ein und sie setzten sich zu ihm und aßen. Dann öffnete er seine Satteltasche und holte viele Süßigkeiten daraus hervor, die er den Beduinen in die Hände gab. Als sie davon aßen und sich daran sättigten erstarrten ihre Hände und wurden ihre Beine taub und sie bewegten sich nicht mehr. Er erklärte uns, dass die Süßigkeiten mit Bilsenkraut ver-

---

53 Ibn ʿAsākir, Abū l-Qāsim ʿAlī b. al-Ḥasan b. Hibat Allāh b. ʿAbdallāh, *Tārīḫ madīna Dimašq wa-ḏikr faḍlihā wa-tasmiyya man ḥallahā min al-amāṯil aw iǧtāza bi-nawāḥīhā min wāridīhā wa-ahlihā*, Hrg. ʿAmr b. Ġarāma, 80 Bd., Beirut: Dār al-fikr, 1997 il, 489.

54 Al-Ǧawzī, Ǧamāl ad-Dīn Abū l-Farağ ʿAbd ar-Raḥmān, *Aḫbār al-aḏkiyāʾ*, Hrg. ad-Dānī b. Munīr az-Zahwī, Beirut: al-Maktabat al-ʿaṣriyya, 2014, 141.

> setzt waren (*inna l-ḥulwā mubanniǧun*), so wie er sie vorbereitet hatte, und dass es jetzt in ihnen wirke. So wurde die List vollendet. Die Wirkung würde anhalten, auch wenn wir sie ohrfeigten. Wir taten es und sie waren nicht in der Lage, mit den Fäusten zuzuschlagen, dass sie Schaden hätten anrichten können, oder zu gehen. Wir schlugen sie und sie konnten sich nicht wehren. So wussten wir, dass er Recht hatte. Wir nahmen ihre Waffen und ritten auf ihren Tieren, ihre Lanzen über unseren Schultern und im Besitz ihrer Waffen …[55]

Auch at-Tanūḫī berichtet von diesem Vorfall in *Nišwār al-muḥāḍara* (*Versammlungsgespräche*).[56]

Die betäubten Beduinen werden in dieser Erzählung wiederholt geschlagen und es wird genau beschrieben, dass ihre Hände erstarrten und ihre Beine taub wurden. Alle hier zusammengetragenen Berichte beschreiben denselben Effekt von Bilsenkraut, der auch über die arabisch-islamische Kultur hinaus bekannt ist.[57]

Und auch in höheren Kreisen war die betäubende Wirkung von Bilsenkraut bekannt. Al-Maqrīzī berichtet in *as-Sulūk li-maʿrifa duwal al-Mulūk* (*Aufzählung der Vornehmen in den Reichen der Herrschenden*), der mamlukische Emir Aynabak habe es im Jahr 779/1378 gegen Emir Quruṭāy eingesetzt: Nachdem einige Emire als Statthalter in Teilen des mamlukischen Einflussgebietes eingesetzt worden waren, verabredeten Aynabak und Quruṭāy, dass letzterer die Tochter des erstgenannten heiraten solle. Aynabak nahm sich selbst der Hochzeitsvorbereitungen an, versicherte sich allerdings zuvor der Komplizenschaft einiger von Quruṭāys Gefährten, denen er den Ehrentitel *Amīr ṭablaḫānāh* versprach. Am 21. Tag des Šawwāl (20. Februar 1378) wurde die vorbereitete Ausstattung für die Hochzeitsfeier zu Quruṭāy gebracht. Neben Lämmern, Hühnern, Gänsen und Zuckerwerk waren auch einige Krüge Wein dabei, in die Bilsenkraut (*banǧ*) hineingegeben worden war. Als die Lieferung bei Quruṭāy eintraf, setzte dieser sich mit seinen Gefährten zusammen und man trank bis schließlich alle „wie durcheinander geworfene Steine wurden" (*wa-ṣāra ka-l-ḥaǧari l-mulqā*)[58] und sich nicht mehr bewegten. Aynabak löste unter den Mamluken und Emiren des Sultans Alarm aus, sodass diese zum Sultan eil-

55 Al-Ǧawzī, *al-Aḏkiyāʾ* 141.

56 At-Tanūḫī, *Nišwār* iix, 250.

57 S. beispielsweise Storl, Wolf-Dieter, *Götterpflanze Bilsenkraut*, (Die Nachtschattengewächse – Eine faszinierende Pflanzenfamilie 1), Nördlingen: Nachtschatten Verlag, 2002, 15.

58 Al-Maqrīzī, Taqī d-Dīn Abū ʿAbbās Aḥmad b. ʿAlī b. ʿAbd al-Qādir al-ʿUbaydī, *as-Sulūk li-*

ten, um ihn zu beschützen. Dadurch kam niemand Quruṭāy und den bei ihm versammelten Emiren zu Hilfe. Quruṭāy wurde aus seinem Haus verschleppt und nach Siryāqūs im Norden Ägyptens gebracht, die übrigen Emire wurden ebenfalls festgesetzt. Außerdem bemächtigte Aynabak sich der Pferde aus den Stallungen der Emire.[59]

Insgesamt schildern die meisten arabischen Berichte, in denen Bilsenkraut vorkommt, es als unschädlich machendes und heimlich verabreichtes Gift. Als berauschende Substanz wird es fast ausschließlich in juristischen oder pharmazeutischen Fachtexten besprochen. Darauf wird unter 4 noch eingegangen, wenn es um den Gebrauch von Betäubungsmitteln als Rauschmittel geht.

2.3 *Haschisch*

Berichte über Vergiftungen mit Haschisch sind sehr selten. Aus heutiger Sicht ist das nachvollziehbar, da Haschisch üblicherweise in Zigaretten (*Joints*) geraucht wird. Auf diesem Weg ist es kaum möglich, sich tatsächlich über einen Rausch hinaus zu vergiften. In mamlukischer Zeit und davor wurde Haschisch gegessen oder getrunken, was eine deutlich stärkere Wirkung hervorrufen kann. Außerdem können auf diesem Weg schneller größere Mengen eingenommen werden, die zunächst den Magen-Darmtrakt passieren und dadurch länger im Körper verweilen. Während eine zweite Portion eingenommen wird, befindet sich die erste noch im Körper und wird verarbeitet. Durch Rauchen eingeatmetes THC (*Tetrahydrocannabinol*, der berauschende Wirkstoff des Haschisch) dagegen gelangt direkt ins Gehirn, wo es wirkt und dann abgebaut wird. Es verlässt den Körper also schneller wieder als gegessenes THC.

Eine der wenigen Beschreibungen einer Haschischvergiftung liefert aṣ-Ṣafadī in *al-Wāfī bi-l-wafayāt* (*Vollständige Auflistung der Todesfälle*). Dort wird eine Begegnung aus dem Jahr 730/1330 geschildert, die in einem Haschisch-Wettessen mit tödlichen Folgen endet:

> Nāṣir ad-Dīn al-Qarandalī al-Kātib:
> „Muḥammad b. Baktūt az-Ẓāhirī al-Kātib al-Muǧawwad, bekannt als al-Qarandalī, weil er in Aleppo ihre Kleidung trug. Es wurde mir berichtet, dass er ihre Kleidung trug und unter ihnen Ansprüche erhob. Sie sagten zu ihm: »Das ist nicht unser Weg des Verdienens.« Er sagte: »Ich sagte zu ihnen: Ihr tragt doch die Zeichen der Sufis.« Einer aus ihrer Mitte sagte

maʿrifa duwal al-mulūk, 8 Bd., Hrg. Muḥammad ʿAbd al-Qādir ʿAṭā, Beirut: Dār al-kutub al-ʿilmiyya, 1997 v, 29.

59 Al-Maqrīzī, *as-Sulūk* v, 28, sowie van Steenbergen, Jo, *Order out of Chaos* (MMHrg 65), Leiden: Brill, 2006, 84.

> zu ihm: »Ich möchte, dass du und ich im Gewand aus Sackleinen in diesen Teich hinabsteigen.« Er sagte: »So stieg ich mit ihm an einem kalten Tag hinein und wir blieben untergetaucht, bis er erschöpft war und auftauchte.« Sie wollten ihn schwächen. Sie sagten zu ihm: »Einer unter uns wird dich im Essen von Haschisch (*ḥašīš*) übertreffen.« Ich sagte: »Holt ihn!« Er sagte: »Sie holten ihn und begannen, uns damit zu versorgen. Er und ich, wir aßen, bis das Blut aus seinen Nasenlöchern lief und er starb …«“[60]

Trotz der wenigen Berichte muss eine tödlich verlaufende Vergiftung durch Haschisch häufig vorgekommen sein, wie die folgenden Zeilen von Šams ad-Dīn b. al-ʿAfīf at-Tilimsānī (gest. 699/1300) nahelegen:

> Dieser Arme, den du siehst,
> wie ein Küken, hingeworfen ohne Federkleid,
> der Rausch des Haschisch hat ihn getötet.
> Das Töten gehört zu den Gewohnheiten des Haschisch.[61]

Das Töten (*al-qatl*) sei eine Gewohnheit (*ʿāda*) des Haschisch, so der Autor der Zeilen. *Qatl* kann in Verbindung mit Haschisch auch *Essen* bedeuten, der Autor drückt durch diese Doppeldeutigkeit also beides aus, sowohl das regelmäßige Essen als auch das Töten. Darüber hinaus ist von einem Armen (*faqīr*) die Rede, der zu Tode gekommen ist. Vieles deutet darauf hin, dass Haschisch häufig im Umfeld asketischer Sufis und nicht wohlhabender Menschen konsumiert wurde. Darauf wird in Kapitel 6 genauer eingegangen, wenn es um Betäubungsmittel als Rauschmittel geht.

Auch in al-Maqrīzīs *al-Ḫiṭaṭ* gibt es einen Hinweis auf den „Schaden“ (*ḍararuhu*),[62] der von Haschisch verursacht wird und dem durch das Trinken von Sauerhonig (*sikanǧubīn*) vorgebeugt werden könne. Deutlicher wird Ibn al-Bayṭār, der ebenfalls von Armen (*fuqarāʾ*) schreibt, die Haschisch zu Rauschzwecken konsumieren und dabei manchmal (*rubbamā*) zu Tode kämen.[63]

---

60 Aṣ-Ṣafadī, Ṣalāḥ ad-Dīn b. Ḫalīl b. Aybak, *al-Wāfī bi-l-wafayāt*, Hrg. Aḥmad al-Arnāʾūṭ et al., 29 Bd., Beirut: Dār iḥyāʾ at-tirāṯ al-ʿarabī, 2000 ii, 185.

61 Aṣ-Ṣafadī, *al-Wāfī* iii, 112.

62 Al-Maqrīzī, Taqī d-Dīn Abū ʿAbbās Aḥmad b. ʿAlī b. ʿAbd al-Qādir al-ʿUbaydī, *Kitāb al-Mawāʿiẓ wa-l-iʿtibār bi-ḏikr al-ḫiṭat wa-l-āṯār al-maʿrūfa bi-l-Ḫiṭat al-Maqrīziyya*, Hrg. Ḫalīl al-Manṣūr, 4 Bd., Beirut: Dār al-kutub al-ʿilmiyya, 1998 iii, 229.

63 Ibn al-Bayṭār, *al-Ǧāmiʿ* ii, 291.

Haschisch als Gift eignete sich offenbar nicht dazu, Menschen zu ermorden oder auszurauben, wie es mithilfe von Bilsenkraut immer wieder getan wurde. Das wäre auch kaum möglich gewesen, denn das zum Essen vorbereitete Haschisch scheint nicht wohlschmeckend oder geschmacksneutral gewesen zu sein. Sowohl al-Maqrīzī als auch Ibn al-Bayṭār erwähnen, dass einige Konsumenten es mit Mandeln, Pistazien, Zucker, Honig oder Mohn einnähmen.[64] Außerdem, so zeigt beispielsweise aṣ-Ṣafadīs Bericht des Haschisch-Wettessens, waren große Mengen erforderlich, um eine tödliche Vergiftung hervorzurufen. Für ein heimliches Untermischen oder gar einen Selbstmord, wie den des Abū Ṭālib Yaḥyā b. ʿAlī, der sich mit Opium das Leben nahm (s. S. 84), ist es also nicht geeignet. Haschisch stand auch nicht in dem Ruf, ein äußerst potentes Gift zu sein, so wie Opium. Soweit den Quellen zu entnehmen ist, kam es nur durch freiwilligen Konsum zu Vergiftungen, wenn zu lange zu viel davon eingenommen wurde.

3 Gesamtbetrachtung zum Thema Betäubungsmittel als Gifte

Die drei hier betrachteten Betäubungsmittel Opium, Bilsenkraut und Haschisch waren nicht nur als Arzneien bekannt. Mediziner und Pharmazeuten beschrieben ebenso ihre schädliche, d.h. giftige Wirkung, Symptome einer Vergiftung, sowie Gegenmaßnahmen. Gemäß den Regeln der Humoralpathologie gingen sie davon aus, dass Wirkstoffe durch ihre jeweilige Eigenschaft (heiß, kalt, trocken oder feucht) auf den Körper wirken. Arznei, so schreibt Ibn Ḥayyān, wirke in Maßen, gezielt und ausgleichend und schade dem Körper deshalb nicht. Sie stelle, wenn nötig, das richtige Mischungsverhältnis der Körpersäfte wieder her. Gift dagegen verändere die physiologische Mischung der Körpersäfte und stehe somit im Gegensatz zur natürlichen Anlage der Organe und richte Schaden an.

Je nach Situation konnten Gifte, so wusste man in der klassischen Medizin, durch ihre jeweiligen Eigenschaften auch heilsam wirken: Ein in mehreren medizinischen und pharmazeutischen Werken auftauchender Bericht schildert die Heilung eines Schlangenbissopfers durch Opium, indem das heiße Schlangengift durch das kalte Opium antagonisiert wird. Der Bericht kursiert auch in der umgekehrten Variante, in der ein mit kaltem Opium Überdosierter (d.h. Vergifteter) durch heißes Schlangengift geheilt wurde.

64 Al-Maqrīzī, *al-Ḫiṭaṭ*, iii, 229, sowie Ibn al-Bayṭār, *al-Ǧāmiʿ* ii, 291.

Neben medizinischen Werken behandeln historiografische und biografische Quellen das Thema Gift. Opium wird dort häufig als sehr gefährliche Substanz dargestellt. Zum einen kann es sowohl Arznei als auch Gift sein, was Risiken birgt: Todesfälle durch versehentliche Überdosierung in der Anwendung als Arznei kamen durchaus vor. Zum anderen ist es ein sehr potentes Gift, weshalb es sich gut für Morde eignet: Eine tödliche Wirkung kann schon mit kleinen Dosen erzielt werden, die sich leicht in Speisen oder Getränken verbergen lassen. In biografischen Werken finden sich auch vereinzelte Berichte über Selbstmorde mit Opium.

Generell fällt auf, dass Opium in den Quellen ab dem 11./17. Jh. häufiger auftaucht als davor. Es scheint ab diesem Zeitpunkt häufiger verwandt worden zu sein.

Während sich Opium aufgrund seiner letalen Wirkung hervorragend zur Ermordung potentieller Opfer eignete, wurde Bilsenkraut genutzt, wenn es darum ging, das Opfer zu betäuben oder zu lähmen. Es finden sich zahlreiche Berichte, in denen Menschen nach der Verabreichung von Bilsenkraut ausgeraubt, verschleppt, verprügelt oder ermordet wurden, da sie nicht mehr in der Lage waren, sich zu bewegen. Angefangen bei al-Wāqidī (3./9. Jh.), der von 35 Prophetengefährten berichtet, die zum armenischen Herrscher reisen und betäubt werden sollen (s. S. 109), bis zur Verschleppung Quruṭāys im 8./14. Jh. (s. S. 114) geht es immer darum, die Opfer in eine Lage zu versetzen, in der sie unfähig sind, sich zur Wehr zu setzen. Getötet werden sie durch das Bilsenkraut selbst nicht.

Berichte über Vergiftungen mit Haschisch sind sehr selten. Es müsste eine zu große Menge verabreicht werden, um tatsächlich eine tödliche Wirkung hervorzurufen. Eine solche Menge könnte unmöglich unbemerkt bleiben. Allein der starke Geschmack des zur hier betrachten Zeit gegessenen Haschischs wäre zu auffällig für einen Giftmord. Al-Maqrīzī und auch Ibn al-Bayṭār beschreiben, wie Konsumenten Haschisch mit Wohlschmeckendem vermischen, um diesen starken Geschmack zu überdecken. Immerhin ein Bericht von einem Haschisch-Wettessen findet sich, das für einen der Beteiligten tödlich ausgeht (s. S. 115). Doch dabei handelt es sich um ein Wettessen und nicht um einen Anschlag durch heimlich verabreichtes Haschisch.

KAPITEL 4

Betäubungsmittel im juristischen Diskurs

Das Thema Betäubungsmittel nimmt im islamischen Kontext in juristischen Werken vergleichsweise großen Raum ein. So einheitlich, wie zunächst angenommen werden mag, ist die Haltung von Juristen zum Thema allerdings nicht.

Im Koran wird neben dem allgemeinen *sukārā* (*Berauschendes* bzw. *berauscht* oder *betrunken*) tatsächlich nur Wein (*ḫamr*) genannt.[1] Der Prophet hat Laster wie Trunkenheit und Glücksspiel zwar verboten, dabei aber selbst, abgesehen vom Wein (*ḫamr, nabīḏ*), ebenfalls keine weitere Substanz explizit genannt. In späteren Aussprüchen hat er Rauschmittel (*muskir*, Pl. *muskirāt*) insgesamt verboten, jedoch erneut ohne einzelne zu nennen: „Jedes Getränk, das berauscht, ist verboten" (*kullu šarābin askarun fa-huwa ḥarāmun*),[2] „Alles Berauschende ist verboten" (*kullu muskirin ḥarāmun*),[3] „Alles, was berauscht, ist [wie] Wein und alles, was berauscht, ist verboten" (*kullu muskirin ḫamrun wa-kullu ḫamrin ḥarāmun*).[4] So mussten, als berauschende Substanzen in der Gesellschaft relevant wurden, auch Regeln für den Umgang mit Opium, Bilsenkraut und Haschisch formuliert werden. Rosenthal schreibt über die juristische Diskussion um den Konsum von Haschisch, das Fehlen explizierter Nennungen von Rauschmitteln sei "*a grave embarassment*"[5] für die Juristen gewesen. Diese konnten sich dem Thema Betäubungsmittel dementsprechend ausschließlich nähern, wenn diese zu einem gesellschaftlichen Problem wurden, das juristischer Aufmerksamkeit und Klärung bedurfte.[6] Durch die Gleichsetzung aller berauschenden Substanzen mit Wein wirken diese Aussprüche wie Erweite-

1 In Q:219 heißt es, Wein (*ḫamr*) und das *Maysīr*-Spiel (Glücksspiel) seien, neben ihren Nutzen, hauptsächlich Sünde. In Q 5:90 werden Wein (*ḫamr*), Glücksspiel u.a. als Teufelswerk bezeichnet und sollen gemieden werden. Q 4:43 ruft dazu auf, sich nicht berauscht/betrunken (*sukārā*) dem Gebet zu nähern und Q 16:67 appelliert an den Verstand der Gläubigen. Hier geht es um Berauschendes (*sukārā*) und Speisen bzw. Getränke, die von Palmen und Reben gewonnen werden können.

2 S. beispielsweise: Al-Buḫārī, Abū ʿAbdallāh Muḥammad b. Ismāʿīl b. Ibrāhīm b. Muġīra, *Ṣaḥīḥ al-Buḫārī*, 4 Bd., Kairo: Dār al-faǧr li-t-turāṯ, ²2009 iv, 12, Ibn Muslim, Abū l-Ḥusayn Muslim b. al-Ḥaǧǧ al-Qušayrī an-Nīsābūrī, *Ṣaḥīḥ Muslim*, Hrg. Muḥammad Fawād ʿAbd al-Bāqī, 3 Bd., Faraskur: Dār al-fawāʾid, ²2006 ii, 1072, at-Tirmiḏī, Abū ʿĪsā Muḥammad b. ʿĪsā, *al-Ǧāmiʿ al-kabīr*, Hrg. Bašār Mawwālid Maʿrūf, 6 Bd., Beirut: Dār al-ġarb al-islāmī, 1996 iii, 441.

3 S. beispielsweise: Muslim, *Ṣaḥīḥ* ii, 1072, at-Tirmiḏī, *al-Ǧāmiʿ* iii, 441.

4 S. beispielsweise: Muslim, *Ṣaḥīḥ* ii, 1073, at-Tirmiḏī, *al-Ǧāmiʿ* iii, 439.

5 Rosenthal, Franz, *The Herb. Hashish Versus Medieval Muslim Society*, Leiden: Brill, 1971, 102.

6 Rosenthal, *The Herb* 102.

 | DOI:10.1163/9789004722385_005

rungen des ursprünglichen koranischen Verbotes. Und so teilen auch die meisten Rechtsgelehrten die Ansicht, Betäubungsmittel seien – alles in allem – verboten.

So eindeutig wie zunächst zu vermuten sein könnte war das Verbot allerdings nicht. Ibn Taymiyya, ḥanbalītischer Rechtsgelehrter (gest. 728/1328), schreibt, dass es „eine Gruppe von Menschen" (*ṭā'ifatu min an-nāsi*) gebe, die den Konsum von Haschisch (*ḥašīša*) für erlaubt hielten. Diese müssten bereuen.[7] Der šāfiʿītische Rechtsgelehrte az-Zarkašī (gest. 772/1370) schreibt, es sei zwar zunächst unklar gewesen, ob der Ausspruch des Propheten, „Jedes Rauschmittel ist verboten" (*kullu muskirin ḥarāmun*), auch Haschisch (*ḥašīš*) beinhalte, es sei aber tatsächlich verboten.[8] Abū l-Wafā' al-Qarašī (*ḥanaf.*, gest. 775/1373) nennt in *al-Ǧawāhir al-muḍiyya fī ṭabaqāt al-ḥanafiyya* (*Die dahingeschiedenen Juwele in den Klassenbüchern der Ḥanafīten*) einen Gelehrten, der sein Lehrer war, namens Sayf ad-Dīn. Der habe gesagt, wer gewohnheitsmäßig Bilsenkraut (*banǧ*) zu sich nehme, werde mit dem Tode bestraft. Dieser Eintrag stehe in der Randnotiz von *al-Qunya* (*Qunyat al-maniyya ʿalā maḏhab Abū Ḥanīfa* von al-ʿAzmīnī, *ḥanaf.*, gest. 658/1260) und hebe darauf ab, dass der Konsument Bilsenkraut (*banǧ*) zu sich genommen habe mit dem Ziel sich zu berauschen und es dann, im Rausch, für erlaubt hielt.[9] Al-ʿAsqalānī (gest. 853/1449), šāfiʿītischer Rechtsgelehrter, stellt klar, die Prophetenworte verbieten das, was berauscht, auch wenn es sich nicht um ein Getränk handelt.[10] Hier bezieht al-ʿAsqalānī also die nicht getrunkenen Betäubungsmittel mit ein, also u.a. Opium, Bilsenkraut und Haschisch, die ja hauptsächlich gegessen wurden. Noch im 10./16. Jh. klagt der aus Mekka stammende šāfiʿītische Rechtsgelehrte al-Haytamī (gest. 975/1567) zum Thema Opium über andere Juristen:

---

7 Ibn Taymiyya, Aḥmad b. ʿAbd al-Ḥalīm, *Maǧmūʿ fatāwā šayḫ al-islām Ibn Taymiyya*, Hrg. ʿAbd ar-Raḥmān b. Muḥammad b. Qāsim, 37 Bd., Medina: Maǧmaʿ al-malik Fahd li-ṭibāʿat al-muṣḥaf aš-šarīf, 2004 xxiii, 357. Da Ibn Taymiyya die Gruppe nicht näher definiert, kann man davon ausgehen, dass er die Gruppe der Rauschmittelkonsumenten allgemein meint und nicht eine spezifische Gruppierung, Sekte o.ä.

8 Az-Zarkašī, Abū ʿAbdallāh Badr ad-Dīn Muḥammad b. ʿAbdallāh b. Bahādir, *Šarḥ az-Zarkašī ʿalā muḫtaṣar al-Ḫaraqī*, Hrg. Muḥammad ʿAbdallāh al-Ǧamīḥ, 7 Bd., Riad: Maktabat al-ʿUbaykān, 1993 vi, 387.

9 Al-Qurašī, ʿAbd al-Qādir b. Muḥammad b. Abī l-Wafā', *al-Ǧawāhir al-muḍiyya fī ṭabaqāt al-ḥanafiyya*, 6 Bd., Riad: at-Ṭibāʿa wa-n-našr wa-t-tawzīm wa-l-iʿlāz, [2]1993 ii, 471. Dieser Eintrag findet sich nur in der Ausgabe von 1332/1914. In der neueren Ausgabe von 1413/1993 kommt er nicht vor.

10 Al-ʿAsqalānī, Aḥmad b. ʿAlī b. Ḥaǧar, *Fatḥ al-bārī šarḥ Ṣaḥīḥ al-Buḫārī*, Hrg. ʿAbd al-ʿAzīz b. ʿAbdallāh b. Bāz et al., 13 Bd., Kairo: al-Maṭbaʿat as-salafiyya wa-maktabatihā, 1960 xi, 45.

> Viele der Rechtsgelehrten, die einmal heimgesucht wurden von dem Drang es einzunehmen, da sie meinten, sonst zu sterben, denken, ihnen wäre erlaubt, es einzunehmen wie sie es wollen. Das ist jedoch eine faule Illusion, die ihnen Satan eingibt, um seinen Hohn für sie auf alle Zeiten auszudehnen.[11]

Was gemeint sein könnte mit „da sie meinten, sonst zu sterben" muss an anderer Stelle erörtert werden. Al-Haytamī (*šāf.*, gest. 975/1567) schildert außerdem eine in diesem Zusammenhang bemerkenswerte Debatte, nämlich um die Frage, ob es erlaubt sei, das allgemein verbotene Haschisch (*ḥašīša*) mit Muskatnuss (*ǧawzat aṭ-ṭīb*, bot. *Myristica fragrans*) zu mischen. Ibn ʿImād,[12] so al-Haytamī, habe argumentiert, ein Verbot von Muskatnuss auf Grundlage einer Überlieferung (*naql*) bzw. eines Ausspruchs einer der geachteten Gelehrten gebe es nicht. So gab er Haschisch (*ḥašīša*) abgemessen (*maqīsa*) zu Muskatnuss, da er davon ausging, um Muskatnuss gebe es keinen juristischen Disput. Als er mit Aussagen al-Qarāfīs (*māl.*, gest. 684/1285) konfrontiert wurde, die auf Rechtsgelehrte aus dessen Zeit [7./13. Jh.] zurückgingen,[13] widersprach Ibn ʿImād diesen, indem er zwischen grünen Haschischblättern (*kawnuhā waraqun aḫḍarun*), die keine berauschende Wirkung haben, und geröstetem Haschisch (*baʿda t-taḥmīṣi*), das berauscht, unterschied. Al-Haytamī löst die Debatte auf, indem er anfügt, dass es keinen Unterschied mache, ob das Haschisch mit Muskatnuss (*ǧawzat aṭ-ṭīb*), Safran (*zaʿfarān*), Ambra (*ʿanbar*), Opium (*afyūn*) oder Bilsenkraut (*šaykarān ... wa-huwa l-banǧ*) vermischt werde. Die vier Rechtsschulen betrachteten es dennoch als Rauschmittel (*min al-muḫadirāti wa-l-muskirāti*), womit es verboten sei.[14]

Es gab also immer wieder, auch unter den Rechtsgelehrten, Argumente für die Legalität bestimmter Substanzen bzw. es wurden Wege eingeschlagen, diese legal erscheinen zu lassen (z.B. durch die Mischung mit etwas anderem, nicht verbotenem). Die zahlreichen juristischen Stellungnahmen zu Fällen von Betäubungsmittelkonsum lassen den Rückschluss zu, dass er, trotz des zunächst eindeutig wirkenden Verbots seitens des Propheten, keine Randerscheinung gewesen sein kann. Und auch wenn die meisten Rechtsgelehrten den Konsum für unerlaubt hielten, sahen sie sich offenbar dennoch gezwun-

11 Al-Haytamī, Aḥmad Šihāb ad-Dīn b. Muḥammad Badr ad-Dīn b. Muḥammad Šams ad-Dīn b. ʿAlī Nūr ad-Dīn b. Ḥaǧar: *al-Fatāwā l-kubrā l-fiqhiyya*, Hrg. ʿAbd al-Ḥamīd Aḥmad Ḥanafī, 4 Bd., Kairo, 1971 i, 42.

12 Šihāb ad-Dīn Aḥmad b. ʿImād b. Yūsuf al-Aqfahsī, *šāf.*, gest. 808/1405.

13 Al-Haytamī schildert an dieser Stelle leider nicht, welchen Inhalts diese Aussagen waren.

14 Al-Haytamī, *al-Fatāwā* iv, 229.

gen zu zahlreichen Detailfragen Stellung zu beziehen. Antworten, die auf die generelle Illegalität von Betäubungsmitteln abzielten, waren bald nicht mehr ausreichend. Je länger Betäubungs- und Rauschmittel Thema waren, so scheint es, desto mehr Aspekte kamen hinzu, die geklärt werden mussten. Insbesondere, weil nicht zu allen Zeiten die gleichen Substanzen konsumiert wurden. Unterschiedliche Juristen kamen dabei zu unterschiedlichen Ergebnissen und von einer Einheitlichkeit kann keine Rede sein. Es entstand, im Gegenteil, eine Vielschichtigkeit, die an einigen Stellen erkennbare Widersprüche hervorrief, die nebeneinanderstanden. Man näherte sich dabei dem Thema Rausch auch innerhalb einer Rechtsschule aus unterschiedlichen Blickwinkeln oder bezog sich auf unterschiedliche Aspekte. Hier wird erkennbar, dass sich Juristen diesem Themenfeld offenbar dann zuwandten, wenn gesellschaftliche Probleme auftraten bzw. konkrete Anfragen nach einem Rechtsgutachten gestellt wurden. Nicht selten beginnen neue Textabschnitte in *fatwā*-Sammlungen mit den Worten *wa-suʾila … ʿan* (NN wurde gefragt nach …), worauf im Textverlauf folgt *wa-aǧāba …* (Und er antwortete …).

In diesem Kapitel werden die einzelnen Aspekte dargestellt, um die es in den juristischen Werken geht. Es lohnt, die Substanzen differenziert zu betrachten. Als Aspekte werden hier die Themen 1) Verstand/Bewusstsein/Ohnmacht (*ʿaql*/*ḏihn*/*iġmāʾ*), 2) Reinheit/Unreinheit (*ṭahāra* und *naǧas*) und Religionsausübung, 3) Eingenommene Menge, 4) Bestrafung, 5) Kauf und Verkauf, 6) Gebrauch als Arznei, 7) Scheidung (*ṭalāq*) und 8) Verlangen und Zwang bezeichnet. Sie kommen in unterschiedlicher Häufigkeit vor und bilden, nachdem die Kernfrage nach dem Verbot von Betäubungsmitteln mehrheitlich geklärt war, die Inhalte der juristischen Diskussion. Sie werden im Folgenden in ihrer Vielschichtigkeit dargestellt, um ein klareres Bild davon zu zeichnen, in welche Lebensbereiche das Thema Betäubungsmittel vordrang und welche Antworten auf welche aus der Gesellschaft stammenden Fragen gegeben wurden. Zugehörigkeiten zu einer Rechtsschule und Sterbedaten der jeweils genannten Rechtsgelehrten werden dabei mit jeder Namensnennung wiederholt, um den Überblick zu erleichtern. Einige Inhalte gehören zu mehreren Aspekten und tauchen dementsprechend im jeweiligen Unterkapitel wiederholt auf.

1 Der Diskurs im Laufe der Jahrhunderte: Bilsenkraut, Haschisch und Opium – Zeitlicher Überblick

Bevor der juristische Diskurs inhaltlich breiter dargestellt wird, lohnt es, einen Blick auf die Jahrhunderte zu werfen und festzuhalten, ab wann von welchem

Betäubungsmittel die Rede ist. Es tauchen nämlich nicht zu allen Zeiten alle Substanzen in den juristischen Texten auf bzw. nicht in gleichem Ausmaß.

Die früheste mir bekannte Nennung eines der hier betrachteten Betäubungsmittel in einem Rechtswerk stammt aus dem 5./11. Jh. von Šams al-A'imma Abū Bakr Muḥammad b. Abī Sahl as-Saraḫsī (gest. 489/1096). As-Saraḫsī war ḥanafītischer Rechtsgelehrter aus Saraḫs in der heutigen iranischen Provinz Ḫorāsān-e Raẓawī. In seinem umfangreichen Werk *Kitāb al-Mabsūṭ* (*Buch der Darlegung*) erwähnt as-Saraḫsī Bilsenkraut (*banǧ*) im *Buch über die Scheidung* (*Kitāb aṭ-Ṭalāq*) und im *Buch der Getränke* (*Kitāb al-Ašriba*).[15]

Bilsenkraut (*banǧ*) taucht damit als erste der drei hier betrachteten Substanzen auf. Es wird neben Wein (*ḫamr, nabīḏ*) und Milch (*laban*) genannt. Seit der Zeit des Propheten waren fünf Jahrhunderte vergangen. Der Konsum scheint jetzt in einem Maß in der muslimischen Gesellschaft wahrnehmbar geworden zu sein, dass ein Rechtsgelehrter es für erforderlich hielt, es explizit zu nennen. Opium und Haschisch kommen später hinzu, scheinen also auch erst später in größerem Maß genossen worden zu sein.

Auch im 6./12. Jh. wird nur Bilsenkraut (*banǧ*) erwähnt. Al-Kāsānī (*ḥanaf.*, gest. 587/1191) nennt es zu den Themen *Scheidung* (*ṭalāq*), *Getränke* (*ašriba*) und *Bestrafungen* (*ḥudūd*),[16] al-Marġīnānī (*ḥanaf.*, gest. 593/1197) ebenfalls unter *Bestrafungen*. Außerdem ergänzt al-Marġīnānī Stutenmilch (*laban ar-rimāk*) und aus Getreide hergestellte Getränke, die Weizen (*ḥinṭa*) und Gerste (*šaʿīr*) enthalten, sowie aus Honig (*ʿasal*) hergestelltes.[17] In al-Kāsānīs Text taucht außerdem der Begriff *Arznei* (*dawāʾ*) auf, der später bei anderen Autoren immer wieder vorkommt im Zusammenhang mit Betäubungsmitteln. Die Idee, Arzneien wie Opium auch als Rauschmittel zu benutzen, scheint schon verbreitet gewesen zu sein. Auch bei as-Samarqandī (*ḥanaf.*, gest. 539/1145) geht es neben Wein (*ḫamr, nabīḏ*) um Bilsenkraut (*banǧ*) und Arznei (*dawāʾ*).[18]

---

15 As-Saraḫsī, Šams al-A'imma Abū Bakr Muḥammad b. Abī Sahl, *Kitāb al-Mabsūṭ*, 30 Bd., Beirut: Dār al-maʿrifa, 1989 xxiv, 9.

16 Al-Kāsānī, ʿAlāʾ ad-Dīn b. Abī Bakr b. Masʿūd, *Kitāb al-Badāʾiʿ aṣ-ṣanāʾiʿ fī tartīb aš-šarāʾiʿ*, 7 Bd., Beirut: Dār al-kutub al-ʿilmiyya, ²1986 iii, 100, v, 117, vii, 40.

17 Al-Marġīnānī, Burhān ad-Dīn Abū l-Ḥasan ʿAlī b. Abū Bakr, *al-Hidāya šarḥ bidāyat al-mubtadā*, Hrg. Nuʿaym Ašraf Nūr Muḥammad, Karatschi: Idārat al-Qurʾān wa-l-ʿulūm al-islāmiyya, 1996 iv, 132. Getreidesorten werden zur Herstellung von Bier und ähnlichen Getränken benutzt und auch mit Honig kann Alkoholhaltiges zubereitet werden.

18 As-Samarqandī, ʿAlāʾ ad-Dīn Muḥammad b. Aḥmad b. Abū Aḥmad, *Tuḥfat al-fuqahāʾ*, 3 Bd., Beirut: Dār al-kutub al-ʿilmiyya, 1984 ii, 195.

Im 7./13. Jh. schreibt an-Nawawī (*šāf.*, gest. 676/1277) von „Bilsenkraut und diesem bekannten Haschisch" (*al-banǧ wa-hāḏihi l-ḥašīšatu l-maʿrūfatu*).[19] Es taucht zu dieser Zeit zum ersten Mal in juristischen Texten auf. Marino hat zudem die Werke des Šāfiʿīten al-Qasṭallānī (gest. 686/1287) untersucht, die er als *„première tentative systématique de donner une portée juridique à la thèse de l'interdiction légale du haschich"* beschreibt,[20] also als erstes systematisch organisiertes Verbot von Haschisch. Um die Werke al-Qasṭallānīs wird es unten noch gehen, es wird aber hier bereits deutlich, dass Haschisch im 7./13. Jh. zu einem drängenden Thema für Juristen geworden ist.

Opium taucht im 8./14. Jh. auf im Werk des šāfiʿītischen Rechtsgelehrten ad-Damīrī (gest. 808/1405). Hier geht es nicht um seinen Nutzen als Arznei, sondern es wird als den Verstand erschlaffendes und verderbendes Rauschmittel (*muskirun muǧḏalun wa-mufsidun li-l-ʿuqūli*) bezeichnet.[21] Neben Bilsenkraut (*banǧ*) erscheint ab diesem Zeitraum auch Haschisch regelmäßig in den Quellen zusammen mit den anderen Betäubungsmitteln: Az-Zarkašī (*šāf.*, gest. 772/1370) schreibt wie bereits erwähnt, mit dem Ausspruch *kullu muskirin ḥarāmun* sei auch Haschisch (*ḥašīš*) gemeint[22] und Ibn Taymiyya (*ḥanb.*, gest. 728/1328) erwähnt es an mehreren Stellen neben Bilsenkraut (*banǧ*).[23] Al-Ḥaṭṭāb (*mal.*, gest. 954/1547) schreibt vom Einfluss von Opium (*afyūn*), Bilsenkraut (*banǧ*) und Haschisch (hier *sīkarān*, s. 2.3.1) auf den Verstand,[24] al-Anṣārī

---

19 An-Nawawī, Abū Zakariyyā Muḥī d-Dīn b. Šaraf, *Kitāb al-Maǧmūʿ šarḥ al-muhaḏḏab li-š-Šīrāzī, Ḥāšiyyat al-ǧamal ʿalā l-Minhāǧ*, Hrg. ʿAba ar-Razzāq Ġālib al-Mahdī, 8 Bd., Beirut: Dār al-kutub al-ʿilmiyya, 1996 iii, 9. Die ebenfalls mögliche Übersetzung „Bilsenkraut und dieses [andere] bekannte Kraut" ist hier nichtzutreffend, da sie für einen juristischen Text viel zu ungenau ist. Gerade diese Texte zeichnen sich im Regelfall durch exakte Benennung von Substanzen aus.

20 Marino, Danilo, *Raconter le haschich dans l'époque mamelouke: étude et édition critique partielle de la Rāḥat al-arwaḥ fī-l-ḥashīsh wa-l-rāḥ de Badr al-Dīn Abū l-Tuqā al-Badrī (847–894/1443–1489)*, 2 Bd., Paris: Institut National des Langues et Civilisations Orientales, 2015 i, 60. Die von Marino besprochenen Werke sind *Kitāb Takrīm al-maʿīša bi-taḥrīm al-ḥašīša* (*Lobpreis des Lebenden im Verbot des Haschisch*) und *Kitāb Tatmīm at-takrīm li-mā fī l-ḥašīš min at-taḥrīm* (*Vollendung des Lobes durch das, was im Haschisch verboten ist*) von Quṭb ad-Dīn al-Qaṭallānī (*šāf.*, gest. 686/1287).

21 Ad-Damīrī, Kamāl ad-Dīn Abū l-Baqāʾ Muḥammad b. Mūsā b. ʿĪsā, *an-Naǧm al-wahāǧ fī šarḥ al-Minhāǧ*, 10 Bd., Damaskus: Dār al-minhāǧ, 2004 iv, 32.

22 Az-Zarkašī, *Šarḥ* vi, 387.

23 S. beispielsweise: Ibn Taymiyya, *Fatāwā* x, 442, xv, 414, xxii, 50.

24 Al-Ḥaṭṭāb, Abū ʿAbdallāh Muḥammad b. Muḥammad ʿAbd ar-Raḥmān, *Mawāhib al-ǧalīl fī šarḥ muḫtaṣar aš-šayḫ Ḫalīl*, Hrg. Muḥammad Bābāh b. Muḥammad Nāṣir, 8 Bd., Riad: Dār ʿālam al-kutub, 2010 i, 136.

(*šāf*., gest. 926/1520) erklärt, eine kleine Menge eines der drei Betäubungsmittel schade nicht, da sie nicht unrein sei.[25]

1.1 *Zusammenfassung*

Ab dem 5./11. Jh. befasste man sich in juristischen Texten mit Betäubungsmitteln. Zunächst wurde nur Bilsenkraut (*banǧ*) erwähnt, Haschisch (*ḥašīš*/*ḥašīša*) kommt ab dem 7./13. Jh. vor und Opium als Rauschmittel ab dem 8./14. Jh. Fortan werden alle drei behandelt, jedoch nicht in allen Werken und nicht immer gleichzeitig. Neben Aufzählungen aller drei werden sie auch weiterhin einzeln genannt.

2 Die Aspekte der juristischen Betrachtung

2.1 *Verstand/Bewusstsein/Ohnmacht*

Bei der Sichtung von Rechtswerken zum Thema Betäubungsmittel bzw. Rausch fällt auf, dass die Beeinflussung bzw. Ausschaltung des Verstandes als der zentrale Aspekt angesehen werden muss. As-Saraḫsī (*ḥanaf*., gest. 489/1096) erläutert selbst, wieso er das Bilsenkraut (*banǧ*) in einer den Verstand beeinflussenden Menge ablehnt: „In all dem liegt der Beweis, dass das, was verboten ist, der Rausch ist." (*wa-fī hadā kulluhu bayānun anna l-muḥarramu huwa s-sukru*).[26] Neben Bilsenkraut (*banǧ*) nennt er noch Milch (*laban*) und „das, was ihr an Getränken ähnlich ist" (… *wa-mā ašbahuhu min aš-šarābi*).[27] Gemeint ist sicher vergorene Milch oder Stutenmilch, die in verschiedenen Texten vorkommt.[28] Opium und Haschisch nennt as-Saraḫsī nicht. Milch (*laban*), schreibt er, sei erlaubt (*ḥalāl*), man solle sie jedoch nicht begehren, da sie bei Verlangen nach einer großen Menge berausche (*yaskiru*).[29] As-Saraḫsī gehörte der ḥanafitischen Rechtsschule an.

Al-Marġīnānī (gest. 593/1197), ebenfalls Rechtsgelehrter der ḥanafitischen Schule, differenziert genauer. In *al-Hidāya šarḥ bidāyat al-mubtadīʾ* (*Rechtleitung im Kommentar des Anfangs*) schreibt er, der Rausch durch Erlaubtes wie Bilsenkraut (*banǧ*) und Stutenmilch (*laban ar-rimāk*) ziehe keine Strafe nach

25 Al-Anṣārī, Zakariyyā Abū Yaḥyā, *Asnā al-maṭālib fī šarḥ rawḍ aṭ-ṭālib*, Hrg. Muḥammad az-Zaharī al-Ġamrawī, 4 Bd., Kairo: al-Maṭbaʿat al-maymaniyya, 2015 i, 9.

26 As-Saraḫsī, *Mabsūṭ* xxiv, 9.

27 As-Saraḫsī, *Mabsūṭ* xxiv, 9.

28 S. beispielsweise al-Marġīnānī, *al-Hidāya* iv, 132.

29 As-Saraḫsī, *Mabsūṭ* xxiv, 9.

sich, ebenso das Trinken unter Zwang (*aš-šurb al-mukrah*).[30] Er unterscheidet also den Rausch danach, ob er mit einer erlaubten oder unerlaubten Substanz erzeugt wurde. Dabei werden die hier genannten Substanzen als erlaubt (*mubāḥ*) eingestuft. Das Thema *Zwang* wird unten noch eingehend behandelt, al-Marġīnānī lässt jedenfalls offen, ob Zwang von außen gemeint ist oder innerer Zwang – d.h. ausgeübter Druck, etwas einzunehmen oder Abhängigkeitsverhalten.

An-Nawawī (gest. 676/1277), ein šāfiʿītischer Rechtsgelehrter, hat mit seinem *Šarḥ an-Nawawī ʿalā Muslim* (*Kommentar an-Nawawīs zu Muslim*) zwar einen Kommentar zum *ḥadīṯ*-Kompendium Muslims geschrieben, doch auch hier kommt der Aspekt vor. Mit Wahnsinn (*ǧunūn*), Ohnmacht (*iġmāʾ*) und Rausch (*sukr*) nennt er drei Begriffe, die die Zerstörung des Verstandes (*zawāl al-ʿaql*) kennzeichnen. Ob sie nun durch Wein (*ḫamr, nabīḏ*), Bilsenkraut (*banǧ*) oder Arznei (*dawāʾ*) hervorgerufen werde, in jedem Fall lasse sie die Gebetswaschung (*wuḍūʾ*) ungültig werden. Die eingenommene Menge spiele keine Rolle.[31]

Der Sufi Quṭb ad-Dīn al-Qasṭallānī (gest. 686/1287) argumentiert in seiner ersten Monografie über das Verbot von Haschisch (*Kitāb Takrīm al-maʿīša bi-taḥrīm al-hašīša*, s. Kapitel 5.3) u.a. mit dem Hinweis auf das Verbot berauschender Getränke im Allgemeinen. Er zitiert dazu ein Prophetenwort nach Daylam al-Ḥimyarī:[32]

> Ich fragte den Propheten Gottes – Gott segne ihn und schenke ihm Heil – und sagte: »Ich befinde mich in einem kalten Land und wir mühen uns und arbeiten hart. Wir nehmen von einem Getränk aus Weizen (*qamḥ*) und stärken uns [so] gegen unsere Arbeit und die Kälte des Landes.« Er sagte: »Berauschst du dich?« Ich antwortete: »Ja.« Er sagte: »So wendet euch davon ab.« Ich entgegnete: »Die Menschen lassen es nicht.« Er sagte: »Wenn sie es nicht lassen, so bekämpfe sie.«[33]

---

30 Al-Marġīnānī, *al-Hidāya* iv, 132.

31 An-Nawawī, *Šarḥ* iv, 74.

32 Cámara, Indalecio Lozano, *Estudios y documentos sobre la historia del cañamo y del hachis en el Islam medieval*, 2 Bd., Granada: Universidad de Granada, 1993 ii, 42, sowie Marino, Danilo *Raconter le haschich dans l'époque mamelouke: étude et édition critique partielle de la Rāḥat al-arwaḥ fī l-ḥashīsh wa-l-rāḥ de Badr al-Dīn Abū l-Tuqā al-Badrī* (*847–894/1443–1489*), 2 Bd., Paris: Institut National des Langues et Civilisations Orientales, 2015 i, 60.

33 Cámara, *Estudios* ii, 45. Das *ḥadīṯ* wird u.a. bei at-Tabrīzī tradiert. At-Tabrīzī, Muḥammad b. ʿAbdallāh al-Ḫaṭīb, *Maraqāt al-mafātīḥ šarḥ maškāt al-maṣābīḥ*, Hrg. Ǧamāl ʿAytānī, 12 Bd., Beirut: Dār al-kutub al-ʿilmiyya, 2001 vii, 217.

Zweifelsfrei, so al-Qasṭallānī, lasse Haschisch den Verstand noch stärker schwinden als das genannte Getränk.

Az-Zarkašī (*šāf.*, gest. 794/1392), ebenfalls Autor einer Monografie über Haschisch (*Zahr al-ʿarīš fī taḥrīm al-hašīš*, s. Kapitel 5.3), nennt zum Thema Verstand/Bewusstsein/Ohnmacht gleich eine ganze Reihe von Juristen. Der erste genannte Rechtsgelehrte ist Abū Isḥāq aš-Šīrāzī (*šāf.*, gest. 476/1083), von dem lediglich berichtet wird, er stelle klar, dass Haschisch ein Rauschmittel (*muskir*) sei. Es folgt Muḥī d-Dīn an-Nawawī (*šāf.*, gest. 676/1277), der ebenso schreibe. Ibn Taymiyya (*ḥanbal.*, gest. 728/1328) habe gesagt, Haschisch sei berauschend wie Wein, im Gegensatz zu Bilsenkraut (*banǧ*), das nicht berausche und kein Verlangen wecke. Ähnlich argumentiere Abū l-ʿAbbās al-Qarāfī (*māl.*, gest. 684/1285), der feststelle, die Gelehrten bezeichneten es in ihren Schriften als berauschend (*muskir*), doch ihm sei klar ersichtlich, dass es verderbend (*mufsid*) sei. Der Unterschied zwischen verderbendem (*mufsid*), einschläferndem (*muraqqad*) und berauschendem (*muskir*) sei daran festzumachen, ob die Sinne (Hören, Sehen, Tasten, Riechen, Schmecken) verdeckt werden oder nicht. Werden sie verdeckt, handele es sich um etwas Einschläferndes (*muraqqad*). Werden sie nicht verdeckt, müsse gefragt werden, ob es zu Verlangen und Vergnügen komme und die Kraft der Seele überwunden werde oder nicht. Komme es dazu, handele es sich um ein Rauschmittel (*muskir*), wenn nicht, um etwas Verderbendes (*mufsid*). Das Rauschmittel (*muskir*), so al-Qarāfī, zerstöre den Verstand und es verursache Verlangen und Vergnügen wie der Wein (*ḫamr*), während Verderbendes (*mufsid*) den Verstand verwirre (*mušawwaš li-l-ʿaql*) ohne überwältigendes Vergnügen, so wie beim Bilsenkraut (*banǧ*). Lyrische Zeilen des Richters ʿAbd al-Wahāb al-Mālikī dienen hier zur Unterstreichung des von al-Qarāfī gesagten, da sie den Kontrollverlust durch Weinrausch beschreiben. Darauf fasst al-Qarāfī zusammen: Haschisch sei verderbend (*mufsid*) und nicht berauschend (*muskir*) und zwar aus zwei Gründen: Erstens bringe es die Mischung der Körpersäfte durcheinander, was letztendlich in Vergnügen münde. Zweitens steigere das Trinken von Wein die Streitsucht und führe dazu, dass Menschen mit Waffen aufeinander losgingen. Das sei auch gemeint mit den Versen von Ḥasān b. Ṯābit über die Konfrontation (s. S. 186). Beim Essen von Haschisch sei es anders: es führe zu einem tiefen Schlaf, die Esser würden halb zu Tieren und daher käme es weniger zu Tötungen als beim Konsum von Wein. Az-Zarkašī widerspricht darauf al-Qarāfīs Argumentation, indem er schreibt, es seien auch Menschen bekannt, die im Rausch heftig geweint haben (im Gegensatz zum Vergnügen, das al-Qarāfī dem Rausch zuordnet). Außerdem wisse man von Haschisch-Essern, die sich vergnügten und danach von Stille und Abwesenheit befallen würden. Ebenso wisse man umgekehrt von Weintrinkern (*ahl al-ḫamr*), die in einen Zustand wie halb tot verfielen. Aus all dem sehe man, dass im Haschisch berauschendes und verderbendes liege, gleiches gelte für Wein. Az-Zarkašī hält fest, dass der Verstand durch die Einnahme eines Rauschmittels (*muskir*) in einen Zustand versetzt werde, in dem er vor der Einnahme nicht war. Dieser Zustand sei der Beginn des Verdeckens der Sinne und sei das bei Rauschmittelkonsum Gewollte.[34] Was Koran und *sunna* angehe, so az-Zarkašī, sei in Muslims *Ṣaḥīḥ* das Prophetenwort zu finden, dass jedes Rauschmittel (wie) Wein und jeder Wein verboten sei (*kullu muskirin ḫamrun wa-kullu ḫamrin ḥarāmun*).[35] Dieser Ausspruch wird in Variationen sehr häufig im Diskurs um Rausch- und Betäubungsmittel verwendet, was nicht wundern lässt. Als nächstes zitiert az-Zarkašī einen Teil von Q 7:157: „… und er verbietet ihnen die schlechten [Speisen]/das Widerwärtige …"[36] und argumentiert, Schlechtes/Widerwärtiges sei das im Verdecken des Verstandes herausragendste. Gott habe die Einnahme dessen, was den Verstand schwinden oder verderben lässt und ihn zerstört, verboten und es sei offensichtlich, dass Haschisch diesen Effekt habe. Das nach Daylam al-Ḥimyarī zitierte Prophetenwort, das bereits bei al-Qasṭallānī vorkommt (s. S. 126), verwendet auch az-Zarkašī und erläutert, dabei sei es ursprünglich um das Verbot von *mizr* (aus Hirse gebrautes Getränk) gegangen. Haschisch habe, so az-Zarkašī, denselben, wenn nicht einen stärkeren Effekt und erfordere somit ein Verbot. Zur Bekräftigung zitiert er noch Umm Salama,[37] die berichtet habe, der Prophet habe jedes Rausch- (*muskir*) und jedes erschlaffende Mittel (*mufattir*) verboten. „Die Gelehrten" (*al-ʿulamāʾ*) sagen, so fährt az-Zarkašī fort, erschlaffendes (*mufattir*) sei alles, was Erschlaffung hervorrufe. Das deute im Speziellen auch auf Haschisch hin, das mehr schlafen lasse (*yakṯura n-nawm*) und den Kopf schwer mache. Der Konsens zum Verbot von Haschisch sei von mehr als nur einem betont worden. Dazu zählen al-Qarāfī (*māl.*, gest. 684/1285) und Ibn Taymiyya (*ḥanbal.*, gest. 728/1328). Letzterer schreibe, wer Haschisch für erlaubt halte, sei ungläubig. Ar-Rāfiʿī (*šāf.*, gest. 623/1226) schreibe, berauschende Pflanzen, nach deren Einnahme keine heftige Freude aufkomme, seien verboten, al-Marġīnānī (*ḥanaf.*, gest. 593/1197) halte Bilsenkraut (*banǧ*) für verboten, ebenso Stuten-

34 Az-Zarkašī, Abū ʿAbdallāh Badr ad-Dīn Muḥammad b. ʿAbdallāh b. Bahādir, *Zahr al-ʿarīš fī taḥrīm al-ḥašīš*, Hrg. Aḥmad Farağ, Al-Mansura: Dār al-wafāʾ li-ṭ-ṭibāʿa wa-n-našr wa-t-tawzīʿ, [2]1990, 102.

35 Az-Zarkašī, *Zahr al-ʿarīš* 115.

36 Az-Zarkašī, *Zahr al-ʿarīš* 117.

37 Eine Ehefrau des Propheten, gest. 61/680.

milch (*laban ar-rimāk*). Kurz erwähnt werden noch ein Rechtsgelehrter (*faqīh*) namens Abū Ǧaʿfar,[38] sowie as-Saraḫsī (*ḥanaf.*, gest. 489/1096).[39]

Der ebenfalls šāfiʿītische Rechtsgelehrte ad-Damīrī (gest. 808/1405) schreibt in *an-Naǧm al-wahāǧ fī šarḥ al-Minhāǧ* (*Funkelnder Stern im Kommentar des* al-Minhāǧ), dass der Handel mit Opium verboten sei, da es ein Rauschmittel sei, das den Verstand verringere und ihn verrotten lasse (*muskirun muǧḏilun mufsidun li-l-ʿuqūli*).[40]

Al-Ḥaddād (*ḥanaf.*, gest. 800/1398) schreibt in *al-Ǧawharat an-nayyira šarḥ muḫtaṣar al-Qudūrī* (*Gläzendes Juwel im Kommentar des Kompendiums von al-Qudūrī*) zum Thema *ṣalāt al-marīḍ* (Das Gebet des Kranken), dass Bewusstlosigkeit (*uġmiyya*) durch Bilsenkraut (*banǧ*) nur bestraft werde, wenn sie länger als einen Tag und eine Nacht andauere und dadurch mehr als fünf Gebete verpasst werden. Das gleiche gilt für Bewusstlosigkeit durch den Konsum von Wein.[41]

Der ḥanbalītische Rechtsgelehrte Ibn Taymiyya (gest. 728/1328) schreibt zum Thema *Verstand/Bewusstsein/Ohnmacht*, das Haschisch (*ḥašīša*) sei bekanntermaßen ein berauschendes Mittel (*muskira*) und das Berauschende an ihm sei verboten (*ḥarām*), wie die Gelehrten übereingekommen seien. Alles, was den Verstand zerstöre (*yazīlu l-ʿaql*), dürfe nicht gegessen werden.[42]

Zur ḥanafitischen Schule gehörte ʿAlā d-Dīn al-Buḫārī (gest. 730/1330). Er schreibt, Rausch (*sukr*) sei ein Vergnügen, das den Verstand überwinde (*yaġlibu ʿalā l-ʿaql*) und so die Menschen an der Arbeit hindere. Allerdings wird hier bereits differenziert, dass das, was als Arznei (*dawāʾ*) eingenommen wird (wie beispielsweise Opium), nicht dazu zähle. Es werde schließlich nicht aus Vergnügen eingenommen. Rauschmittelkonsum (nicht Medikamenteneinnahme) sei eine Torheit, zerstöre den Verstand (*yazīlu l-ʿaql*) und lasse die Menschen mit einer Schwäche in den Gliedern zurück.[43] Damit wird eine

38 Fraglich handelt es sich um ʿAbdallāh b. Muḥammad b. ʿAlī b. Nufayl, gest. 234/848, wahrscheinlich aber um Abū Ǧaʿfar b. al-Ḥasan b. ʿAlī b. al-Ḥasan aṭ-Ṭūsī (gest. 460/1050), der zwar schiitischer Gelehrter war, von az-Zarkašī aber unter der *nisba* aṭ-Ṭūsī auch an anderer Stelle genannt wird.

39 Az-Zarkašī, *Zahr al-ʿarīš* 117.

40 Ad-Damīrī, Kamāl ad-Dīn Abū l-Baqāʾ Muḥammad b. Mūsā b. ʿĪsā, *an-Naǧm al-wahāǧ fī šarḥ al-Minhāǧ*, 10 Bd., Damaskus: Dār al-minhāǧ, 2004 iv, 32.

41 Al-Ḥaddād, Abū Bakr b. ʿAlī b. Muḥammad, *al-Ǧawharat an-nayyira šarḥ muḫtaṣar al-Qudūrī*, Hrg. Ilyās Qablān, 2 Bd., Beirut: Dār al-kutub al-ʿilmiyya, 2006 i, 206.

42 Ibn Taymiyya, *Maǧmūʿ* xxxiv, 204.

43 Al-Buḫārī, ʿAlāʾ ad-Dīn ʿAbd al-ʿAzīz b. Aḥmad b. Muḥammad, *Kašf al-asrār ʿan uṣūl Faḫr al-Islām al-Bazdawī*, Hrg. ʿAbdallāh Maḥmūd Muḥammad ʿAmr, 5 Bd., Beirut: Dār al-kutub al-ʿilmiyya, 1997 v, 488.

Begründung geliefert, die nicht aus Koran und *ḥadīṯ* abgeleitet ist und direkt auf gesellschaftliche Probleme hinweist: Es geht um mangelnde Leistungsfähigkeit.

Šihāb ad-Dīn al-Aqfahsī (*šāf.*, gest. 808/1405), ein weiterer Autor einer Haschisch-Monografie (s. Kapitel 5.3), schreibt in seinem sehr knappen *Ikrām man yaʿīš bi-taḥrīm al-ḫamr wa-l-ḥašīš* nur wenige Seiten, die sich tatsächlich mit Haschisch (*ḥašīš*) befassen. Es wird zusammen mit Bilsenkraut (*banǧ*), *sīkarān*, Muskatnuss (*ǧawz aṭ-ṭīb*) und Opium (*afyūn*) als berauschende Pflanzen betrachtet. Sie seien, so der Autor, alle rein (*ṭāhir*) und als Rausch- und Schlafmittel (*muskir wa-muḫaddir*) einzustufen. So schreiben es die *šayḫs* an-Nawawī, aš-Šīrāzī und Ibn Daqīq al-ʿĪd. Al-Qarāfī (*māl.*, gest. 684/1285) schreibe, man sei sich einig, dass der Konsum von Haschisch (*ḥašīš*) verboten sei, laut Ibn Taymiyya (*ḥanbal.*, gest. 728/1328) sei es sogar Unglaube, ihn für erlaubt zu halten. Die vier Imame (d.h. die Begründer der vier großen Rechtsschulen des sunnitischen Islam) haben nicht darüber geschrieben, da Haschisch zu ihrer Zeit noch nicht im Umlauf gewesen sei. Ar-Rāfiʿī (*šāf.*, gest. 623/1226) schreibe, das Essen von Pflanzen, die nicht berauschen und die keine Heftigkeit auslösen, sei verboten, erfordere aber keine *ḥadd*-Strafe. Aus einem *ḥadīṯ* nach Abū Dāwūd, das al-Aqfahsī lediglich nennt, dessen Inhalt er aber nicht wiedergibt,[44] wisse man, dass der Prophet Berauschendes und Erschlaffendes (*muskir wa-mufattir*) generell verboten habe. Für Berauschendes (*muskir*) heiße das, es sei verboten (*ḥarām*), für Erschlaffendes (*mufattir*), dass es verwerflich (*makrūh*) sei. Dementsprechend werde der Haschisch-Esser nicht getadelt, da es kein (explizites) Verbot von Haschisch gebe. Außerdem sei das Trinken von Rauschmitteln im Besonderen verboten worden, allerdings mit einem Unterschied zum Wein (*ḫamr*), da Haschisch auch als Arznei (*dawāʾ*) eingenommen werden könne, was auf Wein nicht zutreffe.[45] Dieses Argument bzw. die Schlussfolgerung aus dem *ḥadīṯ*-Text ist nichtzutreffend, da auch Wein als Arznei angewandt wurde. Al-Aqfahsī nennt noch einen Bericht nach Umm Salama, nach dem der Prophet berauschendes (*muskir*) und erschlaffendes (*mufattir*) verboten habe. Die Gelehrten ließen keinen Zweifel daran, das Haschisch (*ḥašīš*) in diese Kategorien gehöre.[46]

44 S.S. 126. Das *ḥadī* wird ebenfalls mit dem Namen Daylam al-Ḥimyarī in Verbindung gebracht, unter dem es auch oben in der Übersetzung zu finden ist.

45 Al-Aqfahsī, Šihāb ad-Dīn Aḥmad b. ʿImād b. Yūsuf, „Ikrām man yaʿīš bi-taḥrīm al-ḫamr wa-l-ḥašīš“, in al-Aqfahsī, Šihāb ad-Dīn Aḥmad b. ʿImād b. Yūsuf, *Dafʿ al-albās ʿan wahm al-waswās*, Hrg. Muḥammad Fārs und Masʿūd ʿAbd al-Ḥāmid as-Saʿdinī, Beirut: Dār al-kutub al-ʿilmiyya, 1995, 269–307, 302.

46 Al-Aqfahsī, *Ikrām* 306.

Der mālikītische Rechtsgelehrte Abū ʿAbdallāh al-Ḥaṭṭāb (gest. 954/1547) schreibt, nach al-Birzalī,[47] Opium (*afyūn*) gehöre zu den verderbenden Dingen (*mafsadāt*), aber wer unter seinem Einfluss oder dem von Bilsenkraut (*banǧ*) bete, habe sein Gebet nicht verdorben. Man müsse von Opium (*afyūn*), Bilsenkraut (*banǧ*) und Haschisch (*sīkarān*) nur eine Menge einnehmen, die nicht die Zerstörung von Verstand und Sinnen bewirke. Eine solche Menge sei statthaft für jemanden, der fürchtet, zu sterben, wenn er es nicht einnimmt. Diese geringe Menge solle dann weiter reduziert werden.[48] Diese Äußerung muss an anderer Stelle noch genauer betrachtet werden. Jedenfalls erlaubt al-Ḥaṭṭāb die Einnahme unter bestimmten Bedingungen, die medizinischer Natur zu sein scheinen. Außerdem, schreibt er, habe al-Qarāfī festgelegt, dass Haschisch (*ḥašīša*) nur dann verunreinige, wenn es in Ekstase versetze (*taḥammasa*). Tut es das nicht, verunreinige es nicht und es sei keine *ḥadd*-Strafe erforderlich.[49] Im gleichen Kapitel zitiert al-Ḥaṭṭāb den mālikītischen Rechtsgelehrten Ibn Farḥūn,[50] der Haschisch (*ḥašīša*) zu den „indischen Arzneien" (*al-ʿaqāqīr al-hindiyya*) zählt und angibt, es selber schon für die Verdauung eingenommen zu haben. Es sei nur das (bzw. so viel) verboten, was den Verstand zerstöre.[51] Die Einnahme von Opium durch den, der zu sterben fürchtet, wenn er es nicht einnimmt, hält auch al-Haytamī (*šāf.*, gest. 973/1565) für statthaft.[52] An anderer Stelle schreibt al-Haytamī und nennt sowohl al-Qarāfī[53] als auch *šayḫ* Taqī d-Dīn b. Daqīq al-ʿĪd (*šāf.*, gest. 702/1302) als Autoritäten, die Einnahme einer kleinen Menge Opium (*afyūn*) oder Bilsenkraut (*banǧ*) sei statthaft. Wer nur ein Korn (*ḥubba*) davon einnehme, verhalte sich korrekt. Was nicht statthaft sei, sei eine Menge, die auf die Zerstörung des Verstandes (*taʾṯīr al-ʿaql*) oder der Sinne abzielt. Er betont darauf noch einmal: „Das, was darunter [unter der Menge eines Korns] liegt, ist statthaft (*ǧāʾiz*)."[54]

2.1.1 Zusammenfassung

Bereits hier wird die Vielschichtigkeit des Diskurses deutlich: As-Saraḫsī (*ḥanaf.*, gest. 489/1096) verbietet den Rausch grundsätzlich und mit ihm alles

---

47 Abū l-Qāsim Muḥammad b. Muḥammad al-Balawī (*māl.*, gest. 844/1440).

48 Al-Ḥaṭṭāb, Abū ʿAbdallāh Muḥammad b. Muḥammad ʿAbd ar-Raḥmān, *Mawāhib al-ǧalīl fī šarḥ muḫtaṣar aš-šayḫ Ḫalīl*, Hrg. Muḥammad Bābāh b. Muḥammad Nāṣir, 8 Bd., Riad: Dār ʿālam al-kutub, 2010 i, 136.

49 Al-Ḥaṭṭāb, *Mawāhib* i, 136.

50 Ibrāhīm b. ʿAlī b. Muḥammad, gest. 799/1397.

51 Al-Ḥaṭṭāb, *Mawāhib* i, 136.

52 Al-Haytamī, *al-Fatāwā* i, 42.

53 Šihāb ad-Dīn Abū l-ʿAbās Aḥmad b. Abī l-ʿAlāʾ (*māl.*, gest. 684/1285).

54 Al-Haytamī, *al-Fatāwā* iv, 231.

Berauschende. Al-Marġīnānī (*ḥanaf.*, gest. 593/1197) differenziert zwischen Erlaubtem und Unerlaubtem, d.h. er verbietet nicht den Rausch selbst sondern den Rausch durch bestimmte Substanzen. Ähnlich schreibt al-Haytamī (*šāf.*, gest. 973/1565), der bestimmte Substanzen in geringer Menge erlaubt. Bei al-Marġīnānī kommt außerdem der Aspekt *Zwang* hinzu, der ebenfalls Einfluss auf die juristische Beurteilung hat. An-Nawawī (*šāf.*, gest. 676/1277) verbietet den Rausch, da er den Reinheitszustand zerstöre und bringt den Aspekt der eingenommenen Menge ins Spiel. Al-Qasṭallānī (Sufi, gest. 1287) argumentiert mit dem Verbot eines berauschenden Weizengetränks, das der Prophet verboten habe. Haschisch lasse den Verstand noch deutlicher schwinden und sei dementsprechend verboten. Az-Zarkašī (*šāf.*, gest. 794/1392), nennt in seiner Monografie zahlreiche Juristen, die Haschisch aufgrund seiner berauschenden, verderbenden und einschläfernden Qualitäten verbieten und zitiert zudem aus Koran und *ḥadīṯ*. Ad-Damīrī (*šāf.*, gest. 808/1405) erörtert neben anderem den Handel mit Substanzen. Er verbietet den Handel mit Opium, da es ein Rauschmittel sei. Al-Ḥaddād (*šāf.*, gest. 800/1397) stellt zum Thema Ohnmacht durch Bilsenkraut (*banǧ*) oder Wein fest, sie werde bestraft, wenn sie länger als einen Tag und eine Nacht andauere (und dadurch mehr als fünf Gebete verpasst werden) und al-Buḫārī (*ḥanaf.*, gest. 730/1330) schreibt von mangelnder Leistungsfähigkeit und unterscheidet zwischen Rausch- und Arzneimitteln. Al-Aqfahsī (*šāf.*, gest. 808/1405), sammelt ebenfalls in einer Monografie Argumente für das Verbot von Haschisch aufgrund seiner berauschenden, einschläfernden und erschlaffenden Qualitäten. Al-Ḥaṭṭāb (*māl.*, gest. 954/1547) ergänzt, ebenso wie al-Haytamī (*šāf.*, gest. 973/1565), die Furcht, bei Nichteinnahme eines der Betäubungsmittel zu sterben und erlaubt unter diesen Umständen eine Menge, die den Verstand nicht zerstört.

Es kam also, neben grundsätzlichem Verbot, auch zu Unterscheidungen des Eingenommenen und zu Herleitungen von Verboten aufgrund von Folgen der Einnahme (zerstörter Reinheitszustand beispielsweise oder mangelnde Leistungsfähigkeit).

2.2 *Reinheit/Unreinheit und Religionsausübung*

Ein sehr häufig genannter Aspekt in der Diskussion um Betäubungsmittel ist der von Reinheit bzw. Unreinheit. Im Allgemeinen widmen *fiqh*-Werke ihm ein eigenes Kapitel. Die Frage, inwieweit Rausch- und Betäubungsmittel den Reinheitszustand beeinflussen, erscheint ab dem 7./13. Jh. in den juristischen Quellen. Auch dieses Thema wird aus unterschiedlichen Blickwinkeln betrachtet. Rosenthal stellt zunächst dar, dass die Mehrheit der Rechtsgelehrten Betäubungsmittel wie Haschisch und Bilsenkraut als *berauschend* (*intoxicating*, arab. *muskir*) bezeichnen. Darüber hinaus habe es einzelne gegeben, wie den Mālikīten al-Qarāfī (gest. 684/1285), der neben *berauschend* noch die Kategorien *verderbend* (*corruptive*, arab. *mufsid*) und *einschläfernd* (*narcotic*, arab. *murqid*) verwendet. Al-Qarāfī stufe Haschisch als *mufsid* und als *murqid* ein, nicht aber als *muskir*.[55] Ebenso schreibt auch Ibn Taymiyya (*ḥanb*., gest. 728/1328), Bilsenkraut (*banǧ*) gehöre zu dem, was nicht berauscht (*lā yaskiru*), sondern den Verstand zerstört (*yaġību l-ʿaql*). Darin liege keine Wonne (*laḏḏa*).[56] Diese feinen Unterscheidungen wurzeln sicher in den Diskussionen um den Ausspruch *Kullu muskirin ḥarāmun* und darum, was zu den Rauschmitteln (*muskirāt*) zu zählen sei und was nicht. Bis hierher geht es lediglich um die Frage, ob die einzelnen Betäubungsmittel generell verboten werden sollten oder nicht, wenn sie u. U. in andere Kategorien fallen als *berauschend* (*muskir*). Die Diskussion weist aber durchaus weitere Feinheiten auf, die im Folgenden herausgearbeitet werden.

Mit dem Aspekt *Reinheit/Unreinheit* geht der der Religionsausübung einher; der Reinheitszustand (*ṭahāra*) ist u. a. wichtig für das Ritualgebet und, wie gezeigt wird, gab es offenbar auch Klärungsbedarf in der Frage, wie mit einem Imam zu verfahren sei, der Haschisch konsumiert.

An-Nawawī (*šāf*., gest. 676/1277) schreibt zum Thema, die Zerstörung des Verstandes durch Ekstase (*ǧunūn*), Ohnmacht (*iġmāʾ*) und durch Rausch (*sukr*) mittels Wein (*ḫamr*, *nabīḏ*), Bilsenkraut (*banǧ*) oder Arznei (*dawāʾ*) lasse die Gebetswaschung (*wuḍūʾ*) ungültig werden, gleich ob viel oder wenig davon eingenommen worden sei.[57] Hier wird der Reinheitszustand, der durch die rituelle Waschung vor dem Gebet erreicht werden muss, durch den Rausch mit einem Betäubungsmittel beeinflusst. Ausschlaggebender Faktor zum Thema *Reinheit/Unreinheit* ist hier der Rausch. Al-Birzalī (*māl*., gest. 844/1440) schreibt, Opium (*afyūn*) gehöre zu den verderbenden Dingen (*mafsadād*), der Opiumesser verderbe aber sein Gebet durch die Einnahme nicht.[58] Hier ist die Substanz ausschlaggebend, nicht der Rausch.

Ähnlich wie an-Nawawī äußert sich auch Ibn Taymiyya (*ḥanbal*., gest. 728/1328) zum Gebet, wenn er schreibt, dass derjenige, der berauschenden Wein (*šarāb muskir*) oder berauschendes Kraut (*ḥašīša muskira*) zu sich genommen hat, sich den Mund auswaschen müsse, ehe er betet, ansonsten sei sein Gebet

55 Rosenthal, *The Herb* 108.

56 Ibn Taymiyya, *Maǧmūʿ* xxxiv, 198.

57 An-Nawawī, Abū Zakariyyā Muḥī d-Dīn b. Šaraf, *Kitāb Šarḥ an-Nawawī ʿalā Muslim*, 18 Bd., Riad: Bayt al-afkār ad-dawliyya, 2000 iv, 74.

58 Al-Ḥaṭṭāb, *Mawāhib* i, 136. Wie oben beschrieben, taucht Opium als Rauschmittel erst ab dem 8./14. Jh. in den juristischen Quellen auf. Al-Qarāfī schreibt im hier herangezogenen Abschnitt seines Werkes darüber, welche Betäubungsmittel Rauschmittel (*muskirāt*) seien und welche nicht.

nicht tadellos.[59] Hier ist der Rausch (durch eine berauschende Substanz) wieder das Verunreinigende. An anderer Stelle schreibt er, die Substanz Haschisch (*ḥašīša*) sei äußert unrein.[60] Zudem schildert Ibn Taymiyya eine Begebenheit, nach der über einen Mann, der als Imam fungierte, bekannt wurde, dass er Haschisch (*ḥašīša*) esse. Die Frage kam auf, ob das Gebet hinter diesem Imam zulässig sei oder nicht. Ein Mann, so schreibt Ibn Taymiyya, sage, das Gebet hinter diesem Imam sei nicht zulässig. Ein anderer widerspreche dem Ersten und sage, es sei zulässig. Der Prophet selbst habe gesagt: „Das Gebet ist hinter dem Rechtschaffenen wie dem Lasterhaften erlaubt" (*Yaǧūzu ṣ-ṣalāṭu ḫalfu l-barri wa-l-fāǧiri*). Es schließt sich konsequenterweise die Frage an, ob es dem Haschischkonsumenten erlaubt sei, als Imam vor den Menschen zu beten. Dies wird von Ibn Taymiyya verneint; wer Haschisch isst, dürfe nicht als Imam vor den Menschen beten.[61]

Die Frage, ob Haschisch rein (*ṭāhir*) oder unrein (*naǧas*) sei, so schreibt az-Zarkašī in seiner Monographie über Haschisch zum Thema, fuße auf der vorangegangenen Frage, ob es ein Rauschmittel (*muskira*) sei. Es folgt eine knappe Zusammenstellung existierender Meinungen anderer Juristen. So halte aṭ-Ṭūsī[62] Haschisch beispielsweise für berauschend (*muskira*) und unrein (*naǧasa*). Muḥī d-Dīn an-Nawawī (*šāf.*, gest. 676/1277) und Taqī d-Dīn b. Daqīq al-ʿĪd (*šāf.*, gest. 702/1302) dagegen schreiben, Haschisch sei zwar berauschend (*muskira*), aber dennoch nicht unrein. Laut letzterem gelte für Opium (*afyūn wa-huwa labanu l-ḫašḫāši*) das gleiche – es habe sogar einen noch stärkeren Effekt und sehr wenig davon berausche sehr stark – sowie für *sīkarān* und Muskatnuss (*ǧawzat aṭ-ṭīb*). Alles sei jedoch rein (*ṭāhir*), so laute der Konsens (*iǧmāʿ*). Zur Ambiguität der juristischen Standpunkte schreibe der Autor des Kommentars *al-Waǧīz*,[63] so az-Zarkašī weiter, aus dem Bereich der Kräuter wisse man, dass es zum Thema der Reinheit von Haschisch zwei Aussagen gebe (nämlich, wie gesehen, dass es rein sei und dass es unrein sei). Ibn aṣ-Ṣalāḥ (*šāf.*, gest. 643/1245) bringe einen weiteren Aspekt ins Spiel. Er schreibe, wenn eine Pflanze tödliches Gift enthalte, sei sie unrein (*naǧas*). Az-Zarkašī stellt dazu fest, dass es keine Pflanze gebe, die generell unrein sei, nennt aber auch noch aṣ-Ṣaydalānī (gest. ca. 427/1036), der wiederum der Auffassung ist, dass eine Pflanze, die zu unreinen Zwecken getrunken wird, generell unrein

59 Ibn Taymiyya, *Maǧmūʿ* xxxiv, 206.

60 Ibn Taymiyya, *Maǧmūʿ* xxiv, 198.

61 Ibn Taymiyya, *Maǧmūʿ* xxiii, 356.

62 Abū Ǧaʿfar b. al-Ḥasan b. ʿAlī b. al-Ḥasan (gest. 460/1050).

63 *Al-Waǧīz fī fiqh al-imām aš-Šāfiʿī* von Abū Ḥāmid Muḥammad al-Ġazālī an-Nīsābūrī (*šāf.*, gest. 505/1111).

sei. Letztendlich sagten die Rechtsgelehrten, eine giftige Pflanze sei rein, auch wenn sie deutlich schädlicher ist als Haschisch.[64]

Der ḥanafitische Rechtsgelehrte al-Ḥaddād (gest. 800/1398) schreibt, wer Bilsenkraut (*banǧ*) esse und dadurch ohnmächtig werde (*uġmiya ʿalayhi*), über den komme kein Urteil solange nicht mehr als fünf Gebete verpasst werden. Abū Ḥanīfa[65] halte ein Urteil für erforderlich, da er den Gegenstand des Betäubungsmittelkonsums im Zentrum sieht und nicht, wie al-Ḥaddād selbst, den der Bewusstlosigkeit.[66] D.h. Abū Ḥanīfa hält den Konsum an sich für illegal, nicht die resultierende Beeinträchtigung des Verstandes, wie al-Ḥaddād.

Al-Aqfahsī (*šāf.*, gest. 808/1405) schreibt in seiner Monografie über Wein und Haschisch, al-Qarāfī (*māl.*, gest. 684/1285) berichte, ein Rechtsgelehrter sei nach jemandem gefragt worden, der Haschisch (*ḥašīš*) zum Gebet mitgebracht habe. Die Antwort habe gelautet: „War das nach dem Rösten [des Haschisch], so hat er sein Gebet ungültig gemacht, denn nach dem Rösten zerstört es den Verstand. War es davor, ist es ein grünes Blatt, ähnlich dem Saft der Traube, das Kochen gleicht dem Erhitzen."[67] Zu diesem Punkt gebe es unterschiedliche Meinungen, füge al-Qarāfī an, gleiches gelte jedenfalls auch für Muskatnuss (*ǧawz aṭ-ṭīb*), Ambra (*ʿanbar*), Safran (*zaʿfarān*), Opium (*afyūn*) und *šaykarān*, das hier unter Berufung auf al-Qasṭallānī als Bilsenkraut (hier: *bank*) bezeichnet wird (s. hierzu 2.3.1).[68] Ibn Taymiyya (*ḥanbal.*, gest. 728/1328) schreibe, der Konsum von aus Weinblättern hergestelltem Haschisch (*al-ḥašīša l-muṣnaʿa min waraqi l-ʿinabi*) sei ebenfalls verboten und ziehe Auspeitschen nach sich, ebenso wie das Trinken von Wein. In trockenem, nicht getrunkenem Zustand gebe es nach Aḥmad (Ibn Ḥanbal) drei Ansichten zur Unreinheit (*naǧāsatihā*): 1.) es sei unrein (diese Ansicht bezeichnet Ibn Taymiyya als die korrekte), 2.) im trockenen Zustand sei es nicht unrein und 3.) man unterscheide zwischen trockenem und flüssigem Zustand.[69] Die Passage mutet eigenartig an. Es könnte allerdings Haschisch gemeint sein, das mit Weinblättern zubereitet ist, in ihnen verzehrt wird o.ä. Auch in seiner großen *fatwā*-Sammlung schreibt Ibn Taymiyya von Haschisch aus Weinblättern. Es sei verboten, da es den Verstand und das Naturell verderbe.[70]

64 Az-Zarkašī, *Zahr al-ʿarīš* 123.
65 An-Nuʿmān Ibn Ṯābit al-Kūfī, Begründer der ḥanafitischen Rechtsschule, gest. 150/767.
66 Al-Ḥaddād, *al-Ǧawhara* i, 206.
67 Al-Aqfahsī, *Ikrām* 304. S. hierzu auch S. 136.
68 Al-Aqfahsī, *Ikrām* 304.
69 Al-Aqfahsī, *Ikrām* 305.
70 Ibn Taymiyya, *Maǧmūʿ* xxviii, 339.

Auch in *Šarḥ al-Maḥallī ʿalā Minhāǧ aṭ-ṭālibīn* (*Kommentar von al-Maḥallī zur Methode der Wissenssucher*[71]) von al-Maḥallī (*šāf.*, gest. 864/1460) erläutert der Kommentator, in *ad-Daqāʾiq*[72] heiße es, Bilsenkraut (*banǧ*) und anderes berauschendes Kraut (*ḥašīš muskir*) sei verboten, aber nicht unrein (*laysa bi-naǧas*).[73]

Al-Anṣārī (*šāf.*, gest. 926/1520) bezeichne eine kleine Menge von Haschisch (*ḥašīš*), Bilsenkraut (*banǧ*) und Opium (*afyūn*) für unschädlich, da sie rein (*ṭāhir*) sei.[74] Allgemeiner schreibt der mālikītische Rechtsgelehrte al-Ḥaṭṭāb (gest. 954/1547): Wenn Haschisch (*ḥašīša*) in Ekstase versetzt (*ḥammasa*), dann verunreinige es (*naǧisa*), wenn eine Menge eingenommen werde, die nicht in Ekstase versetzt, verunreinige es nicht.[75] Hier ist die Ekstase (d.h. der Rausch) der entscheidende Faktor.

Alle genannten Rechtsgelehrten erklären das jeweilige Betäubungsmittel letztendlich für verboten, betrachten aber den offenbar wichtigen Aspekt von *Reinheit* bzw. *Unreinheit* auf unterschiedliche Weise und kommen dabei zu unterschiedlichen Ergebnissen. Das hatte Auswirkungen auf die tägliche religiöse Praxis der Gläubigen, wenn es beispielsweise um die Frage geht, ob ein Gebet durch Betäubungsmittelkonsum ungültig geworden ist und nachgeholt werden muss. Die vielseitigen Antworten durch unterschiedliche Rechtsgelehrte lassen es also denkbar erscheinen, dass der abstinente Muslim neben dem nicht Berauschten betet, der eine kleine Menge eines Betäubungsmittels eingenommen hat (was wahrscheinlich niemand bemerken würde), sowie neben demjenigen, der Opium aus medizinischen Gründen eingenommen hat und sich darauf beruft, sein Gebet durch die Einnahme nicht verdorben zu haben. Dem Ratsuchenden bleibt offenbar nur, sich nach dem zu richten, was er von einem jeweiligen Rechtsgelehrten zur Antwort bekommt.

Bemerkenswert ist außerdem, dass die Betäubungsmittel oft nicht als solche zusammengefasst und insgesamt, sondern tatsächlich einzeln, je nach Substanz, eingestuft, bzw. unterschiedlichen Gruppen zugeordnet wurden (*muskir, mufsid, murqid*). Dabei galten einige als rein, andere als unrein. Unreine Substanzen verdarben aber nicht automatisch auch das Gebet, ebenso wenig wie

71 Bei der *Methode der Wissenssucher* handelt es sich um *Minhāǧ aṭ-ṭālibīn* von an-Nawawī (*šāf.*, gest. 676/1277).

72 *Al-Baḥr ar-rāʾiq šarḥ kanz ad-daqāʾiq* von Ibn Naǧīm, gest. 710/1310.

73 Al-Maḥallī, Ǧalāl ad-Dīn Muḥammad Aḥmad: *Ḥāšiyatān Qalyūbī wa-ʿAmīra ʿalā šarḥ al-Maḥallī ʿalā Minhāǧ aṭ-ṭālibīn*, 4 Bd., Aleppo: Muṣṭafā l-Bābī l-Ḥalabī, ^{3}1955 i, 69.

74 Al-Anṣārī, Zakariyyā Abū Yaḥyā, *Asnā al-maṭālib fī šarḥ rawḍ aṭ-ṭālib*, Hrg. Muḥammad az-Zaharī al-Ġamrawī, 4 Bd., Kairo: al-Maṭbaʿat al-maymaniyya, 2015 i, 9.

75 Al-Ḥaṭṭāb, *Mawāhib* i, 136.

der verderbende Rausch nicht automatisch bedeutete, dass auch die berauschende Substanz selbst als unrein betrachtet wurde.

2.2.1 Zusammenfassung

Im 7./13. Jh. kommt die Frage nach dem Reinheits- (*ṭahāra*) bzw. Unreinheitszustand (*naǧas*) nach Betäubungsmittelkonsum immer wieder in juristischen Texten vor, die gegebenen Antworten variieren stark. Trotz des allgemeinen Verbots von Rauschmitteln durch den Propheten (*Kullu muskirin ḥarāmun*) befasste man sich mit den Fragen welche Substanzen rein bzw. unrein seien und welche von ihnen welchen Effekt auf die Glaubenspraxis haben. Mal wurde der Rausch als verunreinigend angesehen, mal eine einzelne Substanz. Immerhin schreibt an-Nawawī (*šāf.*, gest. 676/1277), Rausch durch Bilsenkraut (*banǧ*) oder Arznei (*dawāʾ*) verunreinige. Er bezeichnet an anderer Stelle Bilsenkraut (*banǧ*) und berauschendes Kraut (*ḥašīš muskir*) als verboten aber dennoch rein. Außerdem lasse die Zerstörung des Verstandes die Gebetswaschung ungültig werden. Ibn Taymiyya (*ḥanbal.*, gest. 728/1328) erläutert, dass laut dem Propheten zwar das Gebet hinter dem Haschisch-Konsumenten gültig sei. Unzulässig sei vielmehr, dass der Haschischkonsument selbst als Imam fungiere und vor den Menschen bete. Ibn Taymiyya ist außerdem der Meinung, der Rausch verunreinige und bezeichnet speziell Haschisch (*ḥašīša*) als äußerst unrein.

Az-Zarkašī (*šāf.*, gest. 794/1392) sammelt erneut zahlreiche Juristenmeinungen und stellt damit v.a. das breite Feld existierender und nicht einheitlicher Meinungen dar.

Al-Ḥaddād (*ḥanaf.*, gest. 800/1398) schreibt, wer nicht mehr als fünf Gebete durch Ohnmacht infolge des Essens von Bilsenkraut (*banǧ*) verpasse, über den komme keine Strafe, Abū Ḥanīfa (*ḥanaf.*, gest. 150/767) wiederum halte ein Urteil auch bei weniger als fünf verpassten Gebeten für erforderlich. Bei al-Ḥaddād steht dabei die Ohnmacht, die u.a. durch Bilsenkraut (*banǧ*) hervorgerufen werden kann, im Zentrum der Diskussion. Abū Ḥanīfa sieht die Einnahme einer verbotenen Substanz als zentralen Aspekt und hält eine Strafe daher generell für erforderlich, ungeachtet der Anzahl der verpassten Gebete.

Al-Birzalī (*māl.*, gest. 844/1440) schreibt, Opium (*afyūn*) sei eine verderbende Substanz, sie verderbe jedoch nicht das Gebet. Al-Maḥallī (*šāf.*, gest. 864/1460) bezeichnet Bilsenkraut (*banǧ*) und berauschendes Kraut (*ḥašīš muskir*), ebenso wie an-Nawawī zwei Jahrhunderte zuvor, als verboten aber rein.

2.3 *Eingenommene Menge*

Nach der grundsätzlichen Frage, ob Rausch bzw. die Einnahme von Betäubungsmitteln zum Zweck, sich zu berauschen, verboten ist, folgt konsequenterweise eine weitere Debatte: Ist denn die Einnahme einer so kleinen Menge erlaubt, dass sie nicht berauscht? Ebenso konsequent erscheint es, dass diese Debatte zunächst um den ursprünglich verbotenen Wein geführt wurde. So schreibt as-Saraḫsī (*ḥanaf.*) im 5./11. Jh.:

> Beim Wein ist es so, dass die kleine Menge zur großen verführt, somit haben wir entschieden und das Trinken der kleinen Menge verboten, weil sie zur großen verführt. Auf gekochten Wein (*muṯallaṯ*) trifft das nicht zu, denn er ist dickflüssig und eine kleine Menge verführt nicht zur großen, sondern durch die kleine Menge wird die Nahrung bekömmlicher und die Folgsamkeit (*ṭāʿa*) wird gestärkt. Eine große Menge davon zerstreut seinen [des Konsumenten] Kopf (*yaṣdaʿu raʾsahu*).[76]

Es war bekannt, dass, wer anfängt zu trinken, u.U. nicht mehr aufhört, bis er berauscht ist. Das Verbot der kleinen Menge (die ja noch nicht berauscht) fungiert also soz. als Prophylaxe, um den darauffolgenden Konsum der großen Menge mit der Folge des verbotenen Rauschs zu verhindern. Außerdem wird auch hier die Einnahme von Wein im Sinn einer Arznei gestattet. Leider erläutert as-Saraḫsī nicht näher, warum eine kleine Menge des (im Koran verbotenen) Weins, gekocht, ausgerechnet die Folgsamkeit (*ṭāʿa*) stärkt. Hier könnte allerdings etwas ähnliches gemeint sein wie das, was der ḥanafitische Rechtsgelehrte al-Kāsānī (gest. 587/1191) ausdrückt, wenn er schreibt, dass eine ehrenvolle bzw. abstinente Haltung (*ḥurma*) Standhaftigkeit erfordere. Und Standhaftigkeit werde durch Getränke, die aus Palmen[-früchten] oder Trauben hergestellt werden, verhindert. Hintergrund in al-Kāsānīs Text ist der Ausspruch des Propheten *Al-ḫamru min hātayni š-šağaratayn* (*Wein wird aus diesen zwei Pflanzen hergestellt*, d.h. aus Palmen und aus Trauben).[77] Beide Autoren sehen also einen Zusammenhang zwischen Rausch durch Wein und einer für Muslime erstrebenswerten Haltung in Form von Unterordnung (Folgsamkeit) gegenüber religiösen Vorschriften bzw. ihrer Befolgung durch Abstinenz von verbotenen Rauschmitteln wie Wein (*ḫamr*).

An anderer Stelle schreibt as-Saraḫsī, wenn die eingenommene Menge eines berauschenden Getränks nicht übersteigt, was den Durst stillt (*yaskunu ʿaṭašahu*), so sei der Konsum dieser Menge erlaubt (*ḥalāl*). Nachdem der Durst

---

76 As-Saraḫsī, *Mabsūṭ* xxiv, 9.

77 Al-Kāsānī, *Badāʾiʿ* v, 117. Das *ḥadīṯ* ist u.a. vollständig tradiert bei Muslim: *Al-ḫamru min hātayni š-šağaratayn: al-naḫlatu wa-l-ʿinabatu.* (*Wein wird aus diesen zwei Pflanzen hergestellt: Palme und Traube.*), Muslim, *Ṣaḥiḥ* ii, 1062. Im Gegensatz zu as-Sarakhsī hält al-Kāsānī gekochten Wein (*muṯallaṯ*) jedoch nicht für erlaubt.

gestillt ist, gebe es keinen zwingenden Grund mehr, weiter zu trinken, wodurch ein Rauschzustand erreicht würde. Diese zusätzliche Menge sei verboten (*ḥarām*).[78] Wie oben schon die Einnahme als Medikament erlaubt wurde, wird hier auch das Stillen des Durstes erlaubt, so dass niemand aufgrund des Verbots leiden muss.

An-Nawawī (*šāf.*, gest. 676/1277) argumentiert, wie gesehen, ähnlich. Wahnsinn (*ǧunūn*), Ohnmacht (*iġmāʾ*) und Rausch (*sukr*) seien verboten, egal durch welche Substanz hervorgerufen. Außerdem spiele die eingenommene Menge keine Rolle.[79] Hier ist sicher die eingenommene Menge gemeint, die zum Rausch führt.

Az-Zarkašī stellt in seiner Monographie die Frage nach der Einnahme einer kleinen, nicht berauschenden Menge Haschisch. An-Nawawī (*šāf.*, gest. 676/1277) beantworte sie damit, dass sie erlaubt sei. Anders verhalte es sich mit Wein, von dem selbst eine kleine, nicht berauschende Menge verboten sei. Das erklärt az-Zarkašī damit, dass Haschisch rein (*ṭāhir*) sei, während Wein als unrein (*naǧas*) eingestuft werden müsse. Ebenso argumentiere al-Qarāfī (*māl.*, gest. 684/1285), der Haschisch nicht als berauschend (*muskir*) einstuft. Muḥī d-Dīn (an-Nawawī, *šāf.*, gest. 676/1277) und andere, die Haschisch als Rauschmittel (*muskir*) einstufen, verbieten dagegen auch die Einnahme einer kleinen Menge. Richtig sei, so ergänzt az-Zarkašī, dass wenig und viel Haschisch gleichermaßen verboten sei, da es mehr Schaden anrichte als Wein.[80]

Der ebenfalls von der šāfiʿītischen Rechtsschule geprägte al-Anṣārī (gest. 926/1520) erklärt lediglich recht pragmatisch, eine kleine Menge eines der drei Betäubungsmittel schade nicht, da sie nicht unrein sei,[81] während al-Ḥaṭṭāb (*mal.*, gest. 954/1547) genauer differenziert, wenn er schreibt, eine statthafte Menge müsse so dosiert sein, dass sie den Verstand nicht zerstört.[82]

2.3.1 Zusammenfassung

Der Aspekt der eingenommenen Menge eines Betäubungsmittels ist eng verbunden mit dem aus der Einnahme resultierenden Rausch. Da dieser generell verboten ist, argumentieren einige Rechtsgelehrte, dass eine erlaubte Menge so gering sein muss, dass sie den Verstand nicht beeinflusst. Dem entgegen stehen Rechtsgelehrte wie Ibn Taymiyya (*ḥanbal.*, gest. 728/1328), die eine Einnahme von Betäubungsmitteln generell ablehnen. Auch az-Zarkašī (*šāf.*, gest.

78 As-Saraḫsī, *Mabsūṭ* xxiv, 29.
79 An-Nawawī, *Šarḥ* iv, 74.
80 Az-Zarkašī, *Zahr al-ʿarīš* 132.
81 Al-Anṣārī, *Asnā* i, 9.
82 Al-Haytamī, *al-Fatāwā* iv, 231.

794/1392), der in seiner Monographie zum Thema Haschisch einige juristische Meinungen zusammenstellt, kommt letztlich zu dem Schluss, dass die Einnahme einer kleinen, sowie einer großen Menge Haschisch verboten sei.

Der immer wieder berücksichtigte Einsatz von berauschenden Substanzen als Medikamente, wird zum Thema *Einnahmenmenge* offenbar nicht diskutiert. Das liegt wahrscheinlich daran, dass Juristen, die den Einsatz von Betäubungsmitteln als Medikamente für erlaubt hielten, die zur Heilung oder Linderung erforderliche Dosierung den Ärzten überließen.

2.4 *Bestrafung*

Die Beschäftigung mit der Einnahme verbotener oder unreiner Substanzen zieht im Bereich des Rechtswesens natürlich auch die Frage der Bestrafung im Falle einer Missachtung der bestehenden Regeln nach sich. *Ḥadd* oder *taʿzīr*? galt es zu entscheiden – zumindest in der Hauptsache. Rosenthal hat bereits kurz dargestellt, dass im Fall einer als korrekt angenommenen Analogie von Haschisch zu Wein, die *ḥadd*-Strafe anzuwenden sei, anderenfalls die *taʿzīr*-Strafe.[83] In diesem Abschnitt wird zunächst eben dieser Diskurs betrachtet. Andere, offenbar nicht auf juristische Entscheidungen zurückgehende Bestrafungen, wie die von al-Maqrīzī beschriebenen Maßnahmen gegen die Haschischesser von Kairo durch den Emir Sūdūn aš-Šayḫūnī im Jahr 780/1378[84] beispielsweise, werden hier nicht berücksichtigt. Hierbei handelt es sich um staatliches Vorgehen gegen Wein- und Rauschmittelkonsum sowie gegen Prostitution, das, neben anderen Gründen, auch religiös motivierten Ursprungs gewesen sein mag. In der Anwendung aber handelt es sich um militärisches Vorgehen von einschüchterndem und abschreckendem Charakter: die massenhafte Vernichtung berauschender Substanzen und die kollektive Bestrafung aller im Zug der Maßnahme habhaft gewordener Personen. Um Einzelfallentscheidungen mit juristischen Begründungen ging es dabei nicht. Daher werden derartige Schilderungen erst in Kapitel 6 besprochen.

2.4.1 *Ḥadd* oder *taʿzīr*?

Al-Kāsānī (*ḥanaf.*, gest. 587/1191) schreibt, dass eine ehrenvolle Haltung Standhaftigkeit erfordere, die nicht möglich sei unter dem Einfluss von Getränken wie Wein.[85] Ihr Genuss erfordere allerdings keine *ḥadd*-Strafe, da dieser Ein-

83 Rosenthal, *The Herb* 123.

84 Al-Maqrīzī, Taqī d-Dīn Abū ʿAbbās Aḥmad b. ʿAlī b. ʿAbd al-Qādir al-ʿUbaydī, *Kitāb al-Mawāʿiẓ wa-l-iʿtibār bi-ḏikr al-ḫiṭat wa-l-āṯār al-maʿrūfa bi-l-Ḫiṭat al-Maqrīziyya*, Hrg. Ḫalīl al-Manṣūr, 4 Bd., Beirut: Dār al-kutub al-ʿilmiyya, 1998 iii, 230.

85 Al-Kāsānī zitiert ein *ḥadīṯ*, in dem es um Wein (*ḫamr*) aus Palmfrüchten und Trauben geht. s. S. 108.

fluss wie der Rausch sei, der durch eine erlaubte (*mubāḥ*) Substanz hervorgerufen wurde. Anders als Rausch, hervorgerufen durch Bilsenkraut (*banǧ*) beispielsweise, der eine *ḥadd*-Strafe erfordere.[86] Bilsenkraut zählt also bei al-Kāsānī zu den unerlaubten Substanzen. Die Unterteilung nach erlaubten und unerlaubten bzw. reinen und unreinen Betäubungsmitteln taucht hier nicht zum ersten Mal auf. Al-Marġīnānī (*ḥanaf.*, gest. 593/1197) hingegen schreibt, wie bereits gesehen, der Rausch durch etwas Erlaubtes wie Bilsenkraut (*banǧ*) oder Stutenmilch (*laban ar-rimāk*) erfordere keine *ḥadd*-Strafe. Hier zählt Bilsenkraut zu den erlaubten Substanzen. Außerdem urteilt er, das Trinken eines Betäubungsmittels unter Zwang (*aš-šurb al-mukrah*) ziehe keine Bestrafung nach sich.[87] Hier wird ein weiterer Aspekt erkennbar: die Freiwilligkeit bei der Einnahme bzw. der Zwang. Dabei bleibt an dieser Stelle unklar, was mit *gezwungen* (*mukrah*) gemeint ist. Es könnte sich sowohl um Zwang von außen handeln, also um eine Person, die eine andere Person nötigt, ein Betäubungsmittel einzunehmen, als auch um inneren Zwang, also Abhängigkeit.

Ibn Taymiyya (*ḥanbal.*, gest. 728/1328) hat in seiner *fatwā*-Sammlung *Maǧmūʿ fatāwā* (*Gesammelte Fatwās*) ein eigenes Kapital mit dem Titel *Bāb ḥadd al-muskir* (*Kapitel der* ḥadd-*Strafen für Rauschmittel*) zusammengetragen.[88] Darin betont er, das berauschende Haschisch (*al-ḥašīša l-muskira*) erfordere die *ḥadd*-Strafe, da es äußerst unrein sei. Außerdem unterscheide man im Rechtswesen bzgl. der angemessenen Strafen zwischen Verbotenem, nach dem die Seelen verlangen (*taštahīhu n-nufūs*) und Verbotenem, nach dem sie nicht verlangen. Das, wonach sie nicht verlangen, sei mit einer *taʿzīr*-Strafe zu belegen, das, wonach sie verlangen, mit einer *ḥadd*-Strafe. Haschisch (*ḥašīša*) gehöre in letztere Kategorie. Als Beispiele für Verbotenes, nach dem die Seele nicht verlangt, nennt Ibn Taymiyya Blut (*damm*) und Aas bzw. nicht geschächtetes (*mayta*),[89] also Dinge, die nicht dem Vergnügen dienen. Kommt man mit ihnen in Berührung, ist jedenfalls nicht zu unterstellen, man täte es, um sich Vergnügen zu bereiten, wie es beim Konsum von Rauschmitteln der Fall ist. An anderer Stelle schreibt Ibn Taymiyya, derselben Argumentation folgend, Bilsenkraut (*banǧ*) erfordere keine *ḥadd*-Strafe, sondern *taʿzīr*, da es zu den Dingen gehört, die keine Freude bereiten.[90] Diese Idee legt Ibn Taymiyya auch

86 Al-Kāsānī, *Badāʾiʿ* v, 117.

87 Al-Marġīnānī, *al-Hidāya* iv, 132.

88 Ibn Taymiyya, *Maǧmūʿ* xxxiv, 186.

89 Ibn Taymiyya, *Maǧmūʿ* xxxiv, 198.

90 Ibn Taymiyya, *Maǧmūʿ* xiv, 117. An dieser Stelle geht es um die Auslegung (*tafsīr*) von Q 17:36 „Und befasse dich mit nichts, wovon Du kein Wissen hast, denn Gehör, Augenlicht und Herz, alles wird zur Rechenschaft gezogen."

an anderer Stelle dar: Bilsenkraut (*banǧ*) berausche nicht (*lā yaskiru*), sondern zerstöre den Verstand (*yaġību l-ʿaql*), worin keine Wonne (*laḏḏa*) liege.[91]

Im *Bāb al-imāma* (*Über das Amt des Imams*) schildert Ibn Taymiyya Situationen ungebührlichen Verhaltens im Amt des Imams, u. a. das Spucken während des Gebets in der Gebetsnische oder das Leiten des Gebets unter dem Einfluss von Haschisch (*ḥašīša*). U. a. geht es um die Frage, ob das Gebet hinter einem Imam, der Haschisch gegessen hat, statthaft sei oder nicht. Haschisch für erlaubt zu halten, so Ibn Taymiyya, sei Unglaube und wer solcher Meinung sei, müsse zur Reue aufgerufen werden. Wer bereut, werde nicht getötet. Das berauschende am Haschisch sei übereinstimmend verboten und dass eine gegenteilige Meinung Unglaube sei, sei unstrittig.[92]

Auch in az-Zarkašīs Werk wird diskutiert, ob Haschisch-Konsum eine *ḥadd*-Strafe erfordere. Der Autor selbst beginnt die Debatte mit der Feststellung, die Indizien sagen, der Konsument müsse die *ḥadd*-Strafe für Rauschmittel erhalten. Da er aber unsinnig rede (*yahḏā*), was der Lüge gleichkomme, müsse er das Strafmaß des Auspeitschens für Lügen erhalten.[93]

Al-Māwardī (*šāf.*, gest. 450/1058) stelle klar, dass Pflanzen, die heftige Freude hervorrufen, die *ḥadd*-Strafe erfordern. Ar-Rāfiʿī (*šāf.*, gest. 623/1226) stelle genau andersherum klar, Getränke wie Bilsenkraut (*banǧ*) zerstörten nicht den Verstand, verursachten kein Vergnügen und erforderten daher auch keine *ḥadd*-Strafe, außerdem verleite wenig davon nicht zu viel. Da Haschisch (*ḥašīša*) das Gegenteil von Bilsenkraut (*banǧ*) sei, deute das auf eine *ḥadd*-Strafe für Haschisch hin. Darauf zitiert az-Zarkašī al-Qarāfī (*māl.*, gest. 684/1285) mit einer passenden Zusammenfassung: Die Rechtsgelehrten der Zeit seien sich einig über ein Verbot von Haschisch, unterschieden sich aber in der Beantwortung der Frage, ob es die *ḥadd*- oder die *taʿzīr*-Strafe erfordere, je nachdem ob es als berauschend (*muskir*) oder verderbend (*mufsid*) für den Verstand eingestuft werde. An anderer Stelle schreibe er, beim Trinken von Bilsenkraut (*banǧ*) zu medizinischen Zwecken entstehe kein Schaden. Schwinde dabei der Verstand, erfordere das keine *ḥadd*-Strafe, der Rausch nach aš-Šaybānī (*ḥanaf.*, gest. 189/805) aber schon. Nach Abū Ḥanīfa (*ḥanaf.*, gest. 767/1365) und Abū Yūsuf (*ḥanaf.*, gest. 182/798) wiederum nicht, sie fordern

91 Ibn Taymiyya, *Maǧmūʿ* xxxiv, 198 und 211.

92 Ibn Taymiyya, *Maǧmūʿ* xxiii, 356.

93 Az-Zarkašī, *Zahr al-ʿarīš* 127. Der Editor des Werks macht in den Fußnoten 4 und 5 auf Unterscheide in den zugrundeliegenden Handschriften aufmerksam. Er selbst gibt den Text wieder mit … *fa-yuǧlad ḥadd l-firya*. „… so wird er ausgepeitscht gemäß der Strafe für Lügen." Eine andere Handschrift sagt hier … *fa-yaǧību ḥadd l-firya*. „… so ist die Strafe für Lügen erforderlich.", zwei weitere … *fa-yuǧlad ǧald al-firya*. „… so wird er gemäß dem Auspeitschen für Lügen bestraft."

in diesem Fall eine *taʿzīr*-Strafe. Als letzten in diesem Kapitel zitiert az-Zarkašī noch *šayḫ* ʿIzz ad-Dīn as-Sulamī (*šāf.*, gest. 660/1262), der schreibe, nicht berauschendes wie Bilsenkraut (*banǧ*) o. ä. erfordere keine *ḥadd*-Strafe. As-Sulamī ist nicht der erste Rechtsgelehrte, der Bilsenkraut nicht als Rauschmittel einstuft (vgl. beispielsweise Ibn Taymiyya); die Zerstörung des Verstandes und die dabei aufkommende Heiterkeit seien darunter äußerst selten. Vielmehr verderben diese Substanzen den Verstand. Beim Wein (*al-ḫamr wa-n-nabīḏ*) sei das anders.[94]

Der ḥanafītische Rechtsgelehrte al-Ḥaddād (gest. 800/1398) schreibt in *al-Ǧawharat an-nayyira šarḥ muḫtaṣar al-Qudūrī* (*Glänzendes Juwel im Kommentar des Kompendiums von al-Qudūrī*)[95] zum Thema *ṣalāt al-marīḍ* (*Das Gebet des Kranken*), wer Bilsenkraut (*banǧ*) esse und dadurch ohnmächtig werde (*uġmiya ʿalayhi*), über den komme kein Urteil solange nicht mehr als fünf Gebete verpasst werden. Abū Ḥanīfa (*ḥanaf.*, gest. 150/767) dagegen schreibe, so al-Ḥaddād, ein Urteil sei schon bei weniger erforderlich. Abū Ḥanīfa betrachte Bilsenkraut (*banǧ*) allerdings unter dem Aspekt *Wein* und nicht unter dem Aspekt *Bewusstlosigkeit*.[96] Hier geht es darum, wie lange eine Bewusstlosigkeit andauert und der zentrale Punkt ist das fünfmal täglich zu vollziehenden Ritualgebet, das nicht zu oft durch Bewusstlosigkeit ausfallen darf. Al-Ḥaddād (bzw. der kommentierte al-Qudūrī) und Abū Ḥanīfa schließen aus unterschiedlichen Blickwinkeln auf die Notwendigkeit einer Bestrafung. Steht bei al-Ḥaddād die Bewusstlosigkeit im Vordergrund, die neben anderem auch durch Bilsenkraut (*banǧ*) hervorgerufen werden kann, und die das Verpassen der Gebete bedingt, so steht bei Abū Ḥanīfa die Einnahme einer berauschenden Substanz im Vordergrund. Der daraus resultierende Rausch bedingt ein Versäumen der Gebete. Al-Ḥaddād, der hier den Punkt Bewusstlosigkeit im Zentrum sieht, verzichtet auf ein Urteil, wenn nicht zu viele Gebete verpasst werden. Abū Ḥanīfa hält ein Urteil für erforderlich, da die Ohnmacht durch Berauschendes zustande kam, das verboten ist. Al-Ḥaddāds Erläuterung, Abū Ḥanīfa betrachte Bilsenkraut (*banǧ*) unter dem Aspekt *Wein* und nicht unter dem Aspekt *Betäubungsmittel*, rührt daher, dass, wie gezeigt wurde, die hier betrachteten Betäubungsmittel erst im 5./11. Jh. in den juristischen Quellen auftauchen. Sehr frühe Autoritäten wie der Begründer der ḥanafītischen Rechts-

94 Az-Zarkašī, *Zahr al-ʿarīš* 127.

95 Abū l-Ḥasan Aḥmad b. Muḥammad al-Qudūrī al-Baġdādī, ḥanafitischer Rechtsgelehrter, gest. 428/1037. Im Vorwort der hier rezipierten Edition von *al-Ǧawharat an-nayyira* von 2006 werden acht weitere Kommentare des *Muḫtaṣar al-Qudūrī* genannt. Al-Ḥaddād, *al-Ǧawhara* i, 4.

96 Al-Ḥaddād, *al-Ǧawhara* i, 206.

schule befassten sich zunächst mit dem in Koran und *ḥadīṯ* verbotenen Wein (*ḫamr, nabīḏ*). Al-Ḥaddād schrieb sechs Jahrhunderte später, als Betäubungsmittelkonsum ein gesellschaftliches Phänomen geworden war und er zieht den Analogieschluss (*qiyās*) von Wein zu anderen berauschenden Substanzen.

Ein kleiner Abschnitt aus al-Aqfahsīs Monographie *Ikrām man yaʿīš* wird der Bestrafung gewidmet: Ibn Taymiyya (*ḥanbal.*, gest. 728/1328) schreibe, wer Haschisch für erlaubt halte, sei ungläubig, nach aš-Šāfiʿī (*šāf.*, gest. 204/820) erfordere es die *taʿzīr*-, nach al-Māwardī (*šāf.*, gest. 450/1058) die *ḥadd*-Strafe. Al-Qarāfī (*māl.*, gest. 684/1285) stelle klar, es gebe Unterschiede in den Ansichten, ob eine *ḥadd*- oder eine *taʿzīr*-Strafe anzuwenden sei.

Die ḥanafitischen *fatāwā*, so al-Aqfahsī, kämen insgesamt zu dem Schluss, dass der Konsum von Bilsenkraut (*banǧ*) zu medizinischen Zwecken ohne Schaden sei. Wenn es berauschend wirke, müsse nach Muḥammad [?] eine *ḥadd* Strafe erfolgen, nach Abū Yūsuf (*ḥanaf.*, gest. 173/789) und Abū Ḥanīfa (*ḥanaf.*, gest. 767/1365) eine *taʿzīr* Strafe.[97]

Der Šāfiʿīt aš-Šarbīnī (gest. 977/1570) hat mit *al-Maġnī l-muḥtāǧ ʿalā maʿrufa maʿānī alfāẓ al-Minhāǧ* (*Der Sänger, bedürftig der Bedeutung der Ausdrücke aus Methode der Wissenssucher*) einen Kommentar zu an-Nawawīs (*šāf.*, gest. 676/1277) *Minhāǧ aṭ-ṭālibīn* geschrieben und erläutert, dass alles, was den Verstand zerstört (*yazīlu l-ʿaql*) und nicht zu den Getränken zählt, so wie Bilsenkraut (*banǧ*), keine *ḥadd*-Strafe nach sich zieht wie beim Haschisch (*ḥašīša*). Es bereite keine Wonne (*lā yaladda*) oder Freude (*lā yaṭrabu*) und wenig davon verleite nicht zu der Einnahme einer größeren Menge.[98] Damit folgt er derselben Argumentation wie Ibn Taymiyya (*ḥanbal.*, gest. 728/1328).

2.4.2 Zusammenfassung

Wie gesehen, wurde auch die Frage, ob nach Rauschmittelkonsum eine *ḥadd*- oder eine *taʿzīr*-Strafe anzuwenden sei, nicht einheitlich beantwortet oder betrachtet: Al-Kāsānī (*ḥanaf.*, gest. 587/1191) schreibt, der Genuss berauschender Getränke wie Wein erfordere keine *ḥadd*-Strafe, der von Bilsenkraut (*banǧ*) schon, da es sich um eine unerlaubte Substanz handele. Al-Marġīnānī (*ḥanaf.*, gest. 593/1197) sieht das anders: Bilsenkraut (*banǧ*) sei erlaubt und daher sei keine *ḥadd*-Strafe anzuwenden. Ibn Taymiyya (*ḥanbal.*, gest. 728/1328) schreibt, Haschisch (*ḥašīša*) erfordere eine *ḥadd*-Strafe aufgrund seiner Unreinheit und unterscheidet außerdem zwischen Substanzen, die Verlangen wecken und solchen, die das nicht tun. Bilsenkraut (*banǧ*) wiederum müsse mit einer *taʿzīr*-

97 Al-Aqfahsī, *Ikrām* 302.
98 Aš-Šarbīnī, *al-Muġnī* iv, 246.

Strafe belegt werden, da es nur den Verstand zerstöre und keine Wonne bereite. Ibn Taymiyya geht auch auf das Amt des Imams ein, der unter dem Einfluss von Haschisch (*ḥašīša*) nicht tätig sein dürfe und betrachtet es generell als Unglaube, dieses Kraut für erlaubt zu halten. Az-Zarkašī (*šāf.*, gest. 794/1392) ist der Meinung, der Konsum von Haschisch müsse die *ḥadd*-Strafe nach sich ziehen, stellt aber, wie erwartet, noch weitere juristische Einschätzungen zur Verfügung. Der ḥanafītische Rechtsgelehrte al-Ḥaddād (gest. 800/1398) befasst sich mit der Frage, wie viele Gebete durch einen Rausch verpasst werden dürfen; wenn es weniger als fünf seien, müsse kein Urteil gefällt werden. Abū Ḥanīfa (gest. 150/767) allerdings, so al-Ḥaddād, sehe ein Urteil auch bei weniger verpassten Gebeten als angebracht an. Welcher Art dies dann zu sein habe (*ḥadd* oder *taʿzīr*) lässt er an dieser Stelle offen.

Es wird deutlich, dass es um weit mehr geht als um die angemessene Strafe für den Konsum von Betäubungsmitteln. Auch hier geht es um den Konsum einzelner Substanzen, die als verboten und anderer, die als erlaubt gelten, um die Frage nach Wonne und Freude und sogar darum, wie viele Gebete verpasst werden durch Rausch bzw. Ohnmacht. Erneut: auch wenn die meisten Rechtsgelehrten den Konsum von Betäubungsmitteln ablehnen und auch unter Strafe stellen, so sind doch mit fortschreitender Ausbreitung des Konsums innerhalb der Gesellschaft immer neue Fragen und Probleme aufgetaucht, die im Einzelnen beantwortet und bearbeitet wurden.

2.5 *Kauf und Verkauf*

Mit einer fortschreitenden Ausbreitung von Betäubungsmitteln wurde auch die Frage nach der Legalität von Kauf bzw. Verkauf aufgeworfen. Ein Käufer konsumiert eine Substanz nicht zwangsläufig mit dem Ziel, sich zu berauschen. Er könnte sie als Medizin nutzen, für einen Rauschmittelkonsumenten beschaffen, ohne sie selbst einzunehmen etc. Ähnliches gilt für den Verkäufer, der selbst nicht wissen kann, wozu sein Kunde ein Betäubungsmittel verwenden möchte. Sollten Kauf oder Verkauf grundsätzlich verboten sein, aufgrund der möglichen Nutzung als Rauschmittel? Oder sollten sie grundsätzlich erlaubt sein, da die Substanzen auch anderweitig eingesetzt werden können?

Mit diesem Problem befasst sich der šāfiʿītische Rechtsgelehrte ad-Damīrī (gest. 808/1405) und bietet in *an-Naǧm al-wahāǧ fī šarḥ al-Minhāǧ* einige Standpunkte: Zunächst schreibt er, dass die Gifte (*sumūm*), von denen viel und wenig tötet und die nicht in Arzneien verarbeitet werden, nicht verkauft werden dürfen. Er widerspreche damit al-Ġazālī,[99] dessen *šayḫ*, sowie dem *šayḫ*,

99 Abū Ḥāmid Muḥammad b. Muḥammad, (*šāf.*, gest. 505/1111).

bei dem letzterer gelernt hat. Was die Gifte anginge, von denen viel töte, wenig aber als Arznei nützlich sei, so haben beide *šayḫs* deren Verkauf erlaubt. Der Richter Abū Ṭayyib (*šāf.*, gest. 450/1058) schreibe, wenig zu kaufen, sei erlaubt. Ibn Ṣubāġ (*šāf.*, gest. 477/1084) habe dem widersprochen. Richtig sei, so ad-Damīrī, den Verkauf von Opium zu verbieten, ebenso den Handel damit, denn es sei ein Rauschmittel, das Verstand, Körper und Geist erschlaffen und verrotten lasse.[100] Hier wird der Widerspruch zu al-Ġazālī und den *šayḫs* vor ihm deutlich, die den Verkauf von Opium als Betäubungsmittel, das in Arzneien Anwendung findet, durchaus erlauben, ein Hinweis darauf, dass der Konsum von Opium über die Jahrhunderte deutlich zunahm.

Der mālikītische Rechtsgelehrte al-Ḥaṭṭāb (gest. 954/1547) widmet sich ebenfalls der Frage nach der Legalität des Kaufs von Betäubungsmitteln, hier: Opium (*afyūn*), Bilsenkraut (*banǧ*), Muskatnuss (*ǧawzat aṭ-ṭīb*) u.ä. (*wa-naḥwahā*). Er schreibt, er habe dazu keinen eindeutigen Text gesehen. Offensichtlich sei also nach dem zu verfahren, was bereits Ibn Rušd (*māl.*, gest. 595/1198) gesagt habe: Es sei falsch, das Essen [dieser Substanzen] zu verbieten, denn es lägen auch Vorteile darin. Der Kauf sei erlaubt für den, der davon nur eine Menge einnimmt, die den Verstand nicht zerstört. Man dürfe die Substanzen auch kaufen von jemandem, der sie selbst einnimmt.[101]

Die Frage nach dem Verkäufer wird bei al-Haytamī (*šāf.*, gest. 973/1566) erweitert um den Aspekt der Reinheit: darf ein Muslim Opium einnehmen, das von heidnischen Ungläubigen aus den Bergen gebracht wird in Häuten nicht gegerbten Leders, von denen man nicht wisse, ob es von Tieren stammt, die nach den muslimischen Reinheitsgeboten geschächtet worden sind oder nicht, auch wenn die Ungläubigen behaupten, dies sei der Fall. Offenbar wurde hier nach einem konkreten Ereignis gefragt, die Sachlage wird viel zu detailliert geschildert, als dass sie ein rein theoretisches Konstrukt sein könnte. Die Antwort lautet konsequenterweise, es sei dem Muslim nicht erlaubt, Opium einzunehmen, außer es bestehe eine medizinische Notwendigkeit.[102] Auf die medizinische Notwendigkeit wird an anderer Stelle noch einzugehen sein. Auf das Leder jedenfalls, in dem Ungläubige Opium herbei transportieren, wird im Text al-Haytamīs nicht weiter eingegangen. Das Verbot gilt grundsätzlich.

Mit dem Kauf von Haschisch befasst sich u.a. az-Zarkašī (*šāf.*, gest. 794/1392): Es zu kaufen sei erlaubt, da es neben Substanzen wie Orientalischer Purgierwinde (*Saqmūniyā*, bot. *Convolvulus scammonia*) und Opium (*afyūn*)

100 Ad-Damīrī, *an-Naǧm* iv, 31.

101 Al-Ḥaṭṭāb, *Mawāhib* i, 137.

102 Al-Haytamī, *al-Fatāwā* i, 42.

als Arznei nützen könne. Bedingung sei dabei allerdings, dass wenig gekauft werde. Außerdem dürfe es kaufen, wer anerkenne, dass die Einnahme verboten sei.[103]

Zum Kauf von Haschisch äußert auch al-Aqfahsī, der in seiner Monographie schreibt, es sei erlaubt (*ǧāʾiz*). Für den jedoch, der es essen wolle, sei es verboten (*ḥarām*), ebenso wie der Kauf von Trauben verboten sei für den, der daraus Wein gewinnen wolle.[104]

2.5.1 Zusammenfassung

Wie in den vorangegangenen Abschnitten dieses Kapitels wird auch die Frage nach Kauf und Verkauf von Betäubungsmitteln nicht einheitlich betrachtet bzw. beantwortet.

Ad-Damīrī (*šāf.*, gest. 808/1405) schreibt, der Verkauf von tödlichen Giften, die nicht als Arzneien verwendet werden können, sei verboten. Das gelte auch für Opium. Al-Ġazālī (*šāf.*, gest. 505/1111), dessen *šayḫ* und der vor diesem erlauben den Verkauf von Betäubungsmitteln, die in kleinen Mengen verträglich sind und in Arzneien verwandt werden. Hier ist die von einer Substanz ausgehende Gefahr entscheidend bzw. ihr medizinischer Nutzen. Abū Ṭayyib (*šāf.*, gest. 450/1058), so ad-Damīrī, erlaube den Verkauf einer kleinen Menge eines Betäubungsmittels, Ibn Ṣubāġ (*šāf.*, gest. 477/1084) widerspreche dem. Alle genannten Rechtsgelehrten gehören der šāfiʿītischen Schule an. Al-Ḥaṭṭāb (*māl.*, gest. 954/1547) erläutert zu Opium (*afyūn*), Bilsenkraut (*banǧ*), Muskatnuss (*ǧawzat aṭ-ṭīb*) u. ä. (*wa-naḥwahā*), ihm sei kein eindeutiger Text zum Thema bekannt. Da Betäubungsmittel auch medizinische Vorteile mit sich bringen können, müsse man den Verkauf für den erlauben, der nur eine kleine Menge einnehmen möchte. Al-Haytamī (*šāf.*, gest. 973/1567) verbietet die Einnahme von Opium mit Ausnahme der medizinischen Nutzung.

Zum Aspekt Kauf/Verkauf gilt, was auch zu anderen Aspekten erkennbar wird: die Zerstörung des Verstandes soll vermieden werden, sinnvolle Nutzung ist erlaubt. Dabei geht es fast ausschließlich um Betäubungsmittel in ihrer gemeinsamen Eigenschaft als potenzielle Rauschmittel, Gifte (wenig und/oder viel tötet) oder Arzneien. Es fällt außerdem auf, dass der Kauf und Verkauf speziell von Haschisch nicht explizit in juristischen Texten behandelt wird, mit Ausnahme von al-Aqfahsīs *Ikrām man yaʿīš*, wo der Kauf von Haschisch für erlaubt erklärt wird, außer für den, der es selbst essen wolle. Es wird also v. a. über Opium gesprochen.

---

103 Az-Zarkašī, *Zahr al-ʿarīš* 137.

104 Al-Aqfahsī, *Ikrām* 306.

2.6 *Gebrauch als Arznei*

Immer wieder kommt auch in juristischen Texten der Gebrauch von Betäubungsmitteln als Arzneien vor. Es hat bei der Lektüre zahlreicher *fiqh*-Werke den Anschein, als sei dieses Thema insgesamt eher am Rand abgehandelt worden, als müsse es nicht lange diskutiert, dennoch aber erwähnt werden.

As-Saraḫsī (*ḥanaf.*, gest. 489/1096) schreibt, im Bilsenkraut (*banǧ*) liege kein Schaden, wenn die Menschen es als Arznei einnehmen. Es habe zwar die Tendenz, den Verstand schwinden zu lassen, das solle aber vermieden werden.[105] Al-Kāsānī (*ḥanaf.*, gest. 587/1191) betrachtet Arznei aus dem Blickwinkel des Rausches: im *Buch über die Scheidung* (*Kitāb aṭ-Ṭalāq*) schreibt er, eine Scheidung käme nicht zustande, wenn der sie Aussprechende Bilsenkraut (*banǧ*) oder Arznei (*dawāʾ*) zu sich genommen und sich damit berauscht habe.[106] Zentraler Aspekt ist hier selbstverständlich der verbotene Rausch. Es war bekannt, dass auch Arzneimittel in größeren Mengen berauschend wirken können. As-Samarqandī (*ḥanaf.*, gest. 450/1145) schreibt ebenso.[107]

Auch az-Zarkašī (*šāf.*, gest. 794/1392) behandelt die wichtige Frage nach dem Gebrauch von Haschisch als Arznei. Haschisch sei erlaubt, so der Autor, gegen Blähungen und um eine Krankheit namens *al-ibriya* zu heilen, die sich in Form von weißen Schuppen auf dem Kopf zeige, der dann mit Haschisch (wohl als Zusatz zum Wasser) gewaschen werde. Der Körper profitiere in diesen Fällen vom Einsatz von Haschisch als Medizin.[108] Az-Zaʿfarānī (*šāf.*, gest. 260/874) schreibe, Orientalische Purgierwinde (*maḥmūda*, bot. *Convolvulus scammonia*) u. ä., von denen viel tödlich wirkt, dürfen nach allgemeiner Ansicht in kleinen Mengen eingenommen werden, wenn damit ein bestimmter Zweck (also z. B. ein medizinischer Nutzen) verbunden sei. Auch ar-Rūyānī (*šāf.*, gest. 502/1108) sei dieser Ansicht, fügt az-Zaʿfarānī an. Bei ihm heiße es, die Nutzung solcher Pflanzen, hier zusammengeführt unter dem Aspekt der Tödlichkeit („… von denen eine große Menge tötet …"), als Medikament sei erlaubt; allerdings nur solange es nicht zum Rausch komme. Laut aš-Šāfiʿī (*šāf.*, gest. 204/820) sei der Verzehr von Theriak aus Schlangenfleisch (*ad-diryāqu l-maʿmūlu min luḥūmi l-ḥayyāti*) nicht zulässig, außer wenn eine Notwendigkeit bestehe. Gemeint ist sicherlich eine medizinische Notwendigkeit. In diesem Fall sei sogar der Verzehr von nicht rituell geschlachtetem Fleisch (*mayta*) erlaubt. Der letzt-

105 As-Saraḫsī, *Mabsūṭ* xxiv, 9.

106 Al-Kāsānī, *Badāʾiʿ* iii, 100.

107 As-Samarqandī, ʿAlāʾ ad-Dīn Muḥammad b. Aḥmad b. Abū Aḥmad, *Tuḥfat al-fuqahāʾ*, 3 Bd., Beirut: Dār al-kutub al-ʿilmiyya, 1984 ii, 195.

108 Az-Zarkašī, *Zahr al-ʿarīš* 135. Lt. Fußnote des Editors stehe in einigen Handschriften *al-abrada* bzw. *al-abra*.

genannte Punkt soll sicher darlegen, dass die strengen islamischen Gesetze Ausnahmen erlauben, wenn Gefahr für den Menschen besteht und sich daraus eine gewisse Notwendigkeit zur Einnahme einer Substanz ergibt. Leider definiert aš-Šāfiʿī nicht näher, was für ein Fall eintreten müsse, damit nicht rituell geschlachtetes Fleisch erlaubt würde. Denkbar wäre anderweitiges Verhungern o.ä.[109]

Die Diskussion um Kauf und Verkauf und um Gebrauch von Betäubungsmitteln als Arzneien aus ad-Damīrīs (*šāf.*, gest. 808/1405) *an-Naǧm al-wahāǧ* wurde auf S. 145 bereits dargestellt, gehört aber auch hierher: Ad-Damīrī selbst verbietet Opium, das u.a. als Arznei verwandt werden kann, und mit ihm alle Gifte, die in großen oder kleinen Mengen tödlich wirken. Er zitiert al-Ġazālī (*šāf.*, gest. 505/1111) und die zwei *šayḫs* vor diesem, die den Verkauf von Giften, wenn sie als Arzneimittel nützlich sein können, erlauben.[110]

Ebenfalls 808/1405 verstorben ist der šāfiʿītische Rechtsgelehrte al-Aqfahsī, der in seiner Monografie über das Verbot von Wein und Haschisch nur knapp erwähnt, an-Nawawī (*šāf.*, gest. 676/1277) erlaube den Konsum von Haschisch unter bestimmten Bedingungen. Dazu gehöre das Abtrennen einer fauligen Hand o.ä.[111] An anderer Stelle schreibt al-Aqfahsī, aus ḥanafītischen *fatāwā* wisse man, dass im Trinken von Bilsenkraut (*banǧ*) zu medizinischen Zwecken kein Schaden liege.[112]

Ähnlich wie letztere argumentiert der mālikītische Rechtsgelehrte al-Ḥaṭṭāb (gest. 954/1547) und beruft sich dabei auf Ibn Rušd (*māl.*, gest. 595/1198). Al-Ḥaṭṭāb schreibt, den Verzehr von Opium (*afyūn*), Bilsenkraut (*banǧ*), Muskatnuss (*ǧawzat aṭ-ṭīb*, bot. *Myristika fragrans*) u.ä. zu verbieten sei falsch, da auch Nutzen in diesen Substanzen liegen könne.[113] Ebenso zieht er Ibn Farḥūn (*māl.*, gest. 799/1397) als Autorität heran, der zugibt, Haschisch (*ḥašīša*) selbst schon für die Verdauung eingenommen zu haben. Ibn Farḥūn zähle es zu den „indischen Arzneien" (*al-ʿaqāqīr al-hindiyya*). Es müsse nur eine Menge eingenommen werden, die den Verstand nicht zerstört.[114] Außerdem erlaube Ibn Farḥūn, ein Betäubungsmittel als Schlafmittel (*murqid*) einzusetzen, wenn ein Glied des Körpers amputiert werden müsse. Der Schaden durch den Schlaf bzw. die Betäubung sei ungefährlich, der durch das zu entfernende Glied nicht.[115]

109 Az-Zarkašī, *Zahr al-ʿarīš* 135.
110 Ad-Damīrī, *an-Naǧm* iv, 31.
111 Al-Aqfahsī, *Ikrām* 305.
112 Al-Aqfahsī, *Ikrām* 306.
113 Al-Ḥaṭṭāb, *Mawāhib* i, 137.
114 Al-Ḥaṭṭāb, *Mawāhib* i, 136.
115 Al-Ḥaṭṭāb, *Mawāhib* i, 137.

Ebenso könnte ein Gebrauch als Arzneimittel gemeint sein, wenn al-Ḥaṭṭāb (*māl.*, gest. 954/1547) schreibt, wer fürchte zu sterben, wenn er von der Einnahme von Opium (*afyūn*) absähe, solle es einnehmen. Benötigte Medizin ist demnach erlaubt. Wichtig sei hier, eine Menge einzunehmen, die den Verstand nicht zerstört und die dann weiter reduziert wird. Bereuen müsse der Konsument ebenfalls.[116] Gleiches schreibt al-Haytamī (*šāf.*, gest. 973/1565).[117] Da beide nicht näher spezifizieren, was die Furcht zu sterben verursachen könnte, könnte es sich bei beiden auch um die Beschreibung einer Abhängigkeitssymptomatik handeln. Darauf wird in Kapitel 7 noch eingegangen. Al-Haytamī schreibt ebenfalls, als Arznei, z.B. zum Zweck einer Amputation, dürfe Haschisch (*ḥašīša*) eingenommen werden.[118] Hier wird speziell Haschisch genannt, während Ibn Farḥūn, so al-Ḥaṭṭāb, allgemeiner *Schlafmittel* (*murqid*) schreibt.

Šams ad-Dīn ar-Ramlī (*šāf.*, gest. 1004/1596) notiert noch eine bemerkenswerte Überlegung: auch er schließt sich der Meinung an, für eine Operation (hier zur Entfernung eines Tumors o.ä.) sei ein Betäubungsmittel erlaubt.[119] Weiter schreibt ar-Ramlī:

> Ist es etwas ähnliches, wenn ein Ehemann eine Jungfrau nimmt und sie nicht entjungfern kann, ohne ihr etwas zu essen zu geben, was ihren Verstand schwinden lässt, wie Bilsenkraut (*banǧ*) oder Haschisch (*ḥašīš*)? Es ist nicht ausgeschlossen, dass es das gleiche ist, denn es [das Betäubungsmittel] ist ein Hilfsmittel, um ihm durch das Eindringen zu ermöglichen, was ihm zusteht. Es ist unzweifelhaft, dass ihr [der Jungfrau] durch ihn [den Mann] als Folge der Erlaubnis, mit ihr zu schlafen, kein Schmerz zugefügt wird. Er erleidet nicht dasselbe, wenn er ihre Jungfräulichkeit nimmt.[120]

Auch in diesem außergewöhnlich anmutenden Fall ist die Einnahme bzw. Gabe von Betäubungsmitteln erlaubt, um Leid zu mindern bzw. zu vermeiden. So bleibt das Recht des Mannes auf den Beischlaf mit seiner Frau unberührt, ihr aber wird der Schmerz erspart. Leider ist unbekannt, ob ein solches Vorgehen

116 Al-Ḥaṭṭāb, *Mawāhib* i, 136.
117 Al-Haytamī, *al-Fatāwā* i, 42.
118 Al-Haytamī, *al-Fatāwā* iv, 232.
119 Ar-Ramlī, Šams ad-Dīn Muḥammad b. Abī l-ʿAbbās Aḥmad b. Ḥamza b. Šihāb ad-Dīn, *Nihāyat al-muḥtāǧ ilā šarḥ al-Minhāǧ*, 8 Bd., Beirut: Dār al-kutub al-ʿilmiyya, ³2003 viii, 14.
120 Ar-Ramlī, *Nihāya* viii, 14.

häufig angewandt wurde, insbesondere durch Frauen, die sich u. U. auch heimlich vor dem Beischlaf selbst dosiert Betäubungsmittel verabreicht haben.

2.6.1 Zusammenfassung

Im Allgemeinen kann festgehalten werden, dass Juristen die Einnahme von Betäubungsmitteln aus medizinischen Gründen erlauben. Hier herrscht, anders als zu vorangegangenen Aspekten, große Einigkeit. Wie für die anderen Aspekte gilt auch hier, dass der verbotene Rausch vermieden werden soll. So schreibt as-Saraḫsī (*ḥanaf.*, gest. 489/1096) die Einnahme von Bilsenkraut (*banǧ*) sei erlaubt, wenn es als Arznei fungiere, den Verstand zerstören dürfe es aber nicht. Al-Kāsānī (*ḥanaf.*, gest. 587/1191) und as-Samarqandī (*ḥanaf.*, gest. 450/1145) erklären, eine Scheidung sei ungültig, wenn sie unter dem Einfluss von Bilsenkraut (*banǧ*) oder Arznei (*dawāʾ*) ausgesprochen worden sei. Hier könnte der Gebrauch von Arzneien als Rauschmittel gemeint sein oder aber der Nebeneffekt von Arzneien, auch berauschend wirken zu können. Beide Autoren drücken jedenfalls aus, dass Rausch die Rechtsfähigkeit einschränkt. Az-Zarkašī (*šāf.*, gest. 794/1392) führt auch zum Aspekt Arzneimittel mehrere Rechtsgelehrte an, die schreiben, der Gebrauch von Haschisch als Arzneimittel sei erlaubt. Ebenso schreibt al-Aqfahsī (*šāf.*, gest. 808/1405) sehr knapp. Ad-Damīrī (*šāf.*, gest. 808/1405) verbietet den Verkauf von Opium (*afyūn*) generell, ebenso den aller Gifte, die tödliches Potenzial haben. Damit nimmt er eine eher selten strenge Haltung ein. Al-Ġazālī (*šāf.*, gest. 505/1111) wiederum erlaubt den Verkauf von Substanzen, die als Arzneimittel hilfreich sein können. Al-Ḥaṭṭāb (*māl.*, gest. 954/1547) schreibt, Opium (*afyūn*), Bilsenkraut (*banǧ*) oder Muskatnuss (*ǧawzat aṭ-ṭīb*) zu verbieten sei falsch, da sie durchaus nützlich sein können, außerdem zitiert er Ibn Farḥūn (*māl.*, gest. 799/1397), der es erlaube, ein Betäubungsmittel zur Durchführung einer wichtigen Operation einzusetzen. Al-Haytamī (*šāf.*, gest. 973/1565) sowie ar-Ramlī (*šāf.*, gest. 1004/1596) argumentieren ähnlich. Darüber hinaus erlaubt al-Ḥaṭṭāb auch dringend benötigte Medizin, die Dosis müsse allerdings langsam verringert werden und dürfe den Verstand nicht zerstören.

2.7 *Scheidung*

Rosenthal bezeichnet den Aspekt Scheidung (*ṭalāq*) in seinem Werk über Haschisch als einen der Hauptaspekte der juristischen Diskussion und behandelt ihn zusammen mit dem des Gebets.[121] Die Scheidung gehörte zu den viel diskutierten Themen und sicherlich auch, so schreibt Rosenthal eben-

121 Rosenthal, *The Herb* 121.

falls, zu denen mit einer deutlich praxisorientierten Ausrichtung, ähnlich dem der Bestrafung beispielsweise oder dem des Gebets. Kernelement der Debatte war die Frage, ob der Berauschte zurechnungsfähig sei bzw. ob der Effekt eines Betäubungsmittels, den Verstand schwinden zu lassen, sich auf die Entscheidungsfähigkeit und damit auf die Rechtsgültigkeit einer ausgesprochenen Scheidung auswirke.

As-Saraḫsī (*ḥanaf.*, gest. 489/1096) argumentiert, die Scheidung des Berauschten komme nicht zustande, denn seine Unachtsamkeit gegen sich selbst sei größer als die des Schlafenden (*nāʾim*). Der Schlafende würde wenigstens noch wach, wenn er geweckt würde, der Berauschte nicht. Die Scheidung eines Schlafenden komme nicht zustande, die eines Berauschten erst recht nicht.[122]

Der ebenfalls ḥanafītische Rechtsgelehrte al-Kāsānī (gest. 587/1191) schreibt ähnlich: die Scheidung dessen, der Bilsenkraut (*banǧ*) oder (berauschende) Arznei (*dawāʾ*) zu sich genommen hat und dessen Verstand daraufhin zerstört wurde, komme nicht zustande. Ebensowenig die des Irren (*maʿtūh*), des Bewusstlosen (*maġmī*), oder des Schlafenden (*nāʾim*) u.a.[123]

As-Samarqandī (gest. 450/1145), ebenfalls der ḥanafītischen Rechtsschule zugehörig, stellt mehrere Positionen zusammen. Er schreibt, laut ḥanafītischer Auslegung sei die Scheidung durch den Berauschten rechtsgültig und komme zustande, ganz gleich, ob er sich durch *ḫamr* (Wein) oder *nabīḏ* (Wein) berauscht hätte. Aš-Šāfiʿī sehe das anders, laut seiner Auffassung komme die Scheidung in dem Fall nicht zustande. Das sehe auch aṭ-Ṭaḥawī[124] so. Habe der Berauschte Bilsenkraut (*banǧ*) getrunken und seinen Verstand damit zerstört, so sei man übereingekommen, käme die Scheidung ebenfalls nicht zustande. Richtig sei jedoch, widerspricht as-Samarqandī, dass sie gültig bleibe, denn wer seinen Verstand zerstört zum Zweck sich zu erfreuen (*talaḏḏahu*), der begehe eine Sünde (*maʿṣiyya*) und darauf stehe eine Strafe. Im Gegensatz zum Trinken von Arznei (*dawāʾ*): trinke man, weil man gezwungen sei (hier offensichtlich aus medizinischen Gründen), dann käme sie nicht zustande, da man keine Sünde begehe. Andere wiederum sagen, so as-Samarqandī, die Scheidung käme zustande, denn sie werde ausgesprochen auf Grundlage von etwas, das Freude bereite.[125]

Der in anderen Werken sehr umfangreich diskutierte Aspekt *Scheidung* wird in az-Zarkašīs Monografie sehr kurz abgehandelt: In den bei ihm rezipierten Aussagen kommt u.a. zum Ausdruck, dass die Scheidung des Berauschten nicht

---

122 As-Saraḫsī, *Mabsūṭ* vi, 176.
123 Al-Kāsānī, *Badāʾiʿ* iii, 100.
124 Abū Ǧaʿfar Aḥmad b. Muḥammad b. Salāma, *ḥanaf.*, gest. 321/933.
125 As-Samarqandī, *Tuḥfat* ii, 195.

gültig sei (Abū Ḥanīfa), bzw. dass sie gültig sei, wenn bewusst Bilsenkraut (*banǧ*) getrunken wurde, Heiterkeit entstanden und der Verstand erloschen sei (al-Ǧurǧānī[126]).[127]

Ähnlich schreibt al-Ḥaddād (*ḥanaf.*, gest. 800/1398). Wer Bilsenkraut (*banǧ*) getrunken habe, dessen Scheidung sei nicht gültig.[128] Er zitiert hierzu einen Ausspruch des Propheten: „Die Scheidung eines jeden Mannes ist gültig, sofern er bei reifem Verstand ist" (*wa-yaqaʿu ṭalāqu kulli zawǧin iḏā bāliġan ʿāqilan*).[129] Außerdem wird ein *ḥadīṯ* herangezogen, das Ibn Ḥaǧar al-ʿAsqalānī (gest. 852/1449) in *ad-Dirāya fī taḫrīǧ aḥādīṯ al-hidāya* (*Bewusstsein in der Lehre der leitenden Aussprüche*) tradiert: „Die Scheidung des Kindes und des Besessenen ist nicht gültig" (*wa-lā yaqaʿu ṭalāqu ṣ-ṣabiyyi wa-l-maǧnūni*).[130] Der Editor der Ausgabe von *al-Ǧawharat an-nayyira*, Ilyās Qablān, gibt in der Fußnote an, dieses *ḥadīṯ* nicht verifizieren zu können und zweifelt damit dessen Echtheit an. Ibn Abī Šayba[131] tradiere aber nach Ibn ʿAbbās:[132] „Die Scheidung durch das Kind ist nicht statthaft" (*Lā yaǧūzu ṭalāqu ṣ-ṣabiyyi*). Außerdem werde mit einer gesicherten Überliefererkette von ʿAlī berichtet, er habe gesagt: „Jede Scheidung ist zulässig, außer der des Irren" (*Kullu ṭalāqin ǧāʾizun ilā ṭalāqi l-maʿtūhi*).[133] Deutlich wird jedenfalls, dass man in der Frage nach der Rechtsgültigkeit einer Scheidung den Berauschten mit Minderjährigen und Kranken gleichsetzt.

Das *ḥadīṯ* nach ʿAlī zitiert auch az-Zarkašī (*šāf.*, gest. 794/1392). Man sei übereingekommen, schreibt er, dass der Inhalt korrekt sei; die Scheidung des Irren sei nicht rechtsgültig. Bei al-Ḫaraqī (*ḥanbal.*, gest. 334/946) gehe es um eine Person, die ohne zwingenden Grund (*li-ġayr ḥāǧa*, also z.B. nicht als Arznei) Bilsenkraut (*banǧ*) o.ä. zu sich nehme. Die Rechtsschulen seien nicht einheitlich diesbezüglich (d.h. sie berufen sich auf unterschiedliche Versionen des Ausspruchs aus unterschiedlichen Quellen). So ergänze al-Ḫaraqī „… des Schlafenden (*nāʾim*)" und auch darüber sei man übereingekommen. Ebenso ergänzten Ibn Ḥāmid (*ḥanbal.*, gest. 403/1012), Abū l-Ḫaṭāb (*ḥanbal.*, gest. 510/1116) und Abū Muḥammad (*ẓāhir.*, gest. 456/1064) „… des Berauschten (*as-sukrān*)" etc. Der Richter (*al-qāḍī*), so az-Zarkašī, sehe sich mit Zweierlei konfrontiert: zum einen nähmen die meisten Menschen etwas ohne Sünde (*li-ġayr maʿṣiyya*)

126 ʿAlī b. Muḥammad b. ʿAlī, ḥanafitischer Rechtsgelehrter, gest. 816/1413.

127 Az-Zarkašī, *Zahr al-ʿarīš* 137.

128 Al-Ḥaddād, *al-Ǧawhara* ii, 164.

129 Al-Ḥaddād, *al-Ǧawhara* ii, 164.

130 Al-Ḥaddād, *al-Ǧawhara* ii, 164.

131 *Ḥadīṯ*-Gelehrter aus Kufa, gest. 235/849.

132 *Ḥadīṯ*-Gelehrter aus Mekka, gest. 68/687.

133 Al-Ḥaddād, *al-Ǧawhara* ii, 164, Fußnote 1.

ein, also nicht als Rauschmittel (*muskir*). Das Urteil (*al-ḥukm*), also der zu ziehende Schluss, richte sich nach dieser Mehrheit. Außerdem zeige sich an den Menschen, die ein Rauschmittel (*muskir*) zu sich nehmen, meist die Zerstörung des Verstandes als Beweis [für die Einnahme]. In dem Fall sei der zuvor erreichte Urteilsschluss über die Rechtsgültigkeit einer Scheidung ein vergebliches Mittel. Es sei hier noch zu unterscheiden zwischen Haschisch (*ḥašīš*) und Bilsenkraut (*banǧ*). Ersteres habe verlangenden Charakter (*taštahā wa-taṭlub*) und sei damit wie Wein und stehe im Gegensatz zum Bilsenkraut (*banǧ*). Zu Haschisch (*ḥašīš*) und Wein gelte, was für berauschende Getränke gelte, bis hin zur *ḥadd*-Strafe. Beim Bilsenkraut (*banǧ*) hänge der zu ziehende Schluss davon ab, ob die Seele danach verlange.[134] Az-Zarkašī schreibt also, einfacher ausgedrückt, dass die Scheidung des Rauschmittelkonsumenten anders beurteilt werden muss als die einer Person, die beispielsweise etwas als Arznei einnimmt.

Er fügt außerdem noch einen ʿUṯmān b. ʿAffān (gest. 35/656) zugeschriebenen Ausspruch an: „Für einen Besessenen und für einen Berauschten gibt es keine Scheidung“ (*Laysa li-maǧnūnin wa-lā li-sukrānin ṭalāqan*). Damit wird erneut bestätigt, dass eine Scheidung nur von einer Person ausgesprochen werden kann, die im Vollbesitz ihrer geistigen Kräfte ist. Ob eine Beeinträchtigung durch eine geistige Erkrankung, eine geistige Abwesenheit oder durch einen Rausch zustande kommt, ist nicht entscheidend, ebenso wenig, wie sie im Einzelnen bezeichnet wird (*maʿtūh, nāʾim, sukrān*).

2.7.1 Zusammenfassung

As-Saraḫsī (*ḥanaf.*, gest. 489/1096) ist der Auffassung, die Scheidung des Berauschten komme nicht zustande. Al-Kāsānī (*ḥanaf.*, gest. 587/1191) ist derselben Meinung. As-Samarqandī (*ḥanaf.*, gest. 450/1145) wiederum schreibt, sie komme zustande, erwähnt aber nur Wein (*ḫamr, nabīḏ*). Aš-Šāfiʿī (*šāf.*, gest. 204/820) dagegen halte sie für ungültig. As-Samarqandī nennt noch weitere Autoritäten, die letztere Meinung teilen. Er selbst bringt auch den Aspekt von Freude (*laḏḏa*) und Sünde (*maʿṣiyya*) ein. Erfreue man sich durch die Einnahme eines Betäubungsmittels, so schreibt er, begehe man eine Sünde und die Scheidung sei gültig. Nehme man z. B. aus medizinischen Gründen etwas ein und sei dazu gezwungen, so sei sie nicht gültig. As-Samarqandī räumt aber auch gleich ein, dass es andere gebe, die den Sachverhalt gegenteilig beurteilen; bereite man sich Freude durch eine Substanz, so sei die Scheidung ungültig.

134 Az-Zarkašī, *Šarḥ* v, 382.

Az-Zarkašī (*šāf.*, gest. 1392) zitiert Juristen, die die Scheidung des Berauschten für ungültig halten.

Al-Ḥaddād (*ḥanaf.*, gest. 800/1398) zitiert zahlreiche Autoritäten, die betonen, dass es zur Aussprache einer rechtsgültigen Scheidung eines reifen Verstandes bedürfe. Der Berauschte (*sukrān*), der Schlafende (*nā'im*), der Irre (*ma'tūh*), der Bewusstlose (*maġmī*), sowie das Kind (*ṣabiyy*) können sie nicht aussprechen. Ebenso verfährt auch az-Zarkašī (*šāf.*, gest. 794/1392). Ähnliche, sich in Details unterscheidende Aussprüche des Propheten, seiner Gefährten oder namhafter Rechtsgelehrter sollen belegen, dass ein intakter, also u. a. nicht berauschter Verstand erforderlich ist. Az-Zarkašī unterscheidet auch nach einzelnen Betäubungsmitteln; so stuft er beispielsweise Haschisch (*ḥašīš*) anders ein als Bilsenkraut (*banǧ*).

Diese auf den ersten Blick verwirrende Zusammenstellung von *Ja* und *Nein* bzw. *Ja, aber* … und *Nein, wenn* … etc. lässt zweierlei deutlich werden. 1.: Ebenso wie zu den bereits behandelten Aspekten scheint auch zur Scheidung keine einheitliche Meinung zu bestehen. 2.: Juristen unterscheiden in der Beurteilung der Rechtskräftigkeit einer Scheidung nicht nur nach *Rausch* oder *Nüchternheit* zum Zeitpunkt der Aussprache, sondern auch danach, ob eine Sünde (*ma'ṣiyya*) begangen wurde oder nicht. Die Sünde besteht in diesem Fall darin, sich berauscht zu haben, was Freude (*laḏḏa*) bereitet. Hierbei stellt sich wiederum die Frage, ob die Einnahme von Arzneien aus medizinischen Gründen (also etwas, wozu man gezwungen ist) zusammen mit der u. U. einhergehenden Freude (soz. als Nebenwirkung des Medikaments) nun eine Scheidung ungültig mache oder nicht. Kurz gesagt wird u. a. gefragt, ob die Einnahme eines Betäubungsmittels unter Zwang oder freiwillig stattgefunden hat. Dabei gilt: unter Zwang bleibt die Scheidung gültig, bei freiwilliger Einnahme nicht – bzw. *vice versa*, je nach befragtem Juristen.

Deutlich wird hier außerdem, was eingangs festgehalten wurde: Betäubungs- und Rauschmittel wurden zunehmend in der Gesellschaft konsumiert und eine Antwort auf die Frage *Legal oder illegal?* reichte nicht mehr aus, um der Lebensrealität gerecht zu werden. Hatte sich jemand nun einmal berauscht und eine Scheidung ausgesprochen, die angefochten wurde aufgrund des Umstands des Rausches, so musste dieser Sachverhalt bearbeitet werden, gleich, welche generelle Haltung gegenüber Betäubungsmitteln bestand.

Insgesamt, so muss außerdem festgestellt werden, ist das Thema Betäubungsmittel im juristischen Diskurs der Scheidung eigentlich nicht das Hauptthema: Es gilt grundsätzlich, dass bei unreifem Verstand durch mangelndes Alter, Krankheit, Rausch etc. keine rechtsgültige Scheidung ausgesprochen werden kann. Darin sind sich die Rechtsgelehrten einig. Liegt der Sachverhalt des Rausches durch eines der hier betrachteten Betäubungsmittel vor, gibt es hingegen zahlreiche unterschiedliche Standpunkte. Dem/der Betroffenen blieb also erneut nur, sich an den jeweiligen Juristen seines/ihres Vertrauens zu wenden und dessen Einschätzung der Rechtssache zu folgen. Die unterschiedlichen und sich teilweise sogar widersprechenden Einschätzungen bleiben dabei durch die Jahrhunderte nebeneinander stehen.

2.8 *Verlangen und Zwang*

Opium, Bilsenkraut und Haschisch haben abhängig machende Eigenschaften, was nicht zuletzt auch in den Kreisen der Rechtsgelehrten bekannt war. Diese äußerten sich auch zum Thema Zwang, jedoch aus unterschiedlichen Blickwinkeln.

Im 5./11. Jh. schrieb der ḥanafītische Rechtsgelehrte as-Saraḫsī bereits über Wein, eine kleine Menge davon verleite (*yadʿū*) zu einer großen, daher sei bereits das Trinken der kleinen Menge verboten. Im Bilsenkraut (*banǧ*), so schreibt er, liege kein Schaden, da es auch als Arznei verwendet werden könne und auf gekochten Wein (*muṯallaṯ*) treffe die Aussage ebenfalls nicht zu. Der helfe bei der Verdauung und sei zudem dickflüssig (*ġalīẓ*).[135] Hintergrund dieser Einstufungen ist sicher zum einen der tatsächlich mögliche Gebrauch von Bilsenkraut (*banǧ*) als Arznei. Zum anderen hatte der Prophet ja lediglich Wein (*ḫamr, nabīḏ*), also ein flüssiges Getränk, explizit verboten. Außerdem wurde gekochter Wein ebenfalls als Arznei verwandt. In as-Saraḫsīs Abschnitt geht es darum, dass der Rausch das eigentlich verbotene sei und um diesen zu vermeiden, müsse bereits die kleine Menge Wein verboten werden, da sie zur großen verleitet, was den Rausch unbedingt zur Folge hat.

As-Samarqandī (*ḥanaf.*, gest. 450/1145) unterscheidet zur Beurteilung einer Scheidung unter Betäubungsmitteleinfluss zwischen einer Einnahme unter Zwang oder zum Genuss. Wer sich berausche zum Zweck, sich zu erfreuen (*taladdahu*), der begehe eine Sünde (*maʿṣiyya*), wer gezwungen sei, Arznei (*dawāʾ*) zu sich zu nehmen, nicht. Hier liegt der Zwang in einer medizinischen Notwendigkeit.[136]

Im Werk des mālikītischen Rechtsgelehrten al-Ḥaṭṭāb (gest. 954/1547) findet sich ein Abschnitt, der offenbar in der Frage nach der Legalität der Einnahme von Betäubungsmitteln die Suchtproblematik berücksichtigt und eine Lösung aufzeigt. Dort heißt es, nachdem al-Ḥaṭṭāb im vorherigen Absatz geschrieben hat, die Einnahme von Opium, Bilsenkraut und Haschisch sei statthaft in einer Menge, die Verstand und Sinne nicht zerstört:

---

135 As-Saraḫsī, *Mabsūṭ* xxiv, 9.

136 As-Samarqandī, *Tuḥfa* ii, 195.

> Aufgrund dessen ist es statthaft für den, der in Versuchung gerät Opium (*afyūn*) zu essen und der dahin kommt, den Tod für sich zu fürchten, wenn er davon ablässt. Er soll eine Menge einnehmen, die seinen Verstand und seine Sinne nicht zerstört. Er soll bestrebt sein, diese zu verringern und zu teilen und sich zu mühen. Es obliegt ihm, zu bereuen was gewesen ist. Gott weiß es am besten.[137]

Auf den ersten Blick könnte auch jemand gemeint sein, der Opium aus medizinischen Gründen einnehmen muss und fürchtet, zu sterben, wenn er es nicht tut. Doch die Formulierung, zunächst in Versuchung geführt zu werden (*ubtuliya*) und in der Folge dahin zu kommen, wörtlich: *sich dem zuwenden* (*ṣāra*), bei Nichteinnahme (*tarakahu*) den Tod zu fürchten (*yaḫāfu l-mawt*), spricht eindeutig für Abhängigkeitsproblematik. Insbesondere die unterbreitete Lösung, der Konsument müsse eine kleine Menge einnehmen und diese weiter verringern, lässt keinen Zweifel offen.

Auch der 973/1566 verstorbene šāfiʿītische Rechtsgelehrte al-Haytamī widmet sich dem Thema. In seiner bereits oben wiedergegebenen Passage über die Reinheit von Opium, das in Leder von u.U. nicht nach muslimischen Geboten geschlachteten Tieren von Ungläubigen transportiert wird (s. S. 146), heißt es ebenfalls, Opium (*afyūn*) sei verboten. Das gelte jedoch nicht für denjenigen, der in Versuchung geführt wurde (*ubtuliya*) und den Untergang fürchte (*ḫašiya l-halāk*), wenn er es nicht einnehme (*faqada*). Ihm sei es erlaubt (*yubāḥu*), aber nur, wenn auch notwendig (*lākinna ʿinda ḍ-ḍarūra*). Hier herrsche kein unbedingter Zwang, wie bei Totem bzw. nicht rituell geschlachtetem Fleisch (*mayta*, d.h. dieses muss immer gemieden werden, wohingegen beim Opium unter den genannten Umständen Ausnahmen gemacht werden können). Auch al-Haytamī empfiehlt, die Menge zu verringern (*yanqaṭʿu bi-t-tadrīǧ*). Dem dadurch Heimgesuchten obliege es, mit der Verringerung fortzufahren, bis er von der schweren Sünde befreit sei (*yaǧibu ʿalā l-mubtalā bihi an yatadarraǧa fī qiṭaʿihi ḥattā yaslimu min ʿaẓīmi iṯmihi*).[138]

Die Idee der Sündhaftigkeit ist bei beiden Autoren augenfällig. Al-Ḥaṭṭāb schreibt, der Betroffene müsse bereuen, al-Haytamī, man werde von einer schweren Sünde befreit. Darüber hinaus wird jedoch ein medizinisch sinnvoller Weg empfohlen: die schrittweise Entwöhnung. Wurde im 6./12. Jh. noch von as-Samarqandī (*ḥanaf.*, gest. 450/1145) zwischen Freude und Zwang, Rausch und notwendiger Medikamenteneinnahme unterschieden, so scheint im

137 Al-Ḥaṭṭāb, *Mawāhib* i, 136.

138 Al-Haytamī, *al-Fatāwā* i, 42.

10./16. Jh. ein Bewusstsein dafür gewachsen zu sein, dass Konsumenten sich zwar berauschten, sich also soz. Freude bereiteten, dennoch aber dem Zwang unterlagen, dies immer wieder zu tun und sogar den Tod bzw. den Untergang fürchteten, wenn sie es nicht taten – gleich dem, der ein Medikament benötigt. Der Zwang, sich zu berauschen als sündhafter Vorgang, der den Ausgang einer Scheidung beeinflussen konnte, wurde offenbar später von einigen als ein Zustand angesehen, in dem der Betroffene Hilfe benötigte und einen Weg aufgezeigt bekommen musste, um sich aus seiner misslichen und für seine Seele gefährlichen Lage befreien zu können. Reue auf der einen Seite und Anstrengung (also Entzug) auf der anderen werden hier als Lösung empfohlen, nicht mehr nur Bestrafung in Form von *ḥadd* oder *taʿzīr*. Neben einem Fortentwickeln von der reinen Frage nach *legal* oder *illegal* kam es also offenbar auch zu einer Weiterentwicklung bzgl. der *ḥadd*- oder *taʿzīr*-Frage. Diese Entwicklung war sicher ebenfalls den praktischen Erfordernissen geschuldet, die immer neue gesellschaftliche Probleme mit sich brachten.

KAPITEL 5

„Haschisch-Traktate“: Monografische Abhandlungen über Betäubungsmittel

وذكرت أنّ كثيرًا من جهّال العوامّ يظنّ أنّ استعماله تحرّمه الشريعة ...

Ich erwähnte, dass viele der Unwissenden des gemeinen Volkes annehmen, sein Konsum werde durch die *šarīʿa* verboten …

AL-ʿUKBARĪ, *Kitāb as-Sawāniḥ al-adabiyya fī madāʾiḥ al-qinnabiyya*

∵

1 Überblick

Bei den bisher herangezogenen juristischen Texten handelt es sich um komplette *fiqh*-Werke und *fatwā*-Sammlungen, in denen an einzelnen Stellen Betäubungsmittel diskutiert werden. An diesen Stellen betrachten die Juristen Betäubungsmittelkonsum u.a. unter den Aspekten *Rausch* und *Nüchternheit* und unterscheiden im Detail nach einzelnen oder mehreren Substanzen. Es gibt jedoch auch Werke, die sich dem Thema Betäubungsmittel speziell widmen. Sie kommen ab dem 7./13. Jh. auf und die meisten von ihnen behandeln Haschisch. Unter 4.1 wurde bereits zum juristischen Diskurs festgehalten, dass Haschisch ab dem 7./13. Jh. in den Quellen genannt wird. Mit den hier besprochenen Traktaten gibt es somit eine zweite Gruppe von Texten, in denen Haschisch ab dieser Zeit vorkommt – der Konsum von *Cannabis* hat also offenbar eine zuvor nicht dagewesene Bedeutung erlangt. Bei dieser zweiten Gruppe von Texten handelt es sich um Traktate (*rasāʾil*), in denen Juristen zunächst zusätzliche Aspekte zum Thema Betäubungsmittel zusammenstellen. Diese dienten anfangs der Untermauerung der juristischen Argumente. Im Verlauf bilden diese zusätzlichen Aspekte einen kontinuierlich wachsenden thematischen Überbau. Die anfänglich stark argumentativen Traktate wandeln sich dadurch zu umfangreichen Wissenssammlungen, die neben dem juristischen Geschehen auf Allgemeines rund um Haschisch bzw. Betäubungsmittel ausgeweitet sind. Anders als in bisherigen juristischen Werken, in denen lediglich hier und da Sätze von Pharmazeuten o.ä. zur Erläuterung zitiert werden, lassen

 | DOI:10.1163/9789004722385_006

die Monografien dem Thema Raum und holen weit aus. Die in den Traktaten neu aufgegriffenen, zusätzlichen Aspekte sind:
1. Die Entdeckung des berauschenden Effekts von Haschisch
2. Die geografische Verbreitung des Konsums von Haschisch
3. Medizinisches und Pharmazeutisches zum Thema Haschisch
4. Lob- und Schmähgedichte über Haschisch

Viele Werke beginnen mit der Geschichte der Entdeckung von Haschisch, unterschiedliche Versionen werden dabei durchaus nebeneinandergestellt. Zu diesem Aspekt gibt es bemerkenswert viele Ideen. Ebenso vielseitig wird von der anschließenden Verbreitung des Haschisch-Konsums berichtet. Medizin und Pharmazie bilden einen weiteren, für die Argumentation der Juristen wichtigen Aspekt. Außerdem spielt in einigen Werken Haschisch lobende und schmähende Poesie eine wichtige Rolle, ebenso Gedichte von Juristen, die sich mit Illegalität oder Legalität von Betäubungsmitteln (und hier meist Haschisch) befassen.

Dass sich die meisten Traktate mit Haschisch befassen, hat sicher mit dessen weiter Verbreitung zu tun. Daneben ist aber auch die literarische Popularität von Haschisch ein wichtiger Faktor: Haschischgedichte dominieren das Sujet der Rauschdichtung, obwohl auch Opium und Bilsenkraut konsumiert wurden. Über letztere gibt es ebenfalls Gedichte, allerdings deutlich weniger als über Haschisch. Rosenthal hält fest:

> We may well suspect that nearly every poet and productive amateur writer of verse, from the thirteenth to the sixteenth centuries, wrote at least some playful poems on hashish, although these poems might at times have been excluded from published collections of his work.[1]

Zum Thema Alkohol verhält es sich ähnlich. Neben Wein wurde auch Bier konsumiert. Lewicka schreibt, es sei im Kairo des 6./12. Jh. ein verbreitetes Getränk der Einwohner gewesen. Mehrfache Versuche, es zu verbieten, seien gescheitert und Steuern auf das Brauen brachten hohe Profite ein.[2] Wein ist jedoch konstant das populärere Thema insb. in der Poesie. Haschisch und Wein, waren, neben ihrem verbreiteten Gebrauch oder aufgrund dessen, auch beliebte Themen der Literatur.

1 Rosenthal, Franz, *The Herb. Hashish Versus Medieval Muslim Society*, Leiden: Brill, 1971 5. Auch Rosenthal sieht einen Beginn der (hier: lyrischen) Literatur über Haschisch im 7./13. Jh.

2 Lewicka, Paulina, *Food and Foodways of Medieval Cairenes. Aspects of Life in an Islamic Metropolis of the Eastern Mediterranean* (IHC 88) Leiden: Brill, 2011, 489.

In diesem Kapitel wird herausgearbeitet, was die bekanntesten erhaltenen bzw. überlieferten Monografien ausmacht. Fünf von ihnen werden in einer Gesamtbetrachtung verglichen, um Gemeinsamkeiten und Unterschiede aufzuzeigen. Dadurch wird ihre Zugehörigkeit zu einer eigenen Textform, der *risāla*, deutlich.

Vor Vergleich und Gesamtbetrachtung gilt es allerdings, darzustellen, welche Traktate bekannt sind bzw. vorliegen und was die fünf hier Ausgewählten auszeichnet.

2 Traktate und Autoren – die vorliegende Literatur

Rosenthal stellt in *The Herb. Hashish versus Medieval Muslim Society* seine Hauptquellen unter dem Titel *Monographs on Hashish and Some of the More Important Sources* vor. Die Zusammenstellung ist umfassend und bietet damit einen Gesamtüberblick über die existierenden Texte zum Thema Haschisch bzw. Betäubungsmittel. Unter den dort genannten 23 Werken befinden sich allerdings auch solche wie Ibn al-Bayṭārs (gest. 636/1248) *al-Ǧāmiʿ li-mufradāt al-adwiya wa-l-aġḏiya*, eine große Zusammenstellung der einfachen Arznei- und Lebensmittel, in der u.a. auch Haschisch behandelt wird (s. S. 22), sowie ein Rangstreitgedicht über Haschisch und Wein von al-Isʿirdī (gest. 656/1258) oder Ibn Taymiyyas (gest. 728/1328) *as-Siyāsat aš-šarʿiyya fī iṣlāḥ ar-rāʿī wa-r-raʿiyya* (*Die juristische Handhabung im Hüten des Hirten und der Herde*),[3] das Rosenthal aufführt, weil es sich u.a. mit Haschisch beschäftigt. Diese dienten ihm als Quellen für seine Arbeit über Haschisch, werden hier aber nicht berücksichtigt, da es sich bei ihnen nicht um monografische Texte über Haschisch handelt. Es bleibt eine überschaubare Anzahl an Traktaten, die sich Betäubungsmitteln im Speziellen widmen, die meisten davon, das wurde bereits erwähnt, behandeln Haschisch.

Das frühste bekannte (und nicht erhaltene) Traktat stammt von aš-Šāṭibī (gest. 672/1274) und trägt den Titel *Zahr al-ʿarīš fī taḥrīm al-ḥašīš* (*Die Blüten der Laube im Verbot des Haschisch*). Für das 7./13. Jh. notiert Rosenthal außerdem al-Maqdisīs (gest. 678/1279–1280) *Maǧlis fī ḏamm al-ḥašīša* (*Gesprächsrunde über den Tadel des Haschisch*), das in Manuskriptform vorliegt, sowie drei weitere Werke, die im Folgenden einer genauen Betrachtung unterzogen werden: *Kitāb Takrīm al-maʿīša bi-taḥrīm al-ḥašīša* (*Die Ehrung des Lebenden*

3 Ibn Taymiyya, Aḥmad b. ʿAbd al-Ḥalīm, *as-Siyāsat aš-šarʿiyya fī iṣlāḥ ar-rāʿī wa-r-raʿiyya*, Hrg. ʿAlī b. Muḥammad al-ʿImrān, 2 Bd., Mekka: Dār ʿilm al-fawāʾid, 2008.

durch das Verbot des Haschisch) und *Kitāb Tatmīm at-takrīm li-mā fī l-ḥašīš min at-taḥrīm* (*Vollendung der Ehrung in dem, was im Haschisch verboten ist*) von Quṭb ad-Dīn al-Qasṭallānī (gest. 686/1287), sowie *As-Sawāniḥ al-adabiyya fī l-madā'iḥ al-qinnabiyya* (*Literarische Gedanken zum Lob des Cannabis*) von al-Ḥasan b. Muḥammad al-ʿUkbarī (genaue Lebensdaten unbekannt). Diese drei Texte können als grundlegend betrachtet werden, wie unten gezeigt wird. Außerdem gibt al-Qasṭallānī an, sein zweites Werk *Kitāb Tatmīm at-takrīm* als Reaktion auf al-ʿUkbarīs Text verfasst zu haben.

Für das 8./14. Jh. wird ein Text von Badr ad-Dīn az-Zarkašī (gest. 794/1392) angeführt, der den gleichen Titel wie aš-Šāṭibīs *Zahr al-ʿarīš fī taḥrīm al-ḥašīš* trägt. Az-Zarkašīs Text erlangt große Bekanntheit und wird noch bis ins 12./18. Jh. hinein immer wieder in Texten anderer Autoren zitiert – deutlich mehr als alle anderen Traktate über Betäubungsmittel. Ebenfalls im 8./14. Jh. entsteht *Ikrām man yaʿīš bi-taḥrīm al-ḫamr wa-l-ḥašīš* (*Lob dessen, der nach dem Verbot von Wein und Haschisch lebt*) von Šihāb ad-Dīn al-Aqfahsī (gest. 808/1405). Dieser Text ist außerordentlich kurz und verknappt die für die Traktate typische Zusammenstellung von Wissen auf das Nötigste. Auch er wird unten besprochen. Außerdem führt Rosenthal noch ein Manuskript auf, dessen Autor unbekannt ist und das nicht abschließend datiert werden kann. Es trägt den Titel *Faṣl fī l-ḥašīša wa-taḥrīmihā* und liegt bislang nur in Mansukriptform vor.

Im 9./15. Jh. entsteht Ibn an-Naǧǧārs *Zawāhir ar-raḥmān fī taḥrīm ḥašīšat aš-Šayṭān* (*Strahlende Sterne des Allerbarmers im Verbot des Haschisch/Kraut des Satans*). Genaue Lebensdaten des Autors sind nicht bekannt, das Werk selbst ist nicht erhalten. Es wird aber in einem weiteren Traktat aus demselben Jahrhundert zitiert, nämlich in al-Badrīs (gest. 894/1443) *Rāḥat al-arwāḥ fī l-ḥašīš wa-r-rāḥ* (*Wohlbefinden der Geister im Haschisch und im Wein*), das ebenfalls unten besprochen wird.

Für das 10./16. Jh. notiert Rosenthal noch *ad-Durr al-wasīm fī tawšīḥ Tatmīm at-takrīm fī taḥrīm al-ḥašīš wa-waṣfih* [*sic.*?]/ *tawṣīḥ* [?] *aḏ-ḏamīm* (*Die schönen Perlen in der Zierde der Vollendung der Ehrung über das Verbot von Haschisch und die Verdeutlichung des Verdammenswerten*) von ʿAbd al-Bāsiṭ b. Ḫalīl (gest. 920/1514). Im bibliografischen Lexikon von Ḥāǧǧī Ḫalīfa ist verzeichnet, *ad-Durr al-wasīm* sei ein Kommentar zu al-Qasṭallānīs erstem Traktat *Takrīm al-maʿīša*,[4] der Titel legt allerdings nahe, dass es dessen zweites Traktat *Kitāb Tatmīm at-takrīm* kommentiert. Der Kommentar liegt ebenfalls nur in Manuskriptform vor. Außerdem entsteht im selben Jahrhundert noch ein nicht

4 Ḫalīfa, Ḥāǧǧī, *Kašf aẓ-ẓunūn ʿan asāmī al-kutub wa-l-funūn*, Hrg. Muḥammad Šaraf ad-Dīn, 2 Bd., Beirut: Dār iḥyā' at-tirāṯ al-ʿarabī, 1941 i, 470.

betiteltes Werk eines nicht näher bekannten al-Muḥammadī, in dem der Autor juristische Argumente gegen den Gebrauch von Haschisch aufführt.

Zudem entstehen im 10./16. Jh. Werke, die sich nicht ausschließlich mit Haschisch befassen. Ein Manuskript, das den Titel *Fī bayān ṭabīʿat al-afyūn* (*Verdeutlichung der Natur des Opiums*) trägt und dementsprechend Opium behandelt, wird von Rosenthal Ibn Kamāl Pāshā (gest. 940/1534) zugeordnet. Es trägt keine Autorennennung, ebenso wie das direkt darauffolgende Traktat mit dem Titel *Risāla fī ḥurmat al-banǧ* (*Traktat über das Verbot von Bilsenkraut*), das sich also offensichtlich mit Bilsenkraut befasst. Ein weiterer nicht publizierter Text mit dem Titel *Ẓill al-ʿarīš fī manʿ ḥill al-banǧ wa-l-ḥašīš* (*Schatten der Laube in der Verhinderung der Legalität von Bilsenkraut und Haschisch*) von al-Ḥalabī (gest. 971/1563) behandelt offenbar Bilsenkraut und Haschisch. Rosenthal erwähnt weiter, dass Ibn Baḫšī (gest. 973/1566), auch bekannt als Dedeh Ḫalīfa, ein Traktat über Haschisch verfasst haben soll. Faraǧ, der az-Zarkašīs *Zahr al-ʿarīš* ediert hat, listet ebenfalls Traktate über Betäubungsmittel auf. Auf seine Liste wird unten noch ein Blick geworfen. Hier sei erwähnt, dass er den vollen Titel von Ibn Baḫšīs Traktat nennt: *Risāla fī l-banǧ wa-l-ḥašīš wa-taḥrīmihumā* (*Traktat über Bilsenkraut und Haschisch und über ihrer beider Verbot*),[5] es handelt sich bei ihm also ebenfalls um Bilsenkraut und Haschisch. Ibn Ḥaǧar al-Haytamīs (gest. 974/1567) *Kitāb Taḥḏīr aṯ-ṯiqāt min akl al-kafta wa-l-qāt*[6] befasst sich offenbar mit dem Konsum von Hackfleisch und Kath. Es handelt sich allerdings dabei nicht um ein Traktat, also um einen monografischen Text im Sinne der anderen hier aufgeführten, wie Rosenthals Auflistung glauben machen kann. Das *Kitāb* ist ein Teil von al-Haytamīs *fatwā* Sammlung *al-Fatāwā l-kubrā li-Ibn Ḥaǧar al-Haytamī* (*Die große* fatwā-*Sammlung des Ibn Ḥaǧar al-Haytamī*). Außerdem nennt Rosenthal noch das handschriftlich vorliegende *Risāla fī bayān ḥurmat al-ḥašīš wa-l-afyūn* von al-Fanārī (gest. wahrscheinlich 954/1547). Abschließend ist nach Rosenthals Auflistung noch ein Manuskript zu nennen, dessen Autor unbekannt ist und das mit *Risāla fī ḥurmat al-banǧ* (*Traktat über das Verbot von Bilsenkraut*) betitelt ist.[7]

Zu Faraǧs oben bereits erwähnter Auflistung sind einige Anmerkungen zu machen: Er nennt neben aš-Šāṭibīs *Zahr al-ʿarīš*, das auch er als frühesten monografischen Text zum Thema Haschisch identifiziert, ein Werk mit dem

5 Az-Zarkašī, Abū ʿAbdallāh Badr ad-Dīn Muḥammad b. ʿAbdallāh b. Bahādir, *Zahr al-ʿarīš fī taḥrīm al-ḥašīš*, Hrg. Aḥmad Faraǧ, Al-Mansura: Dār al-wafāʾ li-ṭ-ṭibāʿa wa-n-našr wa-t-tawzīʿ, ²1990, 63.

6 U.U. ist *al-kafta* eine falsche Schreibung und soll eigentlich *kayf* (Rauschmittel) heißen. Das ergäbe deutlich mehr Sinn als *kafta* (Hackfleisch).

7 Rosenthal, *The Herb* 5.

Titel *Takrīm al-maʿīša bi-taḥrīm al-ḥašīša* (*Die Ehrung des Lebenden durch das Verbot des Haschisch*), das er einem 686/1287 verstorbenen mālikitischen Rechtsgelehrten namens Quṭb ad-Dīn Muḥammad b. Aḥmad al-ʿAsqalānī zuschreibt. Hierbei handelt es sich am ehesten um das oben bereits genannte Werk des 686/1287 verstorbenen šāfiʿītischen Rechtsgelehrten Quṭb ad-Dīn Muḥammad b. Aḥmad al-Qasṭallānī. Für *ad-Durr al-wasīm* von ʿAbd al-Bāsiṭ b. Ḫalīl (gest. 920/1514) übernimmt Farağ die Information aus dem bibliografischen Lexikon von Ḥāǧǧī Ḫalīfa, es handele sich um einen Kommentar zu *Takrīm al-maʿīša*. Nach einem Vergleich mit der vollen Nennung des Titels bei Rosenthal ist klar, dass es sich um einen Kommentar zu *Kitāb Tatmīm at-takrīm* handelt. Ferner wird ein Šihāb ad-Dīn b. al-ʿImād al-Afqahī mit einem Werk mit dem Titel *Ikrām man yaʿīš bi-iǧtināb al-ḫamr wa-l-ḥašīš* (*Ehrung dessen, der unter Vermeidung von Wein und Haschisch lebt*) genannt. Gemeint ist sicher der als Ibn ʿImād (gest. 808/1405) bekannte šāfiʿītische Rechtsgelehrte al-Aqfahsī, dessen Traktat zumindest auch unter dem Titel *Ikrām man yaʿīš bi-taḥrīm al-ḫamr wa-l-ḥašīš* (*Ehrung dessen, der nach dem Verbot von Wein und Haschisch lebt*) bekannt ist. Außerdem wird noch ein *Risāla fī taḥrīm al-ḥašīša* genanntes Traktat von ʿImād ad-Dīn Ibn Abī Šarīf aufgeführt. Der Autor wird nicht näher bezeichnet, fraglich handelt es sich um den šāfiʿītischen Rechtsgelehrten Kamāl ad-Dīn Ibn Abī Šarīf (gest. 906/1501).

Cámara und Marino haben in ihren Dissertationen einige Haschisch-Traktate bearbeitet. In *Estudios y documentos sobre la historia del cáñamo y del hachís en el Islam medieval* rekonstruiert Cámara den Text von *Kitāb as-Sawāniḥ al-adabiyya fī madāʾiḥ al-qinnabiyya* (*Literarische Gedanken zum Lob des Cannabis*) von al-Ḥasan b. Muḥammad b. ʿAbd ar-Raḥmān b. Abī l-Baqāʾ ʿAbdallāh b. al-Ḥusayn al-ʿUkbarī (7./13. Jh.). Darüber hinaus ediert er das bereits oben erwähnte *Kitāb Takrīm al-maʿīša bi-taḥrīm al-ḥašīša*, sowie *Kitāb Tatmīm at-takrīm li-mā fī l-ḥašīš min at-taḥrīm*, beide von Quṭb ad-Dīn al-Qasṭallānī (*šāf.*, gest. 686/1287) und Fragmente von *Kitāb Rāḥat al-arwāḥ fī l-ḥašīš wa-r-rāḥ* (*Wohlbefinden der Geister im Haschisch und im Wein*) von Taqī d-Dīn al-Badrī (*šāf.*, gest. 909/1503).

Marino legt mit *Raconter le haschich dans l'époque mamelouke* eine weitere Edition des *Kitāb Rāḥat al-arwāḥ* vor und ordnet das Werk in den Kontext der anderen Traktate ein. Beide Arbeiten stellen Grundlagen dar für den hier zu treffenden Vergleich.

3 Traktate über Betäubungsmittel

Für die Betrachtung der Traktate über Betäubungsmittel sind für diese Arbeit fünf ausgewählt worden, die 1.) vorliegen, oder zumindest soweit aus anderen Werken bekannt sind, dass eine Beurteilung und Einordnung möglich ist, 2.) einen Umfang haben, der sie als monografische Texte qualifiziert und 3.) sich in unterschiedlichem Umfang eines gemeinsamen Komplexes von zusätzlichen Aspekten bedienen, die über die Darstellung juristischer Argumente hinaus gehen und die Traktate zu Gesamtwerken machen.

Zunächst werden die Werke und ihre Autoren vorgestellt und es wird erläutert, warum sie für diese Arbeit von Bedeutung sind.

3.1 Kitāb Takrīm al-maʿīša bi-taḥrīm al-ḥašīša *und* Kitāb Tatmīm at-takrīm li-mā fī l-ḥašīš min at-taḥrīm *von Quṭb ad-Dīn al-Qasṭallānī*

Der früheste vorliegende Text stammt von Quṭb ad-Dīn Abū Bakr Muḥammad b. Abī l-ʿAbbās Aḥmad b. Abī l-Ḥasan ʿAlī b. Muḥammad b. al-Ḥasan al-Qasṭallānī und trägt den Titel *Kitāb Takrīm al-maʿīša bi-taḥrīm al-ḥašīša*. Kurze Zeit später schreibt derselbe Autor noch *Kitāb Tatmīm at-takrīm li-mā fī l-ḥašīš min at-taḥrīm*. Al-Qasṭallānī wurde 614/1218 in Kairo geboren und lebte dort, sowie in Mekka und starb 686/1287 in Kairo, wo er auch bestattet wurde. Al-Qasṭallānī war Sufi (er folgte der Richtung der Suhrawardiyya), *ḥadīṯ*- und šāfiʿītischer Rechtsgelehrter. Dass ein Sufi ein bekanntes Werk gegen Haschisch-Konsum verfasst hat, mag verwundern. Immerhin entsprach es offenbar verbreiteten Vorstellungen, dass Sufis mit Haschisch in Verbindung zu bringen seien. Diese Vorstellung wird unten noch detailliert dargestellt. Al-Qasṭallānī jedenfalls entsprach ihr nicht. Sultan Baybars berief ihn 667/1278 als *ḥadīṯ*-Gelehrten nach Kairo.[8] Marino bezeichnet die beiden Werke al-Qasṭallānīs als *„la première tentative systématique de donner une portée juridique à la thèse de l'interdiction légale du haschich“*,[9] zur selben Zeit begannen allerdings auch andere Autoren, sich dem Thema Haschisch zu widmen und auch wenn aš-Šāṭibīs *Zahr al-ʿarīš* verloren ist, so lässt der Titel doch vermuten, dass es sich dabei ebenfalls um einen Text handelt, der sich mit dem Verbot bzw.

8 Cámara, Indalecio Lozano, *Estudios y documentos sobre la historia del cañamo y del hachis en el Islam medieval*, 2 Bd., Granada: Universidad de Granada, 1993 i, 39.

9 Marino, Danilo, *Raconter le haschich dans l'époque mamelouke: étude et édition critique partielle de la Rāḥat al-arwaḥ fī l-ḥashīsh wa-l-rāḥ de Badr al-Dīn Abū l-Tuqā al-Badrī* (847–894/1443–1489), 2 Bd., Paris: Institut National des Langues et Civilisations Orientales, 2015 i, 60.

der Illegalität von Haschisch befasst. Neu oder erstmalig mag, wie mangels anderer bekannter Werke anerkannt werden kann, die Herangehensweise al-Qasṭallānīs sein. Der Text befasst sich mit dem Konsum von Haschisch, beginnt jedoch bei der Substanz selbst und nicht, wie in den oben rezipierten Rechtswerken, bei einem Aspekt wie *Reinheit oder Unreinheit, Trunkenheit/Rausch* o. ä. Außerdem begnügt al-Qasṭallānī sich nicht mit juristischen Diskussionen um Prophetenworte oder Koranverse, sondern zieht zusätzlich medizinisches Fachwissen heran, um seine Argumente gegen den Haschischkonsum zu untermauern.

Zu Beginn seines ersten Werkes erläutert al-Qasṭallānī, warum er eine Monografie über Haschisch verfasst habe: aufgrund der weiten Verbreitung des Rauschmittels durch alle Schichten der Gesellschaft, unter Frauen wie auch Männern, sowie aufgrund des offensichtlichen Unwissens über die juristischen Normen, die den Konsum verbieten. Als sachverständige Autoritäten, die al-Qasṭallānī heranzieht zur Erläuterung physischer Schäden, die der Konsum von Haschisch zur Folge hat, fungieren der Pharmazeut Ibn al-Bayṭār, sowie der Arzt ar-Rāzī.

Zu Beginn seines zweiten Werkes, *Kitāb Tatmīm at-takrīm*, informiert al-Qasṭallānī darüber, dass er es verfasst habe nachdem er al-ʿUkbarīs *Kitāb as-Sawāniḥ al-adabiyya fī madāʾiḥ al-qinnabiyya* kennengelernt habe.[10] Er bezieht sich direkt auf die darin zu findende Äußerung, „die Unwissenden des gemeinen Volkes" (*ǧuhhāl al-ʿawāmm*) meinten, die Einnahme von Haschisch sei durch die *šarīʿa* verboten.[11] Hintergrund ist, dass al-ʿUkbarīs *Kitāb as-Sawāniḥ*, das nur noch in Auszügen aus den Werken anderer Autoren bekannt ist, offenbar eine Verteidigung des Konsums von Haschisch darstellt und darin argumentiert wird, Koran und *ḥadīṯ* verböten nur Wein (*ḫamr, nabīḏ*) ausdrücklich und somit könne nicht geschlossen werden, Haschisch sei ebenfalls verboten. Al-Qasṭallānī betont in diesem zweiten Werk selbst, al-ʿUkbarī liege falsch mit der Idee einer Legalität von Haschisch.

3.2 Kitāb as-Sawāniḥ al-adabiyya fī madāʾiḥ al-qinnabiyya *von al-Ḥasan b. Muḥammad al-ʿUkbarī*

Die Figur al-Ḥasan b. Muḥammad b. ʿAbd ar-Raḥmān b. Abī l-Baqāʾ ʿAbdallāh b. al-Ḥusayn al-ʿUkbarīs, sein Leben und Wirken liegen weitgehend im Dunkeln. Cámara schreibt, er habe, aus Bagdad stammend, überwiegend in Kairo gelebt mit längeren Aufenthalten in Tustar (Ḫorāsān) und in Mossul. In Kairo habe er

10 Cámara, *Estudios* ii, 41.
11 Cámara, *Estudios* ii, 43.

einen Sufizirkel geleitet.[12] Auf die Verbindung von Sufis und Haschisch wird in Kapitel 6 noch genauer eingegangen, sie lässt in Bezug auf den Autoren eines pro Haschisch Werkes jedenfalls nicht wundern. Nähere Daten und genaueres zu seinem Leben ist nicht herauszufinden, er war jedenfalls ein Zeitgenosse al-Qasṭallānīs (7./13. Jh.) und habe diesen zwischen 667/1268 und 677/1278 in Kairo getroffen. Während des Treffens habe er die Autorschaft des *Kitāb as-Sawāniḥ* geleugnet, wie al-Qasṭallānī berichtet.[13] Über Gründe dafür kann man aus heutiger Sicht nur spekulieren, die Vermutung liegt allerdings nahe, es könne damit zu tun haben, dass sein Werk ein Haschisch lobendes ist. U.U. fürchtete al-ʿUkbarī Repressalien, lehnte doch die deutliche Mehrheit der Juristen den Konsum des Rauschmittels ab.

Sein *Kitāb as-Sawāniḥ* ist ausschließlich in Werken anderer Autoren erhalten geblieben. Das liegt sicher nicht daran, dass es der einzige (bekannte) Text zur Verteidigung von Haschisch-Konsum ist.[14] Schließlich sind auch andere bekannte Haschisch-Monografien verloren, auch solche, die das Rauschmittel verbieten.[15] Über al-ʿUkbarīs *Kitāb as-Sawāniḥ* wird immerhin bei al-Qasṭallānī berichtet und es kommt in Teilen bei al-Maqrīzī und bei al-Badrī vor.[16] Cámara hat die Unterschiede der Textfassungen bei al-Maqrīzī und al-Badrī sorgfältig herausgearbeitet.[17] Weite Teile von al-Maqrīzīs bekanntem Kapitel *Ḏikr ḥašīšat al-fuqarāʾ* (*Über das Kraut der Armen*) sind eine Wiedergabe von al-ʿUkbarīs verlorenem Werk.[18]

Bei der Betrachtung von Monografien über Haschisch bzw. Betäubungsmittel fällt auf, dass mit *Kitāb as-Sawāniḥ* ein Werk entstanden ist, auf das später immer wieder zurückgegriffen wird und das bestimmte Elemente anlegt, die in vielen der nachfolgenden Werke ebenfalls vorkommen. Dazu gehört v.a. die Diskussion um die Entdeckung des berauschenden Effekts von Haschisch. Al-ʿUkbarī stellt erstmals die ihm bekannten Berichte zusammen, die spätere Autoren unter Nennung seines *Kitāb as-Sawāniḥ* zitieren. Auch bei al-ʿUkbarī geht es um medizinisches Wissen, er stellt jedoch deutlich mehr Aussagen zusammen als al-Qasṭallānī. Erstmals werden in diesem Werk auch lyrische Zeilen, in diesem Fall lobende, über Haschisch zusammengetragen. Al-

12 Cámara, *Estudios* i, 4.
13 Cámara, *Estudios* i, 6.
14 Marino, *Raconter* i, 57.
15 Rosenthal, *The Herb* 5.
16 Marino, *Raconter* i, 57, sowie Cámara, *Estudios* i, 6.
17 Cámara, *Estudios* i, 7.
18 Al-Maqrīzī, Taqī d-Dīn Abū ʿAbbās Aḥmad b. ʿAlī b. ʿAbd al-Qādir al-ʿUbaydī, *Kitāb al-Mawāʿiẓ wa-l-iʿtibār bi-ḏikr al-ḫiṭaṭ wa-l-āṯār al-maʿrūfa bi-l-Ḫiṭaṭ al-Maqrīziyya*, Hrg. Ḫalīl al-Manṣūr, 4 Bd., Beirut: Dār al-kutub al-ʿilmiyya, 1998 iii, 226.

Qasṭallānī reagiert in seiner zweiten Haschisch-Monografie direkt darauf und zitiert lyrische Zeilen, die den Haschisch-Konsum verdammen.

Mit al-ʿUkbarīs *Kitāb as-Sawāniḥ* ist eine Form von Monografie entstanden, die von nachfolgenden Autoren aufgegriffen und weiterbearbeitet wird – auch, wenn *Kitāb as-Sawāniḥ* pro Haschisch Konsum argumentiert, während alle späteren bekannten Werke sich eindeutig dagegen positionieren.

3.3 Zahr al-ʿarīš fī taḥrīm al-ḥašīš *von Badr ad-Dīn az-Zarkašī*

Muḥammad b. Bahādir b. ʿAbdallāh Badr ad-Dīn az-Zarkašī entstammte einer türkischen Familie und lebte in Ägypten. Er wurde 745/1344 in Kairo geboren, die *nisba* Zarkašī stammt von einem Mamluken, in dessen Dienst Badr ad-Dīn zunächst arbeitete. Früh begann er seine Studien und erwies sich offenbar als sehr gelehrig. Im Alter von vierundzwanzig Jahren, heißt es, stand er den großen Gelehrten seiner Zeit in nichts nach. Az-Zarkašī studierte u.a. *ḥadīṯ*, šāfiʿītisches Recht und *tafsīr*. Er starb im Jahr 794/1392 in Kairo, wo er auch bestattet wurde.

Mit seinem *Zahr al-ʿarīš* ist ein Werk geschaffen worden, das bis ins 12./18. Jh. hinein immer wieder zitiert wird. So u.a. von ʿAbd al-Ġanī an-Nābulusī (gest. 1143/1731), einem ḥanafītischen Rechtsgelehrten, von dem überliefert ist, er sei nach Opium (*afyūn*), Haschisch (*ḥašīš*) und *barš*[19] gefragt worden. Er habe darauf eine lange Antwort erteilt, in der er sich auf az-Zarkašīs *Zahr al-ʿarīš* bezogen habe. Außerdem habe ʿAyyāš ad-Dīn ad-Damanhūrī (*šāf.*, gest. 1375/1956) eine Zusammenfassung desselben Textes geschrieben.[20] Aber auch schon früher wird az-Zarkašīs Werk herangezogen: Das ebenfalls im 8./14. Jh. entstandene *Ikrām man yaʿīš bi-taḥrīm al-ḫamr wa-l-ḥašīš* von Šihāb ad-Dīn al-Aqfahsī (gest. 808/1405) hält inhaltlich kaum mehr Informationen bereit als diejenigen, die in az-Zarkašīs Monografie zu finden sind, ebenso *Ẓill al-ʿarīš fī manʿ ḥill al-ḥašīš* des 971/1563 verstorbenen Ibn al-Ḥanbalī.

Mit seinem Werk zum Verbot von Haschisch hat az-Zarkašī den seinerzeit, so Marino, erschöpfendsten Text zum Thema Haschisch verfasst. Tatsächlich handelt es sich um eine Ansammlung von Expertenmeinungen und Zitaten von Autoritäten. Neu ist, so Farağ, dass der Autor sämtliche Quellen deutlich und konsequent benennt.[21] Er stelle eine Zusammenschau des bisher bestehenden Wissens über Haschisch zur Verfügung. Dabei begnüge er sich nicht mit

19 Gemischtes Rauschmittel, das neben Gewürzen und anderen Betäubungsmitteln auch Haschisch enthält.

20 Az-Zarkašī, *Zahr al-ʿarīš* 63.

21 Zumindest für den Bereich Gedichte ist die Aussage Farağs nicht uneingeschränkt zutreffend. S. az-Zarkašī, *Zahr al-ʿarīš* 99 und 105, sowie Rosenthal, *The Herb* 180 und 182. Die

den Aussagen von Rechtsgelehrten, sondern ergänze diese um das, was Ärzte und Botaniker zu sagen haben.[22] Ganz neu ist dieser Ansatz selbstverständlich nicht. Wie gezeigt wurde, bediente sich bereits al-Qasṭallānī der Praxis, Autoritäten aus nicht juristischen Bereichen für seine Argumentation heranzuziehen und auch al-ʿUkbarī hat eine Zusammenstellung von Wissen geschaffen, die über juristische Diskurse hinausgeht.

3.4 Ikrām man yaʿīš bi-taḥrīm al-ḫamr wa-l-ḥašīš *von Šihāb ad-Dīn al-Aqfahsī*

Über Šihāb ad-Dīn Aḥmad b. ʿImād b. Yūsuf al-Aqfahsī, hauptsächlich bekannt als Ibn ʿImād, wissen die Quellen wenig zu berichten. Er sei šāfiʿītischer Rechtsgelehrter gewesen und im Jahr 808/1405 verstorben.[23]

Ikrām man yaʿīš bi-taḥrīm al-ḫamr wa-l-ḥašīš handelt, wie der Titel verspricht, vom Verbot von Wein und Haschisch. Dabei befasst sich der ausnehmend größere, erste Teil mit Wein. In der hier herangezogenen Ausgabe von Muḥammad Fārs und Musaʿd as-Saʿdanī aus dem Jahr 1995[24] nimmt der Teil über Wein 42½ Seiten ein, während der über Haschisch 4½ beansprucht. Und auch diese beginnen damit, dass es neben Wein auch pflanzliche Rauschmittel gebe, wie Bilsenkraut (*banǧ*), Haschisch (*ḥašīš*), *sīkarān*, Muskatnuss (*ǧawz aṭ-ṭīb*) oder Opium (*afyūn*). Sie seien augenscheinlich rein (*ṭāhir*) aber dennoch Rausch- (*muskir*) und Betäubungsmittel (*muḫaddir*). Im Folgenden Text geht es dann nur noch um Haschisch. Dabei handelt es sich, wie auch in den anderen hier rezipierten Traktaten, um eine Zusammenstellung von Bekanntem, wenn auch in diesem Fall um keine besonders umfangreiche.

3.5 Rāḥat al-arwāḥ fī l-ḥašīš wa-r-rāḥ *von Taqī d-Dīn al-Badrī*

Taqī d-Dīn Abū t-Tuqā Abū Bakr b. ʿAbdallāh b. Muḥammad b. Aḥmad al-Badrī wurde 847/1443 in Damaskus geboren. Er schrieb zahlreiche Gedichte, konnte jedoch nicht davon leben. Er arbeitete als Notar und Schreiber und verfasste gelegentlich einige Zeilen für Gouverneure oder Richter. Nachdem er eine Satire gegen den *qāḍī* ʿAbd ar-Razzāq verfasst hatte verlor er seine Stellung und lebte zunächst in Mekka, dann in Medina und blieb schließlich in Mekka,

---

Gedichte von Ǧamāl ad-Dīn b. Naǧǧār und Ḥasān b. Ṯābit werden von az-Zarkašī ohne Autorennennung zitiert.

22 Az-Zarkašī, *Zahr al-ʿarīš* 64.

23 Ḫalīfa, *Kašf* i, 3.

24 Al-Aqfahsī, Šihāb ad-Dīn Aḥmad b. ʿImād b. Yūsuf, „Ikrām man yaʿīš bi-taḥrīm al-ḫamr wa-l-ḥašīš“, in al-Aqfahsī, Šihāb ad-Dīn Aḥmad b. ʿImād b. Yūsuf, *Dafʿ al-albās ʿan wahm al-waswās*, Hrg. Muḥammad Fārs und Masʿūd ʿAbd al-Ḥāmid as-Saʿdinī, Beirut: Dār al-kutub al-ʿilmiyya, 1995, 269–307.

wo er als Händler arbeitete. Daneben verfasste er seine Werke. Al-Badrī starb 909/1503.[25]

Mit *Rāḥat al-arwāḥ* ist ein zweiteiliges Werk entstanden, dessen erster Teil sich dem Verbot von Haschisch widmet, während der zweite sich mit Wein befasst. Rosenthal nennt es die mit Abstand umfangreichste Sammlung von Berichten zum Thema Haschisch.[26] Tatsächlich enthält *Rāḥat al-arwāḥ* im Vergleich neben *as-Sawāniḥ al-adabiyya* die meisten Passagen aus Schriften anderer Gelehrter unterschiedlicher Wissensgebiete. Al-ʿUkbarīs Werk führt noch mehr Haschisch-Gedichte auf. Al-Badrī widmet einen sehr umfangreichen Teil seiner Schrift den Berichten um die Entdeckung von Haschisch, sowie dem, was Ärzte über die Effekte der Einnahme zu berichten haben. Der juristische Teil fällt bei ihm umso knapper aus.

4 Inhaltliche Aspekte der Monografien

Alle hier genannten Monografien eint die Beschäftigung mit bestimmten inhaltlichen Aspekten zum Thema Betäubungsmittel bzw. Haschisch, die über juristisches hinausgehen und einen thematischen Überbau bilden. Die darin präsentierten juristischen Positionen bieten kaum Neues zu dem, was bereits unter 4.2 ausführlich dargestellt wurde und Gegenstand juristischer Werke ist. Die Autoren der Traktate sammeln darüber hinaus, mehr oder weniger umfangreich, kontemporäres Wissen und stellen es zusammen. Dabei greifen sie vielfach auf dieselben Quellen zurück und befassen sich mit denselben inhaltlichen Aspekten. Aus dem juristischen Disput wird eine *risāla*, ein Traktat, das das Thema in seiner Gesamtheit anzugehen versucht.

Diese inhaltlichen Aspekte werden im Folgenden herausgearbeitet und dargestellt. Im Anschluss an den im vorangehenden Kapitel dargestellten juristischen Diskurs machen die juristischen Inhalte der Traktate den Anfang, die anderen Aspekte folgen darauf.

4.1 *Juristischer Diskurs*

Die ursprünglich als argumentative Texte über entweder Illegalität oder Legalität von Betäubungsmitteln (und hier in der Hauptsache von Haschisch) verfassten Texte verändern sich in ihrer grundsätzlichen Ausgestaltung im Laufe der Jahrhunderte. Das wird daran deutlich, dass die frühen Werke eine einheit-

---

25 Marino, *Raconter* i, 86.

26 Rosenthal, *The Herb* 14.

TABELLE 3 Juristischer Diskurs

	al-Qasṭallānī 1	al-Qasṭallānī 2	al-ʿUkbarī	az-Zarkašī	al-Aqfahsī	al-Badrī
Ibn Šukr		X	X			X
aš-Šīrāzī				X	X	
an-Nawawī				X	X	
Ibn Taymiyya				X	X	
al-Qarāfī				X	X	
ʿAbd al-Wahāb				X		
ḥadīṯ n. al-Ḥimyarī/ Abū Dāwūd		X		X	X	
Umm Salama				X	X	
ar-Rāfiʿī				X	X	
al-Marġīnānī				X		
Abū Ǧaʿfar				X		
as-Saraḫsī				X		
aṭ-Ṭūsī				X		
Ibn Daqīq al-ʿĪd				X	X	
al-Ġazālī an-Nīsābūrī				X		
Ibn aṣ-Ṣalāḥ				X		
aṣ-Ṣaydalānī				X		
al-Māwardī				X	X	
aš-Šaybānī				X		
as-Sulamī				X		
aš-Šāfiʿī				X		
az-Zaʿfarānī				X		
ar-Rūyānī				X		
Abū Ḥanīfa				X	X	
al-Ǧurǧānī				X		
Imam al-Ḥaramayn					X	
Abū Yūsuf					X	
Nennungen von Juristen	al-Qasṭallānī 1	al-Qasṭallānī 2	al-ʿUkbarī	az-Zarkašī	al-Aqfahsī	al-Badrī
	0	2	1	24	12	1

liche Stoßrichtung aufweisen: al-Qasṭallānī beispielsweise propagiert engagiert die Illegalität von Haschisch, während al-ʿUkbarī sich für dessen Legalität ausspricht. Die späteren Werke hingegen sammeln in unterschiedlich großem Umfang juristische Standpunkte in ihrer Gesamtheit und lassen sie nebeneinanderstehen. Dabei scheint u. a. die Präsentation der Divergenzen ein Ziel zu sein. So werden die Monografien zum Gesamtwerk für den Leser, der sich mit dem Thema Rausch- und Betäubungsmittel befasst. Dieser Punkt wird, zumindest in den juristischen Passagen, durch eine recht knappe Darstellung und Diskussion unterstrichen. Die Fülle der bei az-Zarkašī präsentierten Positionen beispielsweise benötigt nicht viel Raum im Text. Es werden keine inhaltlichen

Diskussionen und lange Passagen aus Texten anderer Autoren, sondern vielmehr der endgültige Standpunkt eines Juristen, meist in Form eines Zitats, wiedergegeben. Der Charakter des Gesamtwerks nimmt dadurch weiter Form an, dass die juristischen Kapitel bzw. Passagen nicht mehr Raum einnehmen im Vergleich zu den oben aufgezählten Aspekten wie Entdeckung, Herkunft, Ausbreitung etc.; der Überbau, die nicht juristischen Kapitel, gewinnen zunehmend an Bedeutung. Eine Ausnahme stellt al-ʿUkbarīs *Kitāb as-Sawāniḥ al-adabiyya fī madāʾiḥ al-qinnabiyya* dar. Es ist nachvollziehbar, dass der Autor eines pro Haschisch-Werks in der allgemein ablehnenden Haltung von Juristen gegenüber Rausch nicht viele fachliche Stimmen für seine Argumentation finden konnte. Zudem lässt der Titel seines Werks bereits vermuten, dass er primär eine literarische (*adabiyya*) Zielsetzung hatte – wenn er auch deutlich eine juristische Position bezieht.

Im Folgenden werden die juristischen Kapitel und Passagen der hier besprochenen Monografien nicht mehr im Einzelnen beleuchtet und erneut wiedergegeben. Sie sind bereits in das vorangegangene Kapitel über den juristischen Diskurs eingegangen und müssen hier nicht gesondert aufgeführt werden. Stattdessen folgt hier eine Auswertung, welche Juristen in welcher Monografie zitiert werden (S. Tabelle 3). In den weiteren Kapiteln zu den inhaltlichen Aspekten der Monografien, wird ebenso verfahren, um zu zeigen, wie die Werke aufeinander aufbauen und in den Jahrhunderten anwachsen. Immer mehr Bekanntes wird zusammengetragen und die Texte werden so zu Gesamtwerken.

4.2 *Entdeckung des berauschenden Effekts von Haschisch*

Alle Traktate, mit Ausnahme von al-Aqfahsīs *Ikrām man yaʿīš*, widmen einen mehr oder weniger langen Abschnitt der Herkunft bzw. Entdeckung von Haschisch und dessen berauschenden Effekts. Al-Badrī stellt als einziger ausführliche Überlegungen dazu an, wann die Entdeckung stattgefunden habe. Der von ihm früheste genannte Zeitpunkt ist das Jahr 505/1111, zur Quelle heißt es nur, „man sage“ (*wa-qīla*) es sei dieses Jahr gewesen. Das Jahr 600/1203 werde ebenfalls genannt, ebenso 629/1223. Letztere Zahl gebe al-Yaġmūrī (mamlukischer Emir, gest. 811/1410) an. Ibn ʿAsākir (gest. 571/1175) nenne 650/1252, Ibn al-Aṯīr[27] 700/1300 und Ibn Kaṯīr (gest. 774/1372) schreibe, es sei vor 700/1300 entdeckt worden. Einer der Vorfahren (*ṣāḥib al-awāʾil*) sage, Haschisch sei gegen Ende des 6./12. bzw. zu Beginn des 7./13. Jh. entdeckt worden, als sich auch das

27 Hier könnte ein Fehler im Manuskript, der Edition o.ä. vorliegen, der als Ibn al-Aṯīr al-Ǧazarī bekannte Historiker kann jedenfalls nicht gemeint sein, da der bereits 630/1233 gestorben ist.

Reich der Tataren ausbreitete.[28] Az-Zarkašī bringt die Ausbreitung des tatarischen Einflussbereichs ebenfalls mit der von Haschisch in Verbindung, wenn er schreibt, Haschisch sei ein Übel, das in persischen Landen zu finden gewesen sei zu der Zeit, als die Tataren sie eroberten. Ähnlich bei al-Maqrīzī: als der Herrscher Bagdads, Aḥmad b. Uways, im Jahr 795/1392 vor Timur Lenk nach Kairo floh, brachten seine Gefährten Haschisch mit dorthin. Sie aßen es, doch die Menschen in Kairo haben dies abscheulich gefunden und sie geschmäht.[29] Al-Aqfahsī erwähnt die Tataren ebenfalls: Haschisch (*ḥašīš*) sei gegen Ende der 600er/1200er und zu Beginn der 700er/1300er Jahre aufgekommen, als die Tataren auftauchten.[30]

Az-Zarkašī macht an anderer Stelle eine genaue Jahresangabe zur Entdeckung von Haschisch. Er schreibt, *šayḫ* Ḥaydar habe es im Jahr 550/1155 entdeckt. Derselbe *šayḫ* habe es laut al-ʿUkbarīs bei al-Maqrīzī wiedergegebenen Zeilen zehn Jahre vor seinem Tod im Jahr 618/1221 entdeckt, also um 608/1211.

Diese Zeitangaben sind zumindest bemerkenswert, da auch im arabischen Sprachraum nach dem 7./13. Jh. die klassischen medizinischen Werke bekannt waren, die Haschisch bereits seit der Antike behandeln. Immerhin schreibt al-Maqrīzī in seinem bekannten Kapitel *Ḏikr ḥašīšat al-fuqarāʾ* (*Über das Kraut der Armen*) neben den bekannten Berichten über Entdeckung und Ausbreitung von Haschisch, es sei bekannt seit Erschaffung der Welt und auch die Griechen haben schon davon gewusst. Das werde deutlich in den Schriften von Ärzten wie Hippokrates und Galen, in denen es bereits um Haschisch als Medikament und um seine Eigenschaften gehe.[31]

Und eine weitere Tradition existiert, die die Entdeckung von Haschisch auf einen früheren Zeitraum und einen anderen geografischen Ort projiziert: Al-ʿUkbarī schreibt bereits im 7./13. Jh., dass die Entdeckung schon deutlich länger zurückliege als die übrigen Berichte behaupten und auf einen indischen *šayḫ* namens Bīr Raṭan zurückgehe, der zu Zeiten der Sasaniden (224–651) gelebt habe.[32] Ebenso berichtet auch al-Badrī. Letzterer hält noch weitere Informationen bereit, nach denen *šayḫ* Bīr Raṭan aus Bankā stamme, einer Stadt im heutigen indischen Bundesstaat Bihar im Osten des Subkontinents. Bīr Raṭan habe Götzenbilder angebetet und sei der erste gewesen, der Haschisch entdeckt habe. Außerdem habe er zur Einnahme aufgerufen und sie gepriesen.[33]

28 Cámara, *Estudios* ii, 71.
29 Al-Maqrīzī, *Ḫiṭaṭ* iii, 230.
30 Al-Aqfahsī, *Ikrām* 303.
31 Al-Maqrīzī, *Ḫiṭaṭ* iii, 229.
32 Al-Maqrīzī, *Ḫiṭaṭ* iii, 228.
33 Cámara, *Estudios* ii, 79.

Der Aufruf zur Einnahme von Haschisch und dessen Lobpreis, kommt auch in Verbindung mit anderen möglichen Entdeckern vor. Neben den Griechen und *šayḫ* Bīr Raṭan aus Indien werden auch *šayḫs* aus islamisch geprägten Gebieten genannt. Al-ʿUkbarīs Bericht über *šayḫ* Ḥaydar, wie er in al-Maqrīzīs *Ḫiṭaṭ*, bei al-Badrī und, in Variationen, auch bei az-Zarkašī zu lesen ist, bietet eine ausführliche Schilderung und wird deshalb hier in der Übersetzung wiedergegeben (Grundlage ist der Text von al-Maqrīzī):

> Im Jahr 658/1356 fragte ich [al-ʿUkbarī] *šayḫ* Ǧaʿfar b. Muḥammad aš-Šīrāzī al-Ḥaydarī nach den verborgenen Ländern. Ich fragte aufgrund seiner Beschäftigung mit Heilmitteln im Allgemeinen und seiner Reise zu den Asketen im Besonderen und seines Aufenthaltes beim gemeinen Volk. Er sagte mir, sein *šayḫ*, Šayḫ aš-šuyūḫ Ḥaydar Raḥmat Allāh, sei ein Freund anstrengender körperlicher Übungen gewesen, habe wenig gegessen, übertraf sich selbst in Mäßigung und stach hervor in der Anbetung [Gottes]. Er wurde … in Ḫorāsān geboren, sein Aufenthaltsort war auf einem Berg. … Er gründete auf diesem Berg eine kleine Moschee, unter seinen Gefährten war eine Gruppe von Asketen. Er isolierte sich an einem Ort in der Moschee und blieb dort für mehr als zehn Jahre ohne ihn zu verlassen. Niemand betrat ihn außer mir, um sich seiner Pflege anzunehmen. Dann, eines Tages zur Mittagszeit, die Hitze war gerade sehr heftig geworden, ging der *šayḫ* hinaus in die Wüste. Als er zurückkam war sein Gesicht voller Lebhaftigkeit und Freude, ganz im Gegensatz zu dem, wie wir es von vorher kannten. Er erlaubte seinen Gefährten mit ihm hineinzugehen und begann ihnen zu berichten. Als wir den *šayḫ* im Zustand dieser Geselligkeit sahen, nachdem er eine so lange Weile in Einsamkeit und Isolation zugebracht hatte, fragten wir ihn danach und er sagte: »Ich war in meiner Einsamkeit und mir kam der Gedanke, allein in die Wüste zu gehen. Ich ging und fand alle Pflanzen still, sie bewegten sich nicht, da kein Wind ging und die Hitze sehr groß war. Ich verweilte bei einer Pflanze, die Blätter hatte und ich sah sie in diesem Zustand, sanft hin und her schwingend und sich bewegend ohne Hast, wie im Rausch der Trunkenheit. Ich pflückte Blätter von ihr ab und aß sie. Es überkam mich ein Wohlbehagen wie ihr es noch nicht erfahren habt und es hielt an bis ich euch davon unterrichtete damit ihr sein Wesen kennt.«
>
> Er sagte: »Also gingen wir in die Wüste und blieben bei der Pflanze stehen. Als wir sie sahen sagten wir, diese Pflanze ist bekannt als *al-qinnab* (*Cannabis*) und machten uns daran, von ihren Blättern zu nehmen und sie zu essen. Dann gingen wir zur Moschee zurück und wir fanden in unseren Herzen Freude und Heiterkeit, die wir nicht imstande waren zu

verbergen. Als der *šayḫ* uns in dem Zustand, wie er ihn uns beschrieben hatte, vorfand, trug er uns auf, dieses Mittel zu bewahren und nahm uns das Versprechen ab, das gemeine Volk nicht davon zu unterrichten. Er empfahl uns [aber], es vor den Asketen nicht zu verbergen. Er sagte: »Der große Gott hat euch durch das Geheimnis, diese Blätter zu nehmen, um sie zu essen, mit einer großen Besonderheit ausgezeichnet und eure edlen Gedanken durch seine Tat offenbar gemacht. So erweist euch als würdig, indem ihr es unterlasst [davon zu erzählen] und gefallt ihm, indem ihr euch von der Sünde abkehrt.«

Šayḫ Ǧaʿfar sagte: »Nachdem wir das Geheimnis sein ganzes Leben lang gehütet hatten, pflanzten wir sie [die Pflanzen] in der Moschee des *šayḫ* Ḥaydar und nahmen uns vor, sie nach seinem Tod auch auf sein Grab zu pflanzen. Der *šayḫ* lebte danach noch zehn Jahre und ich versorgte ihn. Ich habe ihn nie gesehen, ohne den ganzen Tag von ihnen zu essen. Er wies uns an, weniger Nahrung zu uns zu nehmen und [stattdessen] dieses Kraut [Haschisch] zu essen. *Šayḫ* Ḥaydar starb im Jahr 18 (718/1318) in seiner Moschee auf dem Berg und über seinem Gab wurde eine gewaltige Kuppel errichtet. Ihm wurden zahlreiche Gaben von den Menschen aus Ḫorāsān gebracht, sie bewunderten sein Ausmaß [an Askese], besuchten sein Grab und schätzten seine Gefährten sehr. Er hatte seinen Gefährten auf dem Sterbebett aufgetragen, das Kraut und sein Geheimnis vor den klugen und hochgestellten Menschen Ḫorāsāns zu wahren und das taten sie auch.[34]

Cámara hat die Unterschiede in den einzelnen Textfassungen erschöpfend herausgearbeitet,[35] sie spielen hier keine vordergründige Rolle. Beschrieben wird jedenfalls die Entdeckung des berauschenden Effekts von Haschisch bzw. *Cannabis* (*qinnab*) durch eine Gruppe von Asketen, die sich im persischen Hochland zusammengefunden und einen Ḥaydar als *šayḫ* anerkannt haben. Dieser habe zuerst *Cannabis*-Blätter gekaut und deren Effekt als äußerste Freude empfunden, worauf sich das Essen der Blätter unter den Gefährten des *šayḫs* etablierte. Auch az-Zarkašī berichtet von *šayḫ* Ḥaydar als Entdecker und schildert in abgewandelter Form, doch inhaltlich ähnlich.[36] Der Name wird jedenfalls immer genannt und az-Zarkašī schreibt, Haschisch werde deshalb auch als *al-ḥaydariyya* bezeichnet. Auch in dieser Version habe Ḥaydar seinen Gefährten das Haschisch-Essen angeraten. Ebenso, so schreibt er weiter, werde Haschisch

34 Al-Maqrīzī, *Ḫiṭaṭ* iii, 226.
35 Cámara, *Estudios* i, 7.
36 Az-Zarkašī, *Zahr al-ʿarīš* 89.

auch *al-qalandariyya* genannt, was auf einen *šayḫ* Aḥmad al-Mārǧī al-Qalandarī zurückgehe.[37] Ein Qalandarī kommt auch in al-ʿUkbarīs Text vor. Dort handelt es sich um Muḥammad aš-Šīrāzī al-Qalandarī (nicht zu verwechseln mit oben genanntem Muḥammad aš-Šīrāzī al-Ḥaydarī) und von ihm werde berichtet, *šayḫ* Ḥaydar (hier ist wieder der in der oben übersetzten Passage genannte gemeint) habe nie selbst Haschisch eingenommen, es sei ihm lediglich von den Menschen Ḫorāsāns nachgesagt worden. Vielmehr gehe die Entdeckung auf bereits erwähnten Bīr Raṭan aus Indien zurück.[38] Al-Badrī berichtet, wie gesehen, ebenfalls von *šayḫ* Ḥaydar, nennt jedoch als ersten, der Haschisch zu sich genommen hat, einen *šayḫ* Qalandar. Dessen Name sei eigentlich Qalan gewesen, doch als er das Geheimnis der Haschisch-Pflanze mit seinen Anhängern teilte haben sie gesagt, ihr Meister habe verstanden. Auf Arabisch: *Wa-yuqālu inna š-šayḫa lammā darā adrāhum bi-sirri haḏā n-nabāti qālū šayḫunā Qalan darā* („Man sagt, dass der *šayḫ*, als er verstand, sie das Geheimnis dieser Pflanze verstehen ließ und sie sagten: »Unser *šayḫ* Qalan verstand.«“).[39] Qalandar habe Haschisch mit seinen Anhängern gegessen, es dabei immer in der rechten Hand gehalten und Gott für die Erschaffung der *Cannabis*-Pflanze gepriesen. Er habe es nie mit jemandem außerhalb seiner Gefolgschaft gegessen.[40] In al-ʿUkbarīs Bericht von *šayḫ* Ḥaydar fordert dieser seine Gefährten sogar auf, das Wissen um Haschisch für sich zu behalten.

Das Geflecht muss entwirrt werden: Neben einer Verortung der Entdeckung von Haschisch in Indien im Zusammenhang mit einem Weisen namens Bīr Raṭan werden die *šayḫs* Ḥaydar und Qalandar, beide aus Ḫorāsān, genannt. Dadurch wird das persische Hochland ins Spiel gebracht. Sie seien Asketen gewesen und haben das Wissen um Haschisch mit ihren Gefährten geteilt. Zur Frage, um welchen Ḥaydar oder Qalandar es sich jeweils konkret handelt, gibt es keine näheren bzw. unterschiedliche Angaben, ebenso wie es leicht variierende Berichte von der Entdeckung gibt. Zur Person Bīr Raṭans ist kaum etwas zu finden. Um die *šayḫs* wird es im folgenden Kapitel über Betäubungsmittel als Rauschmittel noch tiefgreifender gehen. Gemein haben alle Versionen die zentrale Figur eines *šayḫs*, also eines weisen Mannes, der, zumindest in Ḫorāsān, Anhänger um sich gesammelt und mit ihnen konsumiert habe. Die Geheimhaltung des Wissens um Haschisch innerhalb der Gefolgschaft des *šayḫs* ist ebenfalls ein gemeinsamer Aspekt der Berichte.

37 Az-Zarkašī, *Zahr al-ʿarīš* 90.
38 Al-Maqrīzī, *Ḫiṭaṭ* iii, 228.
39 Cámara, *Estudios* ii, 74.
40 Cámara, *Estudios* ii, 72.

TABELLE 4 Entdeckung

	al-Qasṭallānī 1	al-Qasṭallānī 2	al-ʿUkbarī	az-Zarkašī	al-Aqfahsī	al-Badrī
šayḫ Ḥaydar		X	X	X		X
šayḫ Qalandar			X	X		X
šayḫ Bīr Raṭan			X			X
Sufis	X	X				X
Tataren			X	X		
Nennungen von Entdeckern	al-Qasṭallānī 1	al-Qasṭallānī 2	al-ʿUkbarī	az-Zarkašī	al-Aqfahsī	al-Badrī
	1	2	4	3	0	4

Angaben über den Zeitpunkt der Entdeckung reichen vom 6./12. bis zum 7./13. Jh., bzw. weisen auf einen deutlich früheren Zeitpunkt hin (Bīr Raṭan). Der einzig greifbare und nicht legendenhaft anmutende Ansatz stammt von al-Maqrīzī, der auf die griechische Antike verweist und auf die Schriften Hippokrates' und Galens.

4.3 *Die geografische Verbreitung des Konsums von Haschisch*

Wie und auf welchem Weg sich das Wissen um bzw. der Konsum von Haschisch verbreitet habe, ist in einigen Werken Gegenstand weiterer Berichte. Es ist nachvollziehbar, dass der Autor eines Haschisch-Traktats u.a. erzählt, wie sich das Rauschmittel so weit ausbreiten konnte, wie von al-Qasṭallānī beklagt (s. S. 166). In az-Zarkašīs *Zahr al-ʿarīš* wird klargestellt, man sage, Haschisch sei ein Übel, das von außerhalb in die islamische Welt gebracht worden sei.[41] Am ausführlichsten berichtet allerdings erneut al-Badrī. Sein im 9./15. Jh. entstandenes Werk ruht inhaltlich auf denen seiner Vorgänger und fasst diese zusammen, was den Umfang erklärt, den seine Beschreibung annimmt. Durch genannten Bīr Raṭan habe sich der Haschisch-Konsum in Indien verbreitet, von dort aus sei das Rauschmittel nach China gelangt, nach Äthiopien, in den Jemen, den Maġrib, nach Ḫorāsān und dort zu Qalandar, dann zu Ḥaydar. Al-Badrī schreibt, es habe sich im Gewand der Sufis (*al-fuqarāʾ*) gekleidet. Dann gelangte es zunächst zu den Turkvölkern und dann in den Irak. Dorthin habe es, so berichtet auch al-ʿUkbarī, ein Mann aus Hormuz namens Muḥammad b. Muḥammad gebracht, begleitet von einem Mann aus Bahrain, beide kamen aus der Gegend des an Persien angrenzenden Meeres. Zugetragen habe sich das um 628/1230 (hier wird der Zeitraum also wieder auf das frühe 7./13. Jh. fest-

41 Az-Zarkašī, *Zahr al-ʿarīš* 91.

TABELLE 5 Ausbreitung

	al-Qasṭallānī 1	al-Qasṭallānī 2	al-ʿUkbarī	az-Zarkašī	al-Aqfahsī	al-Badrī
Ḫorāsān			X			X
Persien	X		X			X
Irak	X		X			X
aš-Šām			X			X
Ägypten			X			X
Byzanz			X			X
Turkvölker						X
ṣāḥib Hormuz, *ṣāḥib* Bahrain			X			X
Nennungen von geogr. Orten, Personen und Völkern	al-Qasṭallānī 1	al-Qasṭallānī 2	al-ʿUkbarī	az-Zarkašī	al-Aqfahsī	al-Badrī
	2	0	7	0	0	8

gelegt). Haschisch habe sich dann weiter nach Osten verbreitet, nach Byzanz und nach aš-Šām. Al-ʿUkbarī schildert im Text, der bei al-Maqrīzī überliefert ist, etwas knapper, Haschisch sei von Ḫorāsān aus in Persien verbreitet worden, dann in den Irak (die beiden oben genannten Herren aus Bahrain und Hormuz kommen auch hier vor), dann nach aš-Šām, Ägypten und Byzanz.[42] Wie oben angeführt, schreibt al-Maqrīzī, Haschisch sei durch einen vor Timur Lenk geflohenen Herrscher von Bagdad nach Kairo gebracht worden, wo die Bürger den Konsum verabscheuten. Al-Badrī berichtet hingegen von einer breiten Annahme in Ägypten. Insbesondere in Sarāwa und Darāwa sowie in Damietta sei es außerordentlich häufig angebaut worden. Al-Badrī erwähnt darüber hinaus einen Garten in Kairo, in dem Haschisch angebaut worden sei, bekannt als al-Kāfūrī. Den erwähne auch al-Maqrīzī in den *Ḫiṭaṭ*.[43] Al-Maqrīzī berichtet tatsächlich von einem Garten namens al-Kāfūrī, erbaut vom Emir Abū Bakr Muḥammad al-Iḫšīd, also zu einer Zeit, als die später nur kurz regierenden Iḫšīden (323–358/935–969) noch Emire waren. Der Garten sei nach der fatimidischen Eroberung Ägyptens durch den Heerführer Ǧawhar im Jahr 358/969 Teil der fatimidischen Palastanlage gewesen und habe den Kalifen für Spaziergänge gedient. Erreichen konnten diese ihn vom Großen Östlichen Palast aus.[44] Um diesen Garten wird es in Kapitel 6 noch ausführlicher gehen. Der Palastbezirk der Fatimiden lag entlang der auch heute noch zu begehenden Šāriʿ

42 Cámara, *Estudios* ii, 80, sowie al-Maqrīzī, *Ḫiṭaṭ* iii, 227.

43 Cámara, *Estudios* ii, 80.

44 Al-Maqrīzī, *Ḫiṭaṭ* ii, 377, sowie iii, 47.

al-Muʿizz li-Dīn Allāh, an der die ebenfalls heute noch zu besuchende Moschee al-Aqmar liegt, die ebenfalls Teil des Palastbezirks war.

Ausgangspunkt des weiten Gebrauchs von Haschisch ist gemäß den arabischsprachigen Berichten also entweder Indien oder Ḫorāsān, lediglich al-Maqrīzī merkt an, dass es bereits den Griechen bekannt gewesen ist. In den Irak habe es namentlich ein Muḥammad b. Muḥammad aus Hormuz gebracht, begleitet von einem Herrn aus Bahrain.

4.4 *Medizinisches und Pharmazeutisches zum Thema Haschisch*

Um ihre juristischen Werke auf eine solide Basis zu stellen, zitieren alle Autoren medizinische und pharmazeutische Quellen, wenn auch in sehr unterschiedlichem Ausmaß.

Al-Qasṭallānī führt in seinem früheren *Kitāb Takrīm al-maʿīša* lediglich Ibn al-Bayṭār an. Der bekannte Pharmazeut wird in allen hier besprochenen juristischen Monografien über Haschisch zitiert, mit Ausnahme der von al-ʿUkbarī (soweit bekannt; der Text von *as-Sawāniḥ* liegt ja nur in Teilen vor). Der bereits auf S. 77 besprochene Abschnitt aus Ibn al-Bayṭārs Werk geht noch ein Stück weiter:

> Sie [die *Cannabis*-Pflanze] berauscht stark, wenn man von ihr ein bis zwei Drachmen nimmt, bzw. führt an den Rand der Erschlaffung, wenn man mehr von ihr einnimmt. Einige Leute haben solch starke Dosen eingenommen, sodass sich ihr Verstand verwirrte und in ihnen ein Zustand der Besessenheit hervortrat, sodass sie sich schließlich töteten.[45]

Auch az-Zarkašī zitiert diese Zeilen,[46] in al-Aqfahsīs knappem Werk *Ikrām man yaʿīš* kommt Ibn al-Bayṭār nur sehr kurz mit der Angabe vor, Haschisch sei stark berauschend.[47]

In seinem zweiten Werk *Kitāb Tatmīm at-takrīm* ergänzt al-Qasṭallānī noch Angaben zur Einstufung von *Cannabis* gemäß den Regeln der Humoralpathologie (heiß im zweiten Grad und trocken im ersten), sowie einige physische Schäden (Zerstörung des Verstandes, Beeinträchtigung der Augen und des Bauches, Austrocknung des Spermas), die er zwar nicht ausdrücklich Ibn al-Bayṭār zuordnet, aber aus dessen Werk bekannt sind.

---

45 Ibn al-Bayṭār, Ḍiyāʾ ad-Dīn Abū Muḥammad ʿAbdallāh b. Aḥmad al-Andalusī al-Māliqī: *al-Ǧāmiʿ li-mufradāt al-adwiya wa-l-aġḏiya*. Hrg. Muḥammad ʿAlī Bayḍūn, 2 Bd., Beirut: Dār al-kutub al-ʿilmiyya, 2001 ii, 291, sowie al-Maqrīzī, *Ḫiṭaṭ* iii, 230.

46 Az-Zarkašī, *Zahr al-ʿarīš* 101.

47 Al-Aqfahsī, *Ikrām* 302.

In seinem sehr ausführlichen *Rāḥat al-arwāḥ* gibt al-Badrī nur sehr wenig von Ibn al-Bayṭār wieder: Dieser schreibe, Haschisch trockne aufgrund seiner Trockenheit aus, und es töte Würmer (*dīdān*).[48] Darüber hinaus liefert al-Badrī, neben al-ʿUkbarī, den umfangreichsten Abschnitt über medizinisches Wissen. Die antiken Ärzte Hippokrates, Galen und Dioskurides kommen ebenso vor wie ar-Rāzī, Ibn Ǧazla, Ibn Sīnā, Ibn Isḥāq und Ibn Māsawayh. Außerdem noch der Autor eines *Kitāb Iṣlāḥ al-adwiya*, dessen Identität nicht eindeutig festzustellen ist und der ebenfalls bei al-ʿUkbarī genannt wird.[49] Alle aufgezählten Ärzte kommen, mit Ausnahme von ar-Rāzī und Ibn Sīnā, auch im *Kitāb as-Sawāniḥ* vor. Die Passagen bieten nichts über das im Kapitel über Betäubungsmittel in Medizin und Pharmakologie (s. 2.3) bereits besprochene hinausgehendes, sie bilden vielmehr eine unsortierte Ansammlung medizinischen Wissens, die die breite Kenntnis seitens der Autoren zeigen soll.[50]

In al-Qasṭallānīs *Kitāb Tatmīm at-takrīm*, in al-ʿUkbarīs *Kitāb as-Sawāniḥ*, sowie in az-Zarkašīs *Zahr al-ʿarīš* findet sich noch eine längere Passage, die „einem Arzt" zugeschrieben wird. Sie lautet:

> Ein Arzt sagte: »Es wurde mir zugetragen über die, die *Cannabis* (*šahdānaǧ*) oder seine Blätter essen, dass sie ihn mit Mandeln (*lawz*), Pistazien (*fustuq*), Zucker (*sukr*), Honig (*ʿasal*) oder Mohn (*ḫašḫāš*) zu sich nehmen. Danach trinken sie Sauerhonig (*sikanǧubīn*), um die schädliche Wirkung abzuwenden. Wenn sie ihn rösten wird die schädliche Wirkung verringert, daher kommt die Gewohnheit, ihn vor dem Essen zu rösten. Wenn man ihn ungeröstet isst, kommt es zu zahlreichen Schäden. Die Gemütsarten der Menschen unterscheiden sich in seinem Verzehr. Es gibt einige, die nichts hinzu mischen und andere, die es mit Zucker (*sukr*) oder Honig (*ʿasal*) oder etwas anderem Süßem versetzen. Ich las in einigen Büchern, dass Galen sagte, es habe ihn von Verdauungsstörungen befreit und sei gut für die Verdauung.«[51]

Cámara hält diese Passage aufgrund der Tatsache, dass er sie nicht verifizieren konnte, für zweifelhaft. Anzunehmen ist jedoch, dass lediglich die Zuschreibung zu „einem Arzt" ungenau ist, einzelne Teile des Textes sind durchaus zu verifizieren: Die Einnahme von Sauerhonig (*Oxymel*, arab. *sikanǧubīn*) war ein gängiges Mittel bei Haschischüberdosierung (s. S. 78), diese Aussage ist

48 Cámara, *Estudios* ii, 87.
49 S. hierzu Cámara, *Estudios* i, 23.
50 Cámara, *Estudios* ii, 85, sowie al-Maqrīzī, *Ḫiṭaṭ* iii, 229.
51 Cámara, *Estudios* ii, 85, al-Maqrīzī, *Ḫiṭaṭ* iii, 229.

TABELLE 6 Medizin/Pharmazie

	al-Qasṭallānī 1	al-Qasṭallānī 2	al-ʿUkbarī	az-Zarkašī	al-Aqfahsī	al-Badrī
ar-Rāzī		X		X	X	X
Hippokrates			X			X
Galen			X			X
Dioskurides						X
Ibn Ǧazla			X			X
Ibn Sīnā						X
„ein Arzt“		X	X	X		
Ibn Isḥāq			X			X
Ibn Māsawayh			X			X
Iṣlāḥ al-adwiya			X			X
Ibn al-Bayṭār	X	X		X	X	X
Nennungen von Medizinern, Pharmazeuten und Werken	al-Qasṭallānī 1	al-Qasṭallānī 2	al-ʿUkbarī	az-Zarkašī	al-Aqfahsī	al-Badrī
	1	3	7	3	2	10

also dem Werk „irgendeines Arztes“ entnommen; sie war allgemein bekannt und wurde von vielen verwandt. Ebenso verhält es sich mit der Angabe, die *Cannabis*-Samen seien geröstet weniger schädlich als ungeröstet. Sie wird von Pharmazeuten und Medizinern gleichermaßen vertreten und kommt ebenfalls häufig vor (s. beispielsweise S. 74). Auch die Einnahme von *Cannabis* vermischt mit Sesam oder Zucker wird zumindest bei Ibn al-Bayṭār beschrieben.[52] U.U. kommen die Angaben Mandeln, Pistazien, Honig und Mohn aus wieder anderen Quellen hinzu, wurden von nicht genannten Augenzeugen gemacht oder sind sogar al-ʿUkbarīs Wissen. Bei dem Autor eines Werkes, das den Haschisch-Konsum verteidigt, ist immerhin anzunehmen, dass er sich selbst mit der praktischen Anwendung auskannte. Dass Galen gesagt habe, *Cannabis* helfe gegen Blähungen, bzw. sei gut für die Verdauung, wurde ebenfalls von allen in Kapitel 2 rezipierten Autoren geschrieben. Am ehesten bündelt „ein Arzt“ also mehrere Aussagen und erspart lange Auflistungen in einem Text, der nicht für Mediziner oder Pharmazeuten gedacht ist.

Lediglich al-Qasṭallānīs *Kitāb Takrīm al-maʿīša* kommt ohne medizinische Quellen aus, es beschränkt sich auf Ibn al-Bayṭār als pharmazeutische Autorität.

52 Ibn al-Bayṭār, *al-Ǧāmiʿ* ii, 291.

4.5 Gedichte

Auch lyrische Zeilen spielen in den Monografien eine wichtige Rolle. Neben Lob und Schmähung allgemein gibt es auch einige, die von Juristen verfasst wurden und sich mit der Problematik der Illegalität bzw. Legalität von Haschisch direkt befassen; hier insb. mit der fehlenden expliziten Nennung von Haschisch seitens des Propheten. In dieser Betrachtung des juristischen Diskurses muss es hauptsächlich um diese Zeilen gehen und sie werden hier genau betrachtet. Auf die Wiedergabe bzw. Übersetzung langer Lobgedichte wird hier zugunsten der Klarheit des Textes verzichtet.

Bereits in al-Qasṭallānīs frühem *Kitāb Takrīm al-maʿīša* werden sowohl Ibn Surāqa (gest. 592/1264) als auch Muḥammad b. ʿAlī b. al-Aʿmā (gest. 692/1292) zitiert. In Ibn Surāqas Zeilen wird der Rausch durch Haschisch als der übelste beschrieben und es wird geschmäht, wer ihn für erlaubt hält.[53]

> Der übelste Rausch ist der Rausch durch Haschisch,
> doch der Rausch ist verboten durch das Wort zum Heil der Menschen.
> Verdorben werden Verstand und Gesundheit insgesamt
> durch die Arten von Geistesschwäche und Siechtum.
> Welche Meinung ist annehmbar, wenn es um die Erlaubnis dessen geht,
> was den Verstand verschleiert
> und den alten Wein durch sein Übel erniedrigte?
> Die Sprecher sprachen wahr im Erlauben,
> jedoch nur für das Vieh.[54]

Ibn Surāqa nimmt hier die Position des Weinliebhabers ein, der das Haschisch mit Viehfutter vergleicht und es diffamiert; das Wort *ḥašīš* wird ja sowohl für *Cannabis* als auch für *Kraut* und *Gras* im Sinne von *Viehfutter* benutzt. Außerdem untermauern die Zeilen klar al-Qasṭallānīs Argumentation: Haschisch ist durch das Prophetenwort verboten, Körper und Geist leiden darunter und es für erlaubt zu halten ist ein Irrglaube.

Es folgt ein Lobgedicht auf Haschisch von Ibn al-Aʿmā, auf das al-Qasṭallānī selbst mit einem langen Gedicht antwortet, zu dessen Beginn er den Lobdichter auf Haschisch als fehlgeleitet darstellt (*Lā tuṣġiyanna li-mādiḥi šurbi l-ḥašīši fa-innahu fī l-qawli ġayru musaddadin*, „Wende dich nicht dem Lobdichter auf Haschisch zu, denn er spricht in seinem Wort nicht recht").[55] Ibn al-Aʿmās Zei-

53 Cámara, *Estudios* ii, 23.
54 Cámara, *Estudios* ii, 23.
55 Cámara, *Estudios* ii, 24.

len finden sich auch in al-ʿUkbarīs Text.[56] Al-Qasṭallānī fügt sie ein, um das Thema Lobdichtung zu berücksichtigen und die Dichter gleich als fehlgeleitet einzustufen.

In al-Qasṭallānīs zweitem Haschisch-Traktat *Kitāb Tatmīm at-takrīm*, das ja, so der Autor selbst, als direkte Reaktion auf al-ʿUkbarīs *Kitāb as-Sawāniḥ* entstanden ist, werden zunächst Zeilen Ibn Šukr al-Miṣrīs (gest. 688/1289) wiedergegeben, die sich direkt auf die juristische Debatte beziehen und die anscheinend sehr häufig vorgebracht wurden. Sie lauten:

> Im Rausch des Haschisch liegt ein verborgenes Geheimnis,
> sein Ausdruck zu fein, ihn mit dem Verstand zu erfassen.
> Sie verboten es ohne Verstand und Überlieferung,
> doch ist verboten zu verbieten, was nicht verboten ist.[57]

Das Gedicht geht in al-Qasṭallānīs Text noch weiter mit einem Lob auf Haschisch, in dem das Rauschmittel als „Mysterium der Geister in den Körpern“ (*wa-hiya sirru l-arwāḥi fī l-ağsāmi*) bezeichnet wird.[58] Die entscheidenden Zeilen sind jedoch die oben wiedergegebenen. Laut Rosenthal zitiert al-Badrī sie ähnlich und schreibt sie einem ʿImād ad-Dīn b. aš-Šamāʿ (gest. 676/1277) zu:

> Im Rausch des Haschisch liegt die Bedeutung meines Verlangens,
> Ihr Kleingeistigen
> verbotet es ohne Verstand und Überlieferung,
> doch ist verboten zu verbieten, was nicht verboten ist.[59]

In der Textedition von al-Badrīs *Rāḥat al-arwāḥ* von Cámara kommen sie wiederum nicht vor. Allerdings scheinen sie eine gewisse Bekanntheit erlangt zu haben, da sie in mehreren v.a. biografischen Werken zitiert werden. Wichtig ist hier der Inhalt: es gab Rechtsgelehrte, die die These vertraten, Haschisch sei vom Propheten nicht explizit verboten worden und somit legal. Gemäß al-

56 Al-Maqrīzī, *Ḫiṭaṭ* iii, 227, sowie Cámara, *Estudios* i, 31.
57 Cámara, *Estudios* ii, 51.
58 Cámara, *Estudios* ii, 51.
59 Ibn Kaṯīr, Abū l-Fidāʾ Ismāʿīl, *al-Bidāya wa-n-nihāya*, Hrg. Mağmūʿa min al-ʿulamāʾ, 21 Bd., Damaskus: Dār Ibn Kaṯīr, ²2010 xvi, 534. Ibn Taġrībirdī, Ğamāl ad-Dīn Yūsuf b. al-Amīr Sayf ad-Dīn, *an-Nuğūm az-zāhira fī mulūk Miṣr wa-l-Qāhira*, Hrg. Muḥammad Ḥusayn Šams ad-Dīn, 18 Bd., Beirut: Dār al-kutub al-ʿilmiyya, 1992 ix, 321. Ibn al-ʿImād, Šihāb ad-Dīn Abū l-Ḥayy b. Aḥmad b. Muḥammad, *Šaḏarāt aḏ-ḏahab fī aḫbār man ḏahab*, Hrg. ʿAbd al-Qādir al-Arnāʾūṭ, 10 Bd., Beirut: Dār Ibn Kaṯīr, 1993 vii, 706. Vgl. hierzu Rosenthal, *The* Herb 101, sowie Fußnote 4 und Marino, *Raconter* i, 58, Fußnote 33 und Cámara, *Estudios* ii, 51.

Badrīs fragmentarischer Wiedergabe von Teilen des *Kitāb as-Sawāniḥ* beruft al-ʿUkbarī sich auf genau diese Argumentation in seiner Verteidigung des Haschisch-Konsums,[60] doch auch bei ihm kommen diese Zeilen – zumindest in den überlieferten Passagen – nicht vor.

In *Kitāb Tatmīm at-takrīm* fährt al-Qasṭallānī fort, Ibn Surāqa habe seinerseits in dichterischer Form auf diese Zeilen geantwortet:

> Sage zu dem, der unwissend Haschisch isst:
> Du Erbärmlicher lebst ein übles Leben.
> Das Blutgeld des Verstandes beträgt eine *badra*,[61]
> Warum verkaufst du Tor ihn um den Preis des Heus?[62]

Somit bedient sich al-Qasṭallānī ein weiteres Mal Ibn Surāqas, jedoch dieses Mal mit anderen Zeilen als in seinem vorangegangenen Werk. Diese Zeilen finden sich ebenfalls in az-Zarkašīs *Zahr al-ʿarīš*[63] und in al-Aqfahsīs *Ikrām man yaʿīš*.[64] Sie bringen den viel diskutierten Aspekt der Beeinträchtigung des Verstandes ins Spiel, der von Juristen immer wieder und hauptsächlich als Argument gegen den Konsum von Betäubungsmitteln angeführt wurde (s. 4.2.1).

Farağ notiert, aḏ-Ḏahabī zitiere ein ähnliches Gedicht ohne Autorennennung in seinem *Kitāb al-Kabāʾir*, das wie folgt lautet:

> Sage zu dem, der unwissend Haschisch isst:
> Du lebst durch den Genuss die erbärmlichste Art Leben.
> Der Wert des Mannes ist der eines Juwels,
> Deine Unwissenheit aber, Bruder, verkauft ihn für Heu.[65]

In beiden Versionen wird die Diffamierung des Betäubungsmittels durch die Doppelbedeutung von *ḥašīš* als *Cannabis* und als *Viehfutter* deutlich.

An anderer Stelle ermahnt al-Qasṭallānī den, zu dessen Motto das Haschischessen geworden ist (*yā man ġadā aklu l-ḥašīši šiʿāruhu*),[66] in eigenen lyrischen Zeilen zur Bußfertigkeit.

---

60 Cámara, *Estudios* ii, 95.
61 1 *badra* = 1000 *dirham*.
62 Cámara, *Estudios* ii, 51.
63 Az-Zarkašī, *Zahr al-ʿarīš* 100.
64 Al-Aqfahsī, *Ikrām* 305.
65 Az-Zarkašī, *Zahr al-ʿarīš* 100, Fußnote 4.
66 Cámara, *Estudios* ii, 54.

Weitere Lobgedichte auf Haschisch finden sich in al-ʿUkbarīs *Kitāb as-Sawāniḥ* und in al-Badrīs *Rāḥat al-arwāḥ*. Sie stammen von Ibn ar-Rissām (7./13. Jh.)[67] und einem ʿAlī b. Makkī, über dessen Leben nichts weiter bekannt ist. Das Gedicht, das al-ʿUkbarī Ibn Makkī zuschreibt, ordnet al-Badrī einem Nūr ad-Dīn al-Iṣfahānī zu, über den ebenfalls nichts weiter bekannt ist.[68]

Außerdem zitiert al-ʿUkbarī noch zwei Verse von Taqī d-Dīn al-Mawṣilī (7./13. Jh.), die in den bei al-Badrī wiedergegebenen Passagen des *Kitāb as-Sawāniḥ* nicht vorkommen. Sie sind zudem nicht juristischen Inhalts. Sie loben lediglich die Eigenschaft von Haschisch, hier als *kaff* bezeichnet, ein Heilmittel (*šifāʾ*) für die Trübsal des Liebenden zu sein – als „Tochter des *Cannabis*“ (*ibnat al-qinnab*, d.h. von der *Cannabis*-Pflanze abstammend), nicht als die des Weins bzw. der Weinrebe (*ibnat al-karm* = Wein).[69]

Az-Zarkašī zitiert in *Zahr al-ʿarīš* im Kapitel *Über seine Schäden für Verstand und Körper* (*Fī maḍārrihā fī l-ʿaql wa-l-badan*) eine Zeile, die sich mit den Schäden des Haschisch-Konsums befasst:

> Er achtet seine [des *Cannabis*] Leiden gering, doch sind sie zahlreich:
> Verlangen oder Besessenheit oder Austrocknung.[70]

Der Editor der Ausgabe von 1990 weist in der Fußnote darauf hin, dass die Zeilen aus einem längeren Gedicht von Ǧamāl ad-Dīn b. Naǧǧār (gest. 651/1253) stammen.[71] Das Gedicht findet sich, mit kleineren Variationen allerdings auch in Ibn al-ʿImāds *Šaḏarāt aḏ-ḏahab*. Dort werden sie dem 701/1301 verstorbenen Fatḥ ad-Dīn Aḥmad b. Muḥammad al-Baqaṣī zugeschrieben, der auch als aṯ-Ṯaqafī oder als al-Baqaqī zu finden ist.[72]

Außerdem zitiert az-Zarkašī in seinem Abschnitt *Darüber, dass es ein Rauschmittel und ein Verderbendes für den Verstand ist* (*Fī annahā muskirun wa-mufsidun li-l-ʿaqli*) noch eine Zeile von Ḥasān b. Ṯābit (gest. 54/674), die laut az-Zarkašī beschreibt, wie ein Rauschmittel zu Kontrollverlust führen kann:[73]

67 Al-Maqrīzī, *Ḫiṭaṭ* iii, 228.

68 Al-Maqrīzī, *Ḫiṭaṭ* ii, 228 und Cámara, *Estudios* ii, 32, sowie Cámara, *Estudios* ii, 72 (hier schreibt al-Badrī, al-Iṣfahānī habe einen Jüngling [*ġulām*] aus seinem Sufi Orden geliebt und deutet damit an, das Gedicht sei u.U. für diesen verfasst worden) und 82.

69 Al-Maqrīzī, *Ḫiṭaṭ* iii, 229.

70 Az-Zarkašī, *Zahr al-ʿarīš* 99.

71 Ibrāhīm b. Sulaymān b. Ḥamza, ägyptischer Dichter. Az-Zarkašī, *Zahr al-ʿarīš* 99, Fußnote 4.

72 Ibn al-ʿImād, *Šaḏarāt* viii, 5.

73 Az-Zarkašī, *Zahr al-ʿarīš* 105.

Wir tranken es und es ließ uns zu Königen
und Löwen werden, die die Konfrontation nicht scheuen.[74]

Zum Aspekt *Rauschmittel oder Verderbendes* folgt noch ein Gedicht von ʿAbd al-Wahāb (gest. 422/1031), in dem es um den berauschenden Effekt von Wein geht und um dessen Einfluss auf den Trinker:

Es wird behauptet, dass der Wein, den sie trinken,
das Trübsal vertreibt und den Kummer abwendet.
Sie sprechen wahr; er vergnügt sich mit ihrem Verstand und
sie bilden sich ein, ihre Freude sei durch ihn vollkommen.
Er nimmt ihnen den rechten Weg und den Verstand.
Ach, ich sah ihn auf seinem verlorenen Weg bekümmert![75]

Al-Badrī wartet in *Rāḥat al-arwāḥ* mit der mit Abstand größten Anzahl an Gedichten auf. Neben den genannten, die teilweise auch bei anderen Autoren vorkommen, finden sich bei ihm auch einige, die nur noch weit gefasst mit dem Thema Betäubungsmittel zu tun haben:

So zitiert al-Badrī zur bereits oben erwähnten breiten Annahme von Haschisch in Ägypten einige Zeilen eines Autors, den er als „ihr Literat" (*adībuhum*) bezeichnet. In ihnen geht es um Wein aus Sarāwa. Al-Badrī ergänzt daraufhin mit eigenen Zeilen über Banhā l-ʿAsal in Ägypten, die nicht zur juristischen Diskussion beitragen.[76] Es folgen Zeilen über den in al-Maqrīzīs *Ḫiṭaṭ* beschriebenen Garten Bustān al-Kāfūrī in Kairo, in dem Haschisch angebaut und konsumiert wurde.[77] Die Zeilen stammen von einem Aḥmad b. al-Ḥusayn al-Miṣrī aṣ-Ṣūfī und loben den Wohlgeruch von Moschus (*misk*) und Kampfer (*kāfūr*) in Anspielung auf den Garten. Ein *ḫaṭīb* Baġdād, Vater von al-Ǧamāl b. al-Ahwāzī, wird mit einem Lobgedicht zitiert, in dem Haschisch ebenfalls als *kaff* bezeichnet wird. Nach weiteren Zeilen eines Aḥmad al-Ḫaffāf folgen die eines Muḥyī d-Dīn ar-Ramāḥī, in denen der Autor über die dem Haschisch Esser zunächst unbewusste Reue schreibt, die diesen nach dem Konsum ereilt (*La-qad saffa bizratu l-ḥašīšati ǧahlan, wa-ankara iḏa li-ṭ-ṭaʿāmi talahhafun* „Er hatte die Samen des Haschisch geschluckt in Unwissenheit, unwissend, dass er die Mahlzeit bereuen wird"). Diese Zeilen sollen eine Entgegnung auf ein

74 Az-Zarkašī, *Zahr al-ʿarīš* 106.
75 Az-Zarkašī, *Zahr al-ʿarīš* 106.
76 Cámara, *Estudios* ii, 81.
77 Cámara, *Estudios* ii, 80.

Gedicht von Badr ad-Dīn al-Baštakī sein, das eine Verbindung zwischen Wein und Haschischkonsum herstellt:[78]

> Unter uns ist ein Freund auf dem Irrweg, der sich der Sünde ergab.
> Wenn er sich hätte abwenden wollen, hätte er es getan.
> Wie oft habe ich ihn einst wegen des Weins getadelt?
> Doch er widersprach mir beim Haschisch und schluckte es.[79]

Noch schöner, so al-Badrī, seien die Zeilen von Abū l-Faḍl b. Abī l-Wafāʾ:

> Mancher Haschisch-Esser ist ein Tor
> und isst die Samen schüsselweise.
> Die Menschen sehen ihn,
> doch er leugnet und schluckt es.[80]

Es folgen Zeilen von Ḫalīl b. al-Faras (gest. 894/1488). Sie handeln vom Weinkonsum und sind daher hier nicht zentral. Al-Badrī schreibt, er führe sie an, da al-Faras sie in Gegenwart des oben genanntem Abū l-Wafāʾ rezitiert habe. Al-Faras habe daraufhin behauptet, seine Zeilen seien schöner als die von Abū l-Wafāʾ. Šihāb ad-Dīn al-Ḥiǧāzī (gest. 879/1474) habe als Schiedsrichter in diesem Wettstreit fungiert. Er habe keinen Unterschied feststellen können zwischen beiden vorgetragenen Gedichten bzgl. Inhalt und Form außer dem, dass al-Faras über Wein und Abū l-Wafāʾ über Haschisch gedichtet habe, was er seinerseits in Versform festgehalten habe:

> Unter uns sind zwei Freunde, die das Haschisch beschreiben
> und vom Wein berichten wie zwei, die wissen, wovon sie reden.
> Dieser bildete sich etwas über Wein ein
> und jener über Haschisch.[81]

Die vorhergehenden Schilderungen zeigen, wie weit der Exkurs in monografischen Werken über Haschisch gehen konnte, wenn selbst ein lyrischer Wettstreit Eingang findet. Die folgenden Zeilen von Muḥammad b. al-ʿAfīf at-Tilimsānī (7./13. Jh.) schmähen den Haschisch-Esser und bringen wieder eine eher argumentative Position gegen Haschisch-Konsum ins Spiel:

---

78 Cámara, *Estudios* ii, 82.
79 Cámara, *Estudios* ii, 89.
80 Cámara, *Estudios* ii, 90.
81 Cámara, *Estudios* ii, 91.

Im Haschisch liegt kein Nutzen für seinen Esser,
es bringt ihn vielmehr vom rechten Weg ab:
Grün in seinem Mund, rot in seinem Auge,
gelb in seinem Gesicht und schwarz in seinem Körper.[82]

Es folgt ein längeres Gedicht von „einem Geschichtsschreiber" (*baʿḍ al-muʾarriḫīn*) über Ẓahīr ad-Dīn (gest. 716/1317), der, so schreibt al-Badrī, zunächst permanent Haschisch gegessen habe, bis er plötzlich, von einem Augenblick auf den nächsten, davon abließ.[83]

Die letzten lyrischen Zeilen in *Rāḥat al-arwāḥ* werden, so al-Badrī, in *Kitāb as-Sawāniḥ* zitiert und stammen von al-ʿUkbarī selbst. Er habe sie niedergeschrieben wie er sie als Zeilen von Ibrāhīm al-Miʿmār (gest. 749/1348 o. 1349)[84] erinnere.[85] In der in al-Maqrīzīs *Ḫiṭaṭ* überlieferten Textversion kommen sie nicht vor.

Vermische dein Kraut angemessen und reinige es von Ton,
kaue es auf dem Teppich liegend mit Muße, bis es vermengt ist,
schlucke schwer, denn das Schlucken ist dir Zier.
Doch steht er dir, vermähle ihn nur mit der Feige.[86]

Die letzte Zeile spielt auf die aphrodisierende Wirkung von Haschisch an und rät im Falle einer Erektion zu Analsex; die *Feige* ist in diesem Fall synonym zu *Anus*. Haschisch-Konsum und Sufismus werden häufig in Zusammenhang gebracht, wie unter 6.3.1 noch eingehend beschrieben wird. Ebenso zählte man zu den moralischen Verfehlungen der Sufis auch ihre Nähe zu Jünglingen und die gleichgeschlechtliche körperliche Liebe mit ihnen.

Im *dīwān* des Ibrāhīm al-Miʿmār finden sich die zugrunde liegenden Zeilen. Sie lauten:

Vermische dein Kraut und reinige es von Ton,
berausche dich schwer, denn der Rausch ist dir Zier,
kaue es mit dem Backenzahn und esse es langsam.
Doch steht er dir, vermähle ihn nur mit der Feige.[87]

82 Cámara, *Estudios* ii, 91. Mit *schwarz in seinem Körper* ist sicherlich eine Verschiebung der Verhältnisse der Körpersäfte hin zur Melancholie (lat. für *schwarze Galle*) gemeint.

83 Cámara, *Estudios* ii, 93.

84 Bauer u. a., *Dīwān al-Miʿmār* 11.

85 Cámara, *Estudios* ii, 94.

86 Cámara, *Estudios* ii, 94.

87 Bauer u. a., *Dīwān al-Miʿmār* 278.

TABELLE 7 Gedichte

	al-Qasṭallānī 1	al-Qasṭallānī 2	al-ʿUkbarī	az-Zarkašī	al-Aqfahsī	al-Badrī
Ibn Surāqa	X	X		X	X	
al-Aʿmā	X		X			
Ibn ar-Rassām			X			X
al-Makkī			X			X (hier: al-Iṣfahānī)
al-Mawṣilī			X			
Ibn Šukr		X				
„ihr Literat“ (*adībuhum*)						X
al-Miṣrī ṣ-Ṣūfī						X
ḫaṭīb Baġdād						X
al-Ḫaffāf						X
ar-Ramāḥī						X
al-Baštakī						X
Ibn Abī l-Wafā						X
Ibn al-Faras						X
at-Tilimsānī						X
„ein Geschichtsschreiber“ (*baʿḍ al-muʾarriḫīn*)						X
al-Miʿmār			X			X
Ibn Naǧǧār/al-Baqaṣī/aṯ-Ṯaqafī/al-Baqaqī				X		
Ibn Ṯābit				X		
ʿAbd al-Wahāb				X		
Nennungen von Dichtern	al-Qasṭallānī 1	al-Qasṭallānī 2	al-ʿUkbarī	az-Zarkašī	al-Aqfahsī	al-Badrī
	1	2	5	4	1	13

Gedichte nehmen, wie der Vergleich der Tabellen am Ende der jeweiligen Unterkapitel zeigt, in einigen Werken viel Raum ein. Lediglich al-Aqfahsīs sehr knappe Abhandlung verzichtet nahezu komplett darauf. Neben nur je zwei Gedichten in al-Qasṭallānīs beiden frühen Traktaten nehmen al-ʿUkbarī und az-Zarkašī bereits fünf bzw. vier in ihre Werke auf. Sie werden dabei nicht einfach gesammelt, sondern dienen der Argumentation und transportieren Gründe für oder gegen Haschisch. Einige Dichter antworten in ihren Zeilen auf Zeilen anderer Dichter, mit denen sie nicht einer Meinung sind. Al-ʿUkbarī stellt als erster eine größere Anzahl von Gedichten zusammen, was bei dem Titel seines Werkes, *Kitāb as-Sawāniḥ al-adabiyya fī madāʾiḥ al-qinnabiyya* (*Literarische Gedanken zum Lob des* Cannabis) zu erwarten ist. Dass dort ausschließlich Lobgedichte auf Haschisch vorkommen (soweit wir wissen, der bekannte Text ist ja unvollständig), lässt nicht wundern, da das Werk ja den Konsum von Haschisch verteidigt. Sie kommen allerdings auch in anderen Werken vor. Im später entstandenen Werk al-Badrīs werden die meisten Gedichte zitiert, hier kommen allerdings auch einige vor, die nur sehr peripher mit der eigentlichen juristischen Diskussion zu tun haben.

4.6 *Zusammenführende Betrachtung*

Mit den ersten bekannten und erhaltenen bzw. überlieferten Monografien aus dem 7./13. Jh. scheint ein aufkommender Disput verschriftlicht zu werden zwischen Rechtsgelehrten, die Betäubungsmittel (und hier hauptsächlich Haschisch) für verboten erklären und solchen, die gegenteiliger Meinung sind. Dass es unterschiedliche Lager gab und auch Juristen, die selbst Rauschmittel konsumierten, wurde, wie auf S. 121 dargestellt, u.a. von Ibn Taymiyya (*ḥanbal.*, gest. 728/1328) oder al-Haytamī (*šāf.*, gest. 975/1567) beklagt. Ibn Šukr beispielsweise war als Haschischesser bekannt und bezieht, genau wie al-ʿUkbarī, klar die Position, Haschisch selbst sei vom Propheten nicht verboten worden und somit legal.[88] Al-ʿUkbarī habe, so Cámara, die Autorschaft von *Kitāb as-Sawāniḥ* während eines Treffens mit al-Qasṭallānī in Kairo zwischen 666/1268 und 676/1278 geleugnet,[89] was bedeuten könnte, auch er habe es konsumiert und wolle sich keinem Verdacht aussetzen.

Die zwei Werke al-Qasṭallānīs und das al-ʿUkbarīs jedenfalls können als Streitschriften in diesem Disput verstanden werden. Mit al-Qasṭallānīs erster Monografie entsteht ein Text über das Verbot von Haschisch, in dem erstmals nicht nur juristische Disputationen geschildert, sondern auch externe Quellen hinzugezogen werden. Medizinisches Wissen dient hier dazu, das Verbot zu untermauern. Al-ʿUkbarīs Monografie entsteht ungefähr zur gleichen Zeit und in ihr findet der Autor deutliche Worte gegen die Ansicht, Haschisch sei illegal. Auch al-ʿUkbarī zieht fachfremde Autoritäten heran und stellt seine Argumentation mit der Darstellung historischen Wissens sowie mit Lobgedichten auf Haschisch auf eine breite Basis. Immerhin bezieht sein Text sich auf deutlich mehr Aspekte als die beiden al-Qasṭallānīs. Damit legt al-ʿUkbarī eine Form zugrunde, die sich in zahlreichen später entstandenen Werken wiederfindet. Al-Qasṭallānī schreibt daraufhin eine weitere Monografie, zu deren Beginn er erläutert, er habe sie verfasst, nachdem er al-ʿUkbarīs Text gelesen habe und um diesem zu widersprechen. Dafür zieht er selbst stärker als zuvor externe und fachfremde Quellen hinzu.

88 Ibn Kaṯīr, *al-Bidāya* xvi, 533.

89 Cámara, *Estudios* i, 6.

Aus der Zeit nach dem 7./13. Jh. ist keine weitere pro-Haschisch-Monografie bekannt. Die folgenden Jahrhunderte bringen Texte hervor, die den Konsum von Betäubungsmitteln bzw. Haschisch verbieten. Az-Zarkašīs *Zahr al-ʿarīš* enthält ebenso wie al-ʿUkbarīs *Kitāb as-Sawāniḥ* eine umfassende Darstellung des Bekannten zum Themenfeld Haschisch. Dabei widmet es sich den Themen *Ausbreitung* und *Medizin und Pharmazie* etwas knapper, zitiert aber ähnlich viele Gedichte und sehr viel mehr Juristisches. Wie gezeigt wurde, geht es neben den Themen *legal/illegal*, *ḥadd* oder *taʿzīr* u.a. auch um die Herkunft von Haschisch und um mögliche Entdecker seiner berauschenden Wirkung.

Al-Badrī stellt am umfänglichsten alles Bekannte zu Herkunft und Ausbreitung von Haschisch dar und stellt diesem bei nahezu allen Autoren berücksichtigten Teil noch einen voran, in dem es ausführlich um den Zeitpunkt der Entdeckung geht. Al-Aqfahsīs insgesamt sehr kurzes *Ikrām man yaʿīš* behandelt Wein und Haschisch, wobei der Autor einen größeren Teil des Textes der Abhandlung über Wein widmet. Der Teil über Haschisch wirkt nahezu wie angefügt und wie eine auf das Nötigste verkürzte Zusammenfassung vorheriger Werke, v.a. az-Zarkašīs *Zahr al-ʿarīš*. Trotz der einleitenden Worte, es gebe neben Wein auch pflanzliche Rauschmittel (*muskir*) wie Bilsenkraut (*banǧ*), Haschisch (*ḥašīš*), *sīkarān*, Muskatnuss (*ǧawz aṭ-ṭīb*) oder Opium (*afyūn*), behandelt der darauffolgende Text tatsächlich ausschließlich Haschisch. Al-Aqfahsīs Werk konzentriert sich auf juristische Argumente, bietet es doch immerhin die zweitgrößte Ansammlung zu diesem Themenkomplex.

Nicht zuletzt die lange Liste der in al-Badrīs Werk zu findenden Gedichte zeigt, wie die Monografien zunehmend zu Gesamtwerken wurden, ohne sich juristisch abseits dessen zu bewegen, was in *fiqh*-Werken und *fatwā*-Sammlungen ebenfalls behandelt und geurteilt wird. Dieses Anwachsen zu Gesamtwerken wird anhand aller Aspekte deutlich: Begnügte sich al-Qasṭallānī (7./13. Jh.) beispielsweise noch mit den Aussagen des Pharmazeuten Ibn al-Bayṭār und des Mediziners ar-Rāzī, führt al-Badrī (9./15. Jh.) bereits neun medizinische Autoritäten und den Pharmazeuten Ibn al-Bayṭār an. Al-ʿUkbarīs *Kitāb as-Sawāniḥ* stellt zwar einerseits eine Ausnahme dar, da es offenbar den Konsum von Haschisch entgegen der verbreiteten juristischen Meinung verteidigt. Andererseits zeigt der Blick in die vergleichenden Tabellen, dass dort, zusammen mit al-Badrīs *Rāḥat al-arwāḥ* die meisten Aspekte zusammenkommen. Dass Juristisches dabei gar nicht mehr die Hauptrolle spielt, dürfte deutlich geworden sein. Der nicht juristische Überbau gewinnt zusehends an Bedeutung und wächst mit jeder weiteren Monografie. Farağ urteilt in seiner Edition des *Zahr al-ʿarīš* von az-Zarkašī, es dürfte dem Autoren nicht schwer gefallen sein, die *risāla* zusammenzustellen, da das Wissen bereits zusam-

TABELLE 8 Gesamte Nennungen zusätzlicher Aspekte

al-Qasṭallānī 1 7./13. Jh.	al-Qasṭallānī 2 7./13. Jh.	al-ʿUkbarī 7./13. Jh.	az-Zarkašī 8./14. Jh.	al-Aqfahsī 8./14. Jh.	al-Badrī 9./15. Jh.
5	10	24	34	15	36

mengetragen und bekannt war.[90] Und auch wenn es nicht die umfangreichste Monografie darstellt, so ist *Zahr al-ʿarīš* dennoch die wohl am häufigsten rezipierte und zusammengefasste. Insgesamt lernte man aus den Vorgängerwerken und erweiterte sie, so dass ein jeweils Neues entstand. Zumindest aber bediente man sich eines gemeinsamen Wissenskontingents bzw. Themenkanons.

Die abschließende Zählung der gesamten Nennungen aus diesem Kanon verdeutlicht, wie die Monografien auf Grundlage der jeweils vorangegangenen Werke wuchsen. Lediglich al-Aqfahsīs *Ikrām man yaʿīš* fällt aus der Reihe. Die meisten der 15 Nennungen befassen sich mit Juristischem, so dass diesem Werk zugestanden werden muss, sich offenbar darauf zu konzentrieren. Doch verglichen mit anderen Monografien ist auch dieser Teil relativ klein. Al-Badrīs spätes Werk bietet den umfangreichsten Überbau und profitiert von den zuvor verfassten Monografien. In der Gesamtbetrachtung stellt es den Höhepunkt der Entwicklung der von Juristen verfassten Monografien über Betäubungsmittel dar.

90 Az-Zarkašī, *Zahr al-ʿarīš* 59.

KAPITEL 6

Betäubungsmittel als Rauschmittel

إن الحشيش حَضْرَةٌ أنيقةٌ ومُسْكِرٌ
في الكفِ روضٌ أخْضَرٌ والعينِ خمرٌ أحمرُ

Das Haschisch ist ein geselliger Genosse und es berauscht:
In der Hand ein grüner Garten und im Auge roter Wein.

ʿALĪ B. AL-MUẒAFFAR, genannt ʿAlā d-Dīn al-Wadāʿī
(ägyptischer Gelehrter, gest. 716/1317)

Wie im zweiten Kapitel über den medizinischen Gebrauch von Betäubungsmitteln herausgestellt, waren sie schon lange vor dem Aufkommen des Islams in Gebrauch und bereits aus der griechischen Antike als Medikamente bekannt. Im vorangegangenen Kapitel wurde gezeigt, dass sich der Konsum von Betäubungsmitteln zum Zweck des Rauschs bereits im 7./13. Jh. so weit verbreitet hatte, dass al-Qasṭallānī sich veranlasst sah, eigens aufgrund dieser weiten Verbreitung zwei Monografien zu verfassen, die sich dem Verbot von Haschisch widmen.[1] In der Folge entstanden weitere Traktate, die immer umfangreicher und differenzierter wurden. Ebenso wurde gezeigt, dass auch der juristische Diskurs immer differenzierter wurde und sich mit immer detaillierteren Fragen befasste. Diese Debatten stellen den gelehrten Oberbau zu dem dar, was in diesem Kapitel zentraler Gegenstand ist: der Konsument bzw. das Phänomen des Rauschmittelkonsums im Alltag – soweit das fassbar ist.

1 Die Analyse: Probleme und Möglichkeiten

1.1 *Primär- und Sekundärliteratur*

Zunächst gehen wir davon aus, dass es verhältnismäßig wenige Quellen gibt, die Informationen über tatsächlichen Betäubungs- bzw. Rauschmittelge-

1 Cámara, Indalecio Lozano, *Estudios y documentos sobre la historia del cañamo y del hachis en el Islam medieval*, 2 Bd., Granada: Universidad de Granada, 1993 ii, 1, sowie 37.

 DOI:10.1163/9789004722385_007

brauch im Alltag liefern. Aber schon die vorangegangenen Auswertungen der medizinischen und der juristischen Quellen haben zahlreiche Fenster geöffnet und einen Blick auf tatsächlichen Alltagskonsum ermöglicht. In diesem Kapitel sollen diese Fenster weiter aufgestoßen werden, indem ganz andere Quellenarten herangezogen werden: historiografische und biografische Werke. Dadurch zeigt sich, dass ausreichend auswertbares Material vorhanden ist – wenn auch weit verstreut und mühsam zu finden. Betäubungs- bzw. Rauschmittelkonsum betraf alle sozialen Schichten, was ja beispielsweise von al-Qasṭallānī explizit beklagt wird (s. S. 166). Da, wo er offen zutage trat, wurde unterschiedlich mit dem Phänomen umgegangen, wie gezeigt wird. Wohlhabende und einflussreiche Menschen berauschten sich ebenso wie Arme und Mittellose, über letztere wurde allerdings kaum etwas geschrieben. Biografische Sammelwerke behandeln die Biografien herausragender Persönlichkeiten und nicht die von Menschen, die sich kaum aus der Masse hervorheben. Historiografische Werke befassen sich im Allgemeinen mit wichtigen Ereignissen, Bauten, Herrschern u. ä., aber nicht mit dem Alltagsleben der Arbeiter, Obdachlosen u. a., während Gedichte und Anekdoten literarische Texte sind, die Bilder transportieren oder Argumente im Streit zwischen Befürwortern von Haschisch-Konsum und dessen Gegnern vorbringen.

Auch wenn weite Teile des Themenfeldes *tatsächlicher Rauschmittelkonsum* aufgrund der beschriebenen Situation zunächst noch weitgehend im Dunkeln liegen, hat das vorangegangene Kapitel über den juristischen Diskurs bereits gezeigt, dass Zusammenschau und Analyse des vorliegenden Materials dennoch ein komplexes Bild ergeben. In zahlreichen Werken zu unterschiedlichen Kontexten findet sich immer wieder verwertbares Material. Biografische Sammelwerke beispielsweise stellen Biografien zusammen von Menschen aus bestimmten Jahrhunderten, Orten, zugehörig zu bestimmten Feldern der Gelehrsamkeit o. ä. Sie berichten über Betäubungsmittelkonsum nur dann, wenn dieser von einer der aufgeführten Personen bekannt war. Solche Berichte zu finden, erfordert konsequenterweise die Lektüre möglichst vieler Werke. Fundstellen mit Relevanz für dieses Kapitel liefern u. a. *al-Bidāya wa-n-nihāya* (*Anfang und Ende*) von Ibn Kaṯīr (gest. 774/1373),[2] *Taʾrīḫ al-islām wa-wafayāt al-mašāhīr wa-l-aʿlām* (*Die Geschichte des Islam und die Todesfälle unter den Prominenten und Vorzüglichen*) von aḏ-Ḏahabī (748/1348),[3] *ad-Durar al-kāmina*

2 Ibn Kaṯīr, Abū l-Fidāʾ Ismāʿīl, *al-Bidāya wa-n-nihāya*, Hrg. Maǧmūʿa min al-ʿulamāʾ, 21 Bd., Damaskus: Dār Ibn Kaṯīr, [2]2010.

3 Aḏ-Ḏahabī, Šams ad-Dīn Muḥammad b. Aḥmad b. ʿUṯmān, *Tārīḫ al-islām wa-wafayāt al-mašāhīr wa-l-aʿlām*, Hrg. ʿUmar ʿAbd as-Salām Tadmurī, 52 Bd., Beirut: Dār al-kutub al-ʿilmiyya, [2]1990.

fī aʿyān al-miʾat aṯ-ṯāmina (*Die verborgenen Perlen der Notabeln des achten Jahrhunderts*) von al-ʿAsqalānī (gest. 852/1449),[4] oder *Tārīḫ al-Buṣrawī* (*Geschichte nach al-Buṣrawī*) von al-Buṣrawī (gest. 905/1499).[5]

In historiografischen Werken kommt Rauschmittelkonsum vor, wenn er beispielsweise ein Ausmaß annahm, das staatliches Eingreifen erforderte, oder aufgrund dessen Verbote erlassen wurden u. ä. Hierzu zählen ebenfalls Ibn Kaṯīrs und al-ʿAsqalānī bereits genannte Werke, sowie, neben anderen, al-Maqrīzīs (gest. 845/1442) *Ḫiṭaṭ* und *as-Sulūk*.[6] Die *Ḫiṭaṭ* beinhalten mit dem Kapitel über den Haschisch-Konsum in Kairo, *Ḏikr ḥašīšat al-fuqarāʾ* (*Über das Kraut der Armen*), einen weithin bekannten Text, der relativ viele Informationen liefert.[7] Das Kapitel erscheint zwischen der Auflistung von Landgütern (*ḥikr*, Pl. *aḥkār*), Nilbuchten (*ḫalīǧ*, Pl. *ḫulǧān*) und -brücken, also im Zusammenhang mit geografischen Beschreibungen. Direkt voran geht ihm ein Abschnitt über Arḍ aṭ-ṭabāla.[8] Arḍ aṭ-ṭabāla befindet sich in der Nähe von Gärten, die mit dem Konsum von Haschisch in Verbindung gebracht werden und die im Kapitel selbst genannt werden. Das bekannte Haschisch-Kapitel von al-Maqrīzī ist also vom Autor unter geografischen Gesichtspunkten einsortiert und wahrscheinlich auch unter diesen geschrieben. Die gesammelten Informationen zum Thema Haschisch-Konsum sind ursprünglich wohl Zusatzinformationen zu den beschriebenen Gärten gewesen.

Al-Maqrīzīs Zuschreibung zu *al-fuqarāʾ* (wörtl.: *die Armen*) in der Kapitelüberschrift muss dabei sowohl als *Arme* als auch als *Sufis* (d. h. Asketen) gelesen werden. Überhaupt ist eine große thematische Nähe von Rauschmitteln und Sufik in der Literatur auszumachen. Neben allgemeinen Erwähnungen von Konsum unter Sufis tauchen immer wieder, wie auch bereits oben bei der Bearbeitung der Monografien gesehen, die Sufi-Verbände al-Qalandariyya und al-Ḥaydariyya auf, die ihrerseits schwer greifbar sind. Der verbreitete Begriff *Sufi-Orden* wird hier vermieden, da *Orden* durch seine Etymologie aus dem Lateinischen über das Mittelhochdeutsche klar auf das christliche monastische Wesen

4 Al-ʿAsqalānī, Aḥmad b. ʿAlī b. Ḥaǧar, *ad-Durar al-kāmina fī aʿyān al-miʾat aṯ-ṯāmina*, 4 Bd., Hyderabad: Dāʾirat al-maʿārif al-ʿUṯmāniyya, 2012.

5 Al-Buṣrawī, ʿAlāʾ ad-Dīn b. Yūsuf b. Aḥmad, *Tārīḫ al-Buṣrawī. Ṣafaḥāt maǧhūla min tārīḫ Dimašq fī ʿaṣr al-Mamālīk*, Hrg. Akram Ḥasan al-ʿUlabī, Beirut: Dār al-maʾmūn li-t-turāṯ, 1988.

6 Al-Maqrīzī, Taqī d-Dīn Abū ʿAbbās Aḥmad b. ʿAlī b. ʿAbd al-Qādir al-ʿUbaydī, *Kitāb al-Mawāʿiẓ wa-l-iʿtibār bi-ḏikr al-ḫiṭaṭ wa-l-āṯār al-maʿrūfa bi-l-Ḫiṭaṭ al-Maqrīziyya*, Hrg. Ḫalīl al-Manṣūr, 4 Bd., Beirut: Dār al-kutub al-ʿilmiyya, 1998, sowie al-Maqrīzī, Taqī d-Dīn Abū ʿAbbās Aḥmad b. ʿAlī b. ʿAbd al-Qādir al-ʿUbaydī, *as-Sulūk li-maʿrifa duwal al-mulūk*, Hrg. Muḥammad ʿAbd al-Qādir ʿAṭā, 8 Bd., Beirut: Dār al-kutub al-ʿilmiyya, 1997.

7 Al-Maqrīzī, *Ḫiṭaṭ* iii, 226.

8 Al-Maqrīzī, *Ḫiṭaṭ* iii, 434.

zurückgeht. Gleiches gilt für den Begriff *Konvent*, der im Zusammenhang mit Sufis immer wieder auftaucht. Stattdessen kommen hier die persischen und arabischen Begriffe *ḫānqāh* und *ribāṭ* zur Anwendung.

Darüber hinaus liefert das Korpus von Rauschgedichten Material, das vom Blick der Gesellschaft auf Rauschmittel und Rauschmittelkonsumenten berichtet.

Da sehr viele Dichter lyrische Zeilen zumeist über Haschisch verfasst haben und Rauschdichtung im Allgemeinen ein weites Feld darstellt, können hier nur Auszüge präsentiert werden. Aus aktuellem Anlass sei die jüngst erschienene Edition des *Dīwān* von Ibrāhīm al-Miʿmār (gest. 749/1348 o. '49) genannt, der mehrere Haschisch-Gedichte enthält.[9] Neben Gedichten gibt es anekdotenhafte Erzählungen wie in al-Ǧawzīs (gest. 597/1201) *Aḫbār al-aḏkiyāʾ* (*Über schlaue Menschen*) oder in *Aḫbār al-ḥamqā wa-l-muġaffalīn* (*Über Narren und Einfältige*) desselben Autors, die einen ebensolchen Blick ermöglichen.[10]

Eine Untersuchung von Rauschmitteln und Rauschmittelkonsum muss sich also auf eine sehr breite Recherche in der Primärliteratur stützen, die zahlreiche Gattungen berücksichtig und ein sehr weites thematisches Feld überblickt. Die Fundstellen müssen sorgfältig sortiert und analysiert werden, ehe sie zusammengebracht werden können. Dabei bestimmt das Vorhandene zwangsläufig die Rahmenbedingungen einer solchen Untersuchung. Generell fällt auf, dass die Mehrheit der hier relevanten Texte aus ayyubidischer und mamlukischer Zeit aus dem Machtbereich Miṣr/aš-Šām stammt. Dieser Sachverhalt wird unter 6.2 eingehender betrachtet.

In der Sekundärliteratur zeigt sich ein ähnliches Bild. Rosenthal hat mit seinem 1971 erschienenen *The Herb. Hashish Versus Medieval Muslim Society* eine Monografie über Haschisch vorgelegt. Sie ist ein frühes Grundlagenwerk und fasst vieles zusammen.[11] Andere grundlegende Arbeiten sind beispielsweise Cámaras und Marinos bereits mehrfach genannte Bearbeitungen von Haschisch-Monografien.[12] Ansonsten kommen Betäubungsmittel und ihr Konsum als Nebenprodukte bei der Betrachtung anderer Themen vor, wie z.B.

9 Bauer, Thomas et al. (Hrg.), *Der Dīwān des Ibrāhīm al-Miʿmār (gest. 749/1348–1349). Edition und Kommentar* (Arabische Literatur und Rhetorik Elfhundert bis Achtzehnhundert 4), Baden Baden: Ergon, 2018.

10 Al-Ǧawzī, Ǧamāl ad-Dīn Abū l-Faraǧ ʿAbd ar-Raḥmān, *Aḫbār al-aḏkiyāʾ*, Hrg. ad-Dānī b. Munīr az-Zahwī, Beirut: al-Maktabat al-ʿaṣriyya, 2014, sowie al-Ǧawzī, Ǧamāl ad-Dīn Abū l-Faraǧ ʿAbd ar-Raḥmān, *Aḫbār al-ḥamqā wa-l-muġaffalīn*, Hrg. Muḥammad ʿAbd al-Karīm an-Namīrī, Beirut: Dār al-kutub al-ʿilmiyya, 2010.

11 Rosenthal, Franz, *The Herb. Hashish Versus Medieval Muslim Society*, Leiden: Brill, 1971.

12 Cámara, *Estudios*, sowie Marino, Danilo, *Raconter le haschich dans l'époque mamelouke: étude et édition critique partielle de la Rāḥat al-arwaḥ fī l-ḥashīsh wa-l-rāḥ de Badr al-Dīn*

in Lewickas umfassendem *Food and Foodways of Medieval Cairenes*, in dem beschrieben wird, wie neben Weinvorräten auch Haschischbestände vernichtet werden und damit der Blick auf staatliches Eingreifen genommen wird.[13] Gleiches gilt für Kristen Stilts *Islamic Law in Action*, in dem u.a. beschrieben wird, wie sich der mamlukenzeitliche Marktaufseher (*muḥtasib*) zum Thema *Wine, Women, and Hashish* zu verhalten hatte.[14]

Bereits 1966 verfasste Gelpke ein Buch mit dem Titel *Vom Rausch im Orient und Okzident*. Der Klappentext der 2008 erschienenen Neuauflage verrät, dass der Rausch im Orient zum „Ideal der mystischen Weltüberwindung" gehört.[15] Hier zeigt sich sehr deutlich die oben erwähnte thematische Nähe von Rauschmittelkonsum und Sufik. Zur Sufik im entsprechenden Zeitraum ist zudem v.a. Hofers *The Popularisation of Sufism in Ayyubid and Mamluk Egypt* zu nennen.[16] Trimminghams *The Sufi Orders in Islam* liefert grundlegende Informationen und arbeitet die Gründung von Institutionen sowie Rangordnungen etc. heraus, wenngleich seine Ausführungen und Einteilungen den heute überholten Eindruck erwecken, das Phänomen der Sufi-Verbände sei zu allen Zeiten ein klar zu kategorisierendes gewesen.[17] Die Grenzen zwischen einzelnen Verbänden waren sicher eher fließend und mancher umherwandernde Asket fühlte sich u.U. keinem Verband zugehörig, sondern sammelte vielmehr Wissen und suchte Erleuchtung auf seinem eigenen mystischen Pfad. Die al-Qalandariyya und auch die al-Ḥaydariyya werden bei Trimingham kaum erfasst, was sicher auch daran liegt, dass vorangegangene Aussage im Besonderen auf sie zutrifft: Es handelte sich um lose, nicht fest organisierte umherwandernde Asketen, die sich gerade dadurch auszeichneten, dass sie sich jeglicher Zuschreibung entzogen. Boivins Untersuchung von *Artefacts of Devotion. A Sufi Repertoire of the Qalandariyya in Sehwan Sharif, Sindh, Pakistan* betrachtet zwar einen anderen geografischen Rahmen als den hier ins Auge gefassten, hilft aber bei der Spurensuche nach zumindest der al-Qalandariyya. In seinem Vorwort hält er fest:

Abū l-Tuqā al-Badrī (847–894/1443–1489), 2 Bd., Paris: Institut National des Langues et Civilisations Orientales, 2015.

13 Lewicka, Paulina, *Food and Foodways of Medieval Cairenes. Aspects of Life in an Islamic Metropolis of the Eastern Mediterranean* (IHC 88) Leiden: Brill, 2011.

14 Stilt, Kristen, *Islamic Law in Action. Authority, Discretion, and Everyday Experiences in Mamluk Egypt*, Oxford: Oxford University Press, 2011, 92.

15 Gelpke, Rudolf, *Vom Rausch im Orient und Okzident*, Köln: Anaconda, 2008.

16 Hofer, Nathan: *The Popularisation of Sufism in Ayyubid and Mamluk Egypt, 1173–1325* (Edinburgh Studies in Classical Islamic History and Culture), Edinburgh: Edinburgh University Press, 2015.

17 Trimingham, J. Spencer, *The Sufi Orders in Islam*, Oxford: Oxford University Press, [2]1998.

> In the nineteenth century, Sir Richard Burton remarked that neither the Hindus nor the Muslims of Sindh were particularly orthodox. The most popular figures in the region, such as the Sufi saint Shah Abd al-Latif of Bhit Shah, have been followed with particular devotion by both Hindus and Muslims. Shrines that draw multiple clienteles from different religious backgrounds, always a feature of the South Asian landscape, have been particularly prominent in Sindh.[18]

Aus der immer größer werdenden Fülle von Untersuchungen zur Geschichte der Ayyubiden und insbesondere der Mamluken können hilfreiche Einblicke gewonnen werden. Diese Werke müssen hier jedoch auf das Thema der Arbeit beschränkt betrachtet werden, da sonst ein sinnvoller Rahmen gesprengt würde. Einige Artikel des *Mamluk Studies Review* leisten einen hilfreichen Beitrag und auch Halms Geschichte der Fatimiden in den Bänden *Das Reich des Mahdi, Die Kalifen von Kairo* und *Kalifen und Assassinen*,[19] sowie Daftarys Arbeiten zur Ismāʿīliyya helfen, historische Hintergründe zu verstehen.[20]

1.2 *Die Untersuchung von Betäubungsmittelkonsum zum Zweck des Rauschs*

Aufgrund des oben gegebenen Überblicks über relevante Literatur zum Thema Betäubungsmittel in der Gesellschaft ergeben sich folgende Untersuchungsgegenstände für dieses Kapitel:

1.2.1 Zeit und Raum

Zunächst wird der zeitliche und geografische Rahmen dieses Kapitels abgesteckt.

Aus unterschiedlichen Gründen, die unter 6.2.1 thematisiert werden, entstehen in ayyūbidischer und mamlukischer Zeit (648–923/1250–1517) im Machtbereich Miṣr/aš-Šām die meisten der heute bekannten Texte über Betäubungsmittel. Dazu zählen neben biografischen Einträgen über Konsumenten auch

18 Boivin, Michel: *Artefacts of Devotion. A Sufi Repertoire of the Qalandariyya in Sehwan Sharif, Sindh, Pakistan* (Centre for Social Studies in Karachi Series), Oxford: Oxford University Press, 2011, viii.

19 Halm, Heinz, *Das Reich des Mahdi. Der Aufstieg der Fatimiden (875–973)*, München: C.H. Beck, 1991, sowie Halm, Heinz, *Die Kalifen von Kairo. Die Fatimiden in Ägypten 973–1074*, München: C.H. Beck, 2003 und Halm, Heinz, *Kalifen und Assassinen. Ägypten und der Vordere Orient zur Zeit der ersten Kreuzzüge 1074–1171*, München: C.H. Beck, 2014.

20 Daftary, Farhad, *The Ismāʿīlīs. Their History and Doctrines*, Cambridge: Cambridge University Press, ²2007.

historiografische Berichte von Ausschreitungen und staatlichem Vorgehen gegen Betäubungsmittelkonsumenten. Irgendwann vor diesem Zeitraum müssen Betäubungsmittel sich innerhalb der Gesellschaft so weit verbreitet haben, dass begonnen wurde, sie in Texten zu thematisieren. Haschisch spielt hier sicher die größte Rolle. Der Zeitrahmen dieser Untersuchung wird dementsprechend etwas vor der ayyubidischen Epoche angesetzt und erstreckt sich hauptsächlich vom 5./11. bis zum 10./16. Jh. Damit wird die späte Herrschaftszeit der Fatimiden, die der Ayyubiden und die der Mamluken in Miṣr/aš-Šām zusammengefasst. Diese Festlegung entsteht im Zusammenhang mit Entwicklungen im Bereich der Sufik. Sufis werden immer wieder mit Haschisch (u.a. Lastern) in Verbindung gebracht. Aus einem zunächst lediglich immer stärker werdenden Zustrom von Sufis nach Miṣr/aš-Šām in der späten Fatimiden- und frühen Ayyubidenzeit wird schließlich unter mamlukischer Herrschaft ein staatlich gefördertes Projekt mit zahlreichen, teilweise großen Einrichtungen, für die umfangreiche religiöse Stiftungen (*waqf*) eingerichtet werden. Diese Entwicklung beginnt ca. im 5./11. Jh. Die in vielen Texten vorzufindende thematische Nähe von Sufik und Haschisch-Konsum wird in diesem Kapitel insb. untersucht.

1.2.2 Die Konsumenten

Im zweiten Teil dieses Kapitels wird der Inhalt des vorliegenden Quellenmaterials im Hinblick auf die Konsumenten untersucht. Die Quellen geben Auskunft über drei Gruppen: Die der Sufis, die der Gelehrten und einer weitgehend undefinierten, die unter *al-ḥarāfīš* (*der Pöbel*; hier im Folgenden: *die Armen*) subsumiert wird.

Zunächst wird die Gruppe der Sufis betrachtet. Ihre Verbreitung und Popularisierung bis hin zum "*state-sponsored Sufism*" in Ägypten,[21] wie Hofer ihn beschreibt, beginnen zu einer Zeit, in der Haschisch-Konsum sich in Miṣr/aš-Šām auszubreiten beginnt. In vielen Quellen werden Sufis und Haschisch in einen Zusammenhang gebracht, der hier untersucht wird. Insbesondere die Verbände der al-Qalandariyya und der al-Ḥaydariyya werden dabei immer wieder genannt und hier, soweit möglich, beleuchtet.

Die Berichte von Rauschmittelkonsum unter Gelehrten geben Aufschluss über Auswirkungen auf Rang und Stellung der jeweiligen Person. Unterschiede im Umgang mit Betäubungsmittelkonsum, gesellschaftliche Stigmatisierung und Ausgrenzung ebenso wie gesellschaftliche Akzeptanz, Vorkommen be-

21 Hofer, *Popularisation* 61.

stimmter Betäubungsmittel zu bestimmten Zeiten oder in bestimmten Gruppen und der Zusammenhang zwischen Betäubungsmittel und Konsument werden herausgearbeitet. Zu den Gelehrten werden etwa Richter oder im Staatsdienst beschäftigte gezählt, über die gelegentlich etwas mit Bezug auf Betäubungsmittelkonsum in den Quellen zu finden ist.

Darüber hinaus fällt bei der Betrachtung von Konsumenten auf, dass offenbar nicht zu allen Zeiten alle Substanzen im gleichen Ausmaß konsumiert wurden. Unterschiedliche Betäubungsmittel häufen sich jeweils in Berichten in spezifischen Jahrhunderten.

Die Quellen geben außerdem Einblicke in das Zusammenspiel von Autorität und Volk, von Herrschern und Bürgern. Auf beiden Seiten wurde konsumiert, doch zahlreiche Herrscher waren bemüht, den Konsum berauschender Substanzen zu unterbinden – meist mit geringem Erfolg. Anhand dieser Fundstellen kann auch auf eine Geografie des Betäubungsmittelkonsums geblickt werden, wenn Stadtviertel, Gärten o.ä. beschrieben werden, in denen Berauschendes konsumiert wurde bzw. zu bekommen war. Um diese Zusammenhänge, also um Herrschende und Beherrschte im Umgang mit Betäubungsmitteln, geht es im dritten Teil dieses Kapitels.

1.2.3 *Barš* – ein neues Betäubungsmittel

Ab dem 10./16. Jh. taucht in den Quellen ein zuvor nicht erwähntes Betäubungsmittel auf, das als *barš* bezeichnet wird. Es handelt sich dabei um eine Mischung, die mindestens Opium und Bilsenkraut enthielt und mit zahlreichen weiteren Zusatzstoffen, meist Gewürzen, versetzt war. *Barš* kommt weder in medizinischen Werken vor, da ihm keinerlei Heilwirkung zugeschrieben wurde, noch sind Berichte bekannt, nach denen es als Gift Verwendung gefunden hätte – mit einer Ausnahme, die hier besprochen wird. Auch im juristischen Diskurs spielt es keine herausragende Rolle. Es wurde ausschließlich als Rauschmittel genutzt und eben darüber liegen Berichte vor, die das Bild vom Betäubungsmittelkonsum innerhalb der Gesellschaft und von Konsumenten und ihrem Umfeld komplettiert. Daher wird es in dieses Kapitel mit aufgenommen und die Berichte über *barš*-Konsumenten werden untersucht.

2 Betäubungsmittel in der Epoche 5.–10./11.–16. Jh.

2.1 *Ein Blick auf einflussnehmende Faktoren*

Wie oben herausgearbeitet, war das Haschisch-Essen im 7./13. Jh. offenbar so weit verbreitet, dass Traktate (*rasāʾil*) zu dessen Verbot verfasst wurden. Al-Maqrīzī beschreibt in seinem Kapitel über Haschisch-Konsum, *Ḏikr ḥašīšat al-*

fuqarāʾ,[22] dass der Emir Sūdūn aš-Šayḫūnī Raḥmat Allāh um das Jahr 780/1378 zur Regierungszeit von al-Malik aṣ-Ṣāliḥ Ḥāǧǧī b. Šaʿbān Nāṣir ad-Dīn (778–784/1377–1382) einen Garten (al-Ǧunayna) in Kairo, einen Ort, an dem bekanntermaßen Haschisch konsumiert wurde, in seine Gewalt brachte, die Haschisch-Pflanzen vernichtete und die Konsumenten bestrafte. An anderer Stelle im selben Kapitel schreibt er, im Jahr 815/1412 sei das Haschisch-Essen verpönt gewesen, nachdem es sich zuvor stark verbreitet hatte. Ibn Kaṯīr beschreibt ähnliches aus Damaskus aus dem Jahr 758/1357. Dort wurden in einem Aufruhr Weinfässer zerstört und Haschisch-Vorräte vernichtet und es kam in der Folge zu harten Bestrafungen und handgreiflichen Auseinandersetzungen.[23] Irgendwann vor dem 7./13. Jh. muss sich demnach also insbesondere der Konsum von Haschisch im betrachteten Einflussbereich zu verbreiten begonnen haben. Ab dem 7./13. Jh. wurde er sicher als gesellschaftliches Problem wahrgenommen und thematisiert, sowie sanktioniert. Welche Faktoren spielten dabei eine Rolle?

Betäubungsmittelkonsum und seine Verbreitung in Gesellschaften kommen nicht in den gleichen zeitlichen Abfolgen auf oder verschwinden wieder, in denen Herrscherdynastien die Macht ergreifen und wieder besiegt und abgelöst werden. Wer zu ayyubidischer Zeit Haschisch aß, tat das nach der Machtübernahme durch die Mamluken sicher weiterhin. Gewohnheiten wie regelmäßiger Alkohol- oder Betäubungsmittelkonsum wurden von den Verhältnissen und Personen in den jeweiligen Herrschaftssitzen meist wenig bis gar nicht beeinflusst – von starken Sanktionen und Verboten einmal abgesehen, die unten beschrieben werden. Der Konsum kann sowohl Ausdruck von Wohlstand und Dekadenz als auch von Armut und Verzweiflung sein. Sozioökonomische Aspekte können somit ebenso wie Herrschaftsverhältnisse kaum als einflussnehmende Faktoren herhalten.

Was Wein und Bier angeht, ist ein Blick in die Geschichte von Miṣr/aš-Šām hilfreicher. Sie sind für das pharaonische Ägypten sowie den Alten Orient bereits seit Jahrtausenden belegt.[24] Ägypten war nach 500 größtenteils christlich geprägt, ca. 80 % der Bevölkerung gehörten dem Christentum an.[25] Christen ist das Trinken alkoholischer Getränke nicht verboten, Wein spielt in der

22 Al-Maqrīzī, *Ḫiṭaṭ* iii, 226.

23 Ibn Kaṯīr, *al-Bidāya* xvii, 349.

24 S. beispielsweise Hornung, Erik, *Einführung in die Ägyptologie. Stand, Methoden, Aufgaben* (Die Archäologie. Einführungen), Darmstadt: Wissenschaftliche Buchgesellschaft, [4]1993, 99, sowie Klengel, Horst, *Handel und Händler im Alten Orient*, Leipzig: Koehler und Amelang, 1979, 93.

25 Bagnall, Roger Shaler, *Egypt in Late Antiquity*, Princeton: Princeton University Press, 1993, 281.

koptischen Liturgie sogar eine wichtige Rolle.[26] Nach dem Ankommen von Muslimen in Ägypten bildeten diese gemeinsam mit Juden und Christen[27] eine diverse Gesellschaft und auch wenn Muslime an der Macht waren, veränderte sich nicht alles gemäß ihrer Gebote. Aus der Regierungszeit al-Ḥākims (386–411/996–1021) sind beispielsweise Verbote alkoholischer Getränke bekannt, die immer wieder erneuert wurden aber dennoch wenig Beachtung fanden.[28] Auch Ṣalāḥ ad-Dīn verbot beispielsweise das Brauen von Bier, jedoch mit ebenso geringem Erfolg, da es leicht möglich war, Bier zu Hause herzustellen. Zudem waren Steuereinnahmen aus Herstellung und Verkauf alkoholischer Getränke nicht unerheblich.[29] Außerdem war der Verzehr den Muslimen selbst auch nicht fremd. Lewicka identifiziert als alkoholhaltige Getränke der türkischstämmigen Militärelite *koumiss* (fermentierte Stutenmilch, arab. *laban ar-rimāk*), *šašš* und *baštakī* (aus Rosinen hergestellt). Das auf S. 126 zitierte *ḥadīṯ* nach al-Ḥimyarī und zahlreiche andere Stellen belegen, dass die Frage nach der Legitimität von alkoholischen Getränken durchaus gestellt wurde und auch Muslime sie seit jeher tranken.

Sicher war al-Ḥākim nicht der erste Herrscher, der Alkohol zu verbieten suchte, sicher aber der bis dato zumindest in Ägypten kämpferischste und sein Eifer wird wohl auf religiöse Motivation zurückzuführen sein. Im Nebeneinander von Christen und Muslimen jedenfalls setzte sich offenbar nicht das muslimische Alkoholverbot durch, sondern es verbreitete sich vielmehr der Alkoholkonsum in einem Maß, dass sich al-Ḥākim u.a. regelmäßig genötigt sahen, auch Christen und Juden das Brauen und Keltern zu verbieten. Selbst Zutaten für alkoholische Getränke wurden zeitweise vernichtet, um die Herstellung zu unterbinden.[30] Dennoch berichtet ein Reisender im 6./12. Jh. aus Kairo, *mizr* sei ein gängiges Getränk der Einwohner.[31] Alkohol wurde regelmäßig und von weiten Teilen der Bevölkerung konsumiert. Ein Grund dafür ist

26 Khella, Karam, *Die koptische Liturgie*, Hamburg: Theorie und Praxis Verlag, 1989, 115.

27 Bagnall schreibt, nach 500 habe es zwar deutlich weniger Juden in Ägypten gegeben als davor, sie seien aber immer noch in der Lage gewesen, Gemeinschaftseinrichtungen aufrechtzuerhalten und innerhalb der christlichen Mehrheit weiter leben zu können, wie sie es gewohnt waren. Bagnall, *Antiquity* 275, sowie Conermann, Stephan (Hrg.), *Muslim-Jewish Relations in the Middle Islamic Period. Jews in the Ayyubid and Mamluk Sultanates (1171–1517)* (MaS 16), Bonn: Bonn University Press, 2017, sowie Goitein, Shlomo Dov, *The Community* (A Mediterranean Society. The Jewish Communities of the Arab World as Portrayed in the Documents of the Kairo Geniza 2), Berkeley: University of California Press, 1971.

28 Lewicka, *Food* 473.

29 Lewicke, *Food* 489.

30 Lewicka, *Food* 515.

31 Lewicka, *Food* 490. *Mizr*: aus Getreide hergestellte Art von Bier.

sicher darin zu sehen, dass er in Ägypten und auch im Bereich aš-Šām in bis in diese Zeit mehrheitlich christlichen Kontexten (und lange davor) etabliert war.[32]

Sicher war auch Haschisch zur Zeit al-Ḥākims zumindest als Arznei bereits in Ägypten bekannt, als Rauschmittel war es jedoch noch nicht so weit verbreitet, dass staatliches Eingreifen als erforderlich angesehen wurde. Wahrscheinlich kommt der Haschisch-Rausch tatsächlich erst um das 5./11. Jh. in Miṣr/aš-Šām in nennenswertem Umfang auf. Im Gegensatz zum Alkohol, der beim Eintreffen des Islams bereits Teil des Lebens in Ägypten war, hatte man für das Aufkommen von Haschisch-Konsum offenbar einen anderen einflussnehmenden Faktor ausgemacht: den Zustrom von Menschen aus nördlich und nordöstlich gelegenen Gebieten – und hier v.a. von Asketen (*fuqarāʾ*), also Sufis. Dieser wurde von den Mamluken in großem Stil und als Teil ihrer Staatsideologie befördert,[33] hatte aber bereits früher in deutlich kleinerem Ausmaß begonnen. Trimingham stellt fest, dass zwar nur wenige Sufi-Verbände aus Ägypten selbst stammten, die Städte aber in unzähligen *ḫānqāh* und *ribāṭ* Sufis aus Ost und West beherbergten.[34] Hofer schreibt, sie tauchten gegen Ende der fatimidischen Herrschaftszeit (567/1171) immer häufiger in den Quellen auf, in denen aus dem 8./14. Jh. seien sie allgegenwärtig.[35] Ayyubiden und Mamluken schufen in großem Stil Institutionen, in denen Sufis leben und sich der religiösen Hingabe widmen konnten. Dies diente u.a. zur Legitimation der eigenen Herrschaft.[36] Die Sufis ihrerseits kamen in großer Zahl, predigten und prozessierten in den Straßen und zogen massenhaft Zuschauer an.[37] Al-Malik an-Nāṣir Qāytbāy (reg. 872–901/1468–1496) errichtete in der Deltaregion Ägyptens in Dasūq einen gesamten Komplex, in dem Sufis sich ihrem religiösen Leben widmen konnten. Der Komplex umfasste neben den Gräbern des Sufi-Heiligen Ibrāhīm ad-Dasūqī und dessen Bruder Mūsā zwei Moscheen und zahlreiche weitere Gebäude.[38] Dieser Zustrom von Sufis verursachte innerhalb der Gesellschaft auch Probleme, über die in Quellen berichtet wird. Dass Sufis bzw. Persern (*ʿağam*) u.a. zugeschrieben wurde, Haschisch verbreitet und in den Einflussbe-

32 Stilt, *Law* 92, sowie Biesterfeldt, Hinrich, „Mizr fī Miṣr. Ein Preisgedicht auf das Bier aus dem Kairo des 14. Jahrhunderts," in Hinrich Biesterfeldt und Veronika Klemm (Hrg.), *Differenz und Dynamik im Islam. Festschrift für Heinz Halm zum 70. Geburtstag* (2012), 383–398.

33 Vgl.: Hofer, *Popularisation.*

34 Trimingham, *Orders* 45.

35 Hofer, *Popularisation* 2.

36 Hofer, *Popularisation* 37.

37 Hofer, *Popularisation* 2.

38 Hallenberg, Helena, „The Sultan Who Loved Sufis: How Qāytbāy Endowed a Shrine Complex in Dasūq," in *MaS* 4 (2000), 147–167.

reich Miṣr/aš-Šām mitgebracht zu haben, wurde bereits deutlich. Im folgenden Abschnitt geht es dementsprechend zunächst um Sufis und um die Frage, welcher Einfluss ihnen auf die Verbreitung von Haschisch als Rauschmittel in den Quellen zugeschrieben wird.

3 Die Konsumenten

3.1 *Sufis, Perser und Haschisch*

Es lohnt sich, noch einmal bei der Rolle anzusetzen, die Sufis bei der Entdeckung und Verbreitung von Haschisch in den arabischen Quellen spielen. Gelegentlich taucht in diesem Zusammenhang neben dem Begriff *ṣūfī* bzw. *taṣawwuf* auch der Begriff *ʿaǧam* auf, der Nichtaraber und insbesondere Perser beschreibt.[39]

Sufis waren offenbar ein Sinnbild für Haschisch-Konsumenten. Hofer fasst allgemein zusammen:

> These phenomena, especially dancing, wandering, audition sessions (*samaʿāt*), eating hashish and gazing at beardless youths (*murdān*), were all typically associated with Sufis in Mamluk Egypt and were viewed with derision and disdain among certain sectors of society.[40]

Dass die umherwandernden Asketen, die einen eigenen Weg der religiösen Erfahrung suchten, u. a. mit Argwohn betrachtet und mit Ausschweifungen und Verbotenem assoziiert wurden, zeigen auch die von al-Maqrīzī zitierten Zeilen nach Muḥammad b. Sayyid an-Nās al-Yaʿmarī (gest. 734/1334):

> Was sind die Voraussetzungen für den Sufi in der heutigen Zeit?
> Es sind sechs und keine mehr:
> Verkehr mit passiven Sexualpartnern, Rausch, Betäubung, Tanz, Gesang und Kuppelei.
> Und wann immer jemand dumm daher schwatzt von *ittiḥād*, *ḥulūl* oder *iʿāda*,
> und von rechtlich und verstandesmäßig unbotmäßigem,
> so ist er das Oberhaupt mit dem Gebetsteppich.[41]

---

39 Lewis, Bernhard, *Die politische Sprache des Islam*, Hamburg: Europäische Verlagsanstalt, 2002, 192.

40 Hofer, *Popularisation* 1.

41 Al-Maqrīzī, *Ḫiṭaṭ* iv, 281.

Das „Oberhaupt mit dem Gebetsteppich" (*šayḫ aš-šuyūḫ ḏū s-saǧāda*) ist eine Bezeichnung für Oberhäupter von Derwisch-Verbänden, die jeweils den Gebetsteppich des Gründers des Verbandes erben und weitergeben. Die Zeilen enthalten deutliche Schmähungen: nichts weiter außer der genannten sechs Eigenschaften bedürfe es, um Sufi zu sein. Mit *Rausch* (*sukr*) und *Betäubung* (*saṭla*) werden gleich zwei Begriffe aus dem Wortfeld der Intoxikation aufgeführt und die letzten Zeilen zeigen eine große Missachtung. Welche konkreten Hinweise bieten die Quellen?

3.1.1 Bīr Raṭan, Qalandar und Ḥaydar

Nicht nur der Konsum selbst wurde, neben anderen Lastern, den Sufis zugeschrieben. Die Bearbeitung der Traktate über Betäubungsmittel unter 5.3 hat gezeigt, dass auch die Entdeckung des berauschenden Effekts von Haschisch auf einen Sufi-*šayḫ* zurückgeführt wird – wenn auch mehrere mögliche Namen und teilweise legendenhafte Personen dafür ins Spiel gebracht wurden: der aus Indien stammende Bīr Raṭan, sowie zwei aus dem persischen Hochland stammende *šayḫs* namens Qalandar und Ḥaydar. Diese Namen müssen hier noch einmal genauer betrachtet werden.

Die Person Bīr Raṭans scheint auf den ersten Blick kaum verifizierbar zu sein. Im biografischen Lexikon *al-Iṣāba fī tamyīz aṣ-ṣaḥāba* (*Das Treffende in der Nennung der Prophetengefährten*) von al-ʿAsqalānī (gest. 852/1449) findet sich ein kurzer Eintrag über ihn, dort wird er allerdings Bīr Zaṭan genannt und erhält die *nisba* al-Hindī. Dass es sich um die Person handeln muss, die aus den oben untersuchten Traktaten als Bīr Raṭan bekannt ist, wird aus dem Inhalt des Eintrags deutlich: Er sei ein *šayḫ* aus der Zeit der Sasaniden gewesen, über den es einen bekannten Bericht zum Thema Haschisch (*fī ḥašīšat al-qinnab*) gebe. Er sei nämlich der erste gewesen, der es in diesen Landen [d. h. in Indien] entdeckt habe und durch ihn sei es auch im Jemen bekannt geworden. Später habe er ebenfalls den Islam angenommen. Es folgt noch die Angabe, in al-ʿUkbarīs *Kitāb as-Sawāniḥ* werde *šayḫ* Ḥasan b. Muḥammad aš-Šīrāzī bzgl. des Inders zitiert und berufe sich dabei wiederum auf seinen *šayḫ* Ǧaʿfar b. Muḥammad aš-Šīrāzī.[42] Anderweitig ist mir auch nach intensiver und weitreichender Recherche keine Quelle bekannt, in der Informationen über Bīr Raṭan zu finden wären. Dass Haschisch durch ihn im Jemen bekannt gemacht worden

42 Al-ʿAsqalānī, Aḥmad b. ʿAlī b. Ḥaǧar, *al-Iṣāba fī tamyīz aṣ-ṣaḥāba*, Hrg. ʿAbdallāh b. ʿAbd al-Muḥsin at-Turkī et al., 16 Bd., Beirut, 2008 i, 640, Eintrag 794: *Bīr Zaṭan al-Hindī*. Dieser Eintrag ist in der Edition von 2008 zu finden, fehlt jedoch in der von 1995. Al-ʿAsqalānī, Aḥmad b. ʿAlī b. Ḥaǧar, *al-Iṣāba fī tamyīz al-ṣaḥāba*, Hrg. ʿĀdil Aḥmad ʿAbd al-Mawǧūd und ʿAlī Muḥammad Maʿūḍ, 8 Bd., Beirut: Dār al-kutub al-ʿilmiyya, 1995.

sein soll, geht aus dem oben wiedergegebenen Text gemäß al-Maqrīzīs *Ḫiṭaṭ* nicht hervor (s. S. 178). U.U. hatte al-ʿAsqalānī Zugriff auf eine andere Version des Textes oder eine weitere, unbekannte Quelle. Der knappe Eintrag, versehen mit der Information, der *šayḫ* habe schließlich den Islam angenommen, sowie das Fehlen jeglicher weiteren Informationen über ihn irgendwo außerhalb der Traktate lassen an der Historizität Bīr Raṭans zweifeln. Diese Zweifel hegt auch Cámara, wenn er schreibt, der *šayḫ* sei höchstwahrscheinlich als Legende einzustufen.[43] Darauf deutet v.a. der Name Bīr Raṭan hin: Bereits Rosenthal schlug für die Lesung des ersten Namensteiles Bīr vor, ihn als arabische Transkription des persischen *pīr* anzusehen[44] und dieser Idee ist nichts entgegenzusetzen. Der (persische) Titel *pīr* war, neben *muršid*, in iranischen und indischen Gegenden für regionale Oberhäupter großer Sufi-Verbände gebräuchlich. Sie unterstanden dem *ḫalīfa* oder *muqaddam*, der seinerseits wiederum dem *šayḫ* unterstand.[45] Auch Cámara sieht eine Verbindung der Figur Bīr Raṭans mit Zirkeln von Mystikern.[46] Es lohnt sich jedoch auch, den zweiten Namensteil Raṭan genauer anzusehen. Die Wurzel *r-ṭ-n* beschreibt das Wortfeld des Sprechens in einer den Arabern nicht bekannten Sprache: *Ar-raṭāna* bedeutet laut Fīrūzābādī *al-kalāmu bi-l-aʿǧamiyyati, raṭana lahu* und *rāṭanahu*, das Wort an jemanden richten in nicht arabischer Sprache.[47] Al-Ḫalīl notiert diese Bedeutungen ebenfalls.[48] Bīr Raṭan ist somit der indische, nicht Arabisch sprechende weise Mann (*šayḫ*). Hinzu kommt, dass beide Lexikografen die Wurzel *r-ṭ-n* in Verbindung bringen mit den Begriffen *ʿaǧam* bzw. *ʿaǧamiyya*. Sie werden ihrerseits wiederum für Nichtaraber im Allgemeinen aber auch für Perser im Besonderen verwandt.[49] Somit handelt es sich im Fall von Bīr Raṭan sicherlich um eine legendenhafte Schöpfung, mittels derer die Verortung von Haschisch in Sufi-Kreisen v.a. des iranischen Hochlands, aber auch Indiens Ausdruck findet.

Wie steht es nun um Qalandar und um Ḥaydar? Der auf S. 176 nach al-Badrī geschilderte Bericht, Qalandar habe eigentlich Qalan geheißen und der volle Name sei durch ein Wortspiel mit dem Verb *darā* (*wissen, kennen, verstehen*)

43 Cámara, *Estudios* i, 189.

44 Rosenthal, *The Herb* 44.

45 Trimingham, *Orders* 174.

46 Cámara, *Estudios* i, 189.

47 Fīrūzābādī, Maǧd ad-Dīn Muḥammad b. Yaʿqūb, *al-Qāmūs al-muḥīṭ*, Damaskus: Markaz ar-risāla li-dirāsāt wa-taḥqīq at-turāṯ, ³2012, 1200, Eintrag *ar-raṭāna*.

48 Al-Ḫalīl b. Aḥmad al-Farāhīdī, *Kitāb al-ʿAyn murtaban ʿalā ḥurūf al-muʿǧam*, Hrg. ʿAbd al-Ḥamīd Hindāwī, 4 Bd., Beirut: Dār al-kutub al-ʿilmiyya, 2003 ii, 125, Eintrag *raṭana*.

49 Lewis, *Politische Sprache* 192, sowie Lane, Edward William, *An Arabic English Dictionary*, 2 Bd., London: Williams and Norgate, 1863 ii, 1967, Eintrag *ʿaǧam*.

entstanden als Qalan die Wirkung von Haschisch entdeckt habe, mutet stark legendenhaft an und ist wohl auch so wahrzunehmen. Der Verband der al-Qalandariyya, auf den der Name hindeutet, ist schwer in den Quellen fassbar, was eine umso breitere Projektionsfläche für Zuschreibungen und Mythenbildung schafft. Es handelt sich um einen Sufi-Verband, von dem die Menschen wenig wussten, da er sich jeder Kategorisierung entzog. Bis in die heutige Zeit sind Qalandarīs in Pakistan und in Indien zu finden, wo sie als Asketen umherwandern, Heilige verehren und deren Schreine besuchen.[50] Was aber sagen die arabischen Quellen aus dem 5.–10./11.–16. Jh.?

Ibn Taymiyya hat in seiner *fatwā*-Sammlung *Maǧmūʿ fatāwā* (*Die Sammlung der Rechtsgutachten*) Antworten zusammengestellt auf häufige Fragen zur al-Qalandariyya. Zunächst stellt er klar, dass sie Irregeleitete und Unwissende (*ahl min aḍ-ḍalāla wa-l-ǧahāla*) seien, nicht an Gott und seinen Propheten glaubten und weder die religiöse Pflicht des Betens noch die des Fastens einhielten. Einige von ihnen seien ungläubiger als Juden oder Christen und sie gehörten auch nicht zu den Schutzbefohlenen (*ahl aḏ-ḏimma*). Diejenigen unter ihnen, die Muslime seien, seien dies auf ketzerische, irregeleitete Art. Ihr Ursprung habe in frommen Asketen aus persischen Gebieten gelegen, die den Lehren ihres Meisters Abū Ḥafṣ as-Suhrawardī (gest. 563/1168) folgten, die religiösen Pflichten erfüllten und Tabus mieden, wie er es ihnen in seiner Schrift *ʿAwārif al-maʿārif* (*Die Güte des Antlitzes*) gewiesen habe. Dann jedoch hätten sie diese Pflichten nicht mehr eingehalten und sich unter der Bezeichnung al-Malāmiyya Tabus zugewandt. „Zu dieser Zeit", so schreibt Ibn Taymiyya ohne näher zu spezifizieren, zählten sich immer mehr Menschen zur al-Qalandariyya, es gehörten ihr Herrscher und Arme, Schreiber, Mathematiker und auch Ärzte an.[51]

Vom Problem der offenbar immer größer werdenden Anhängerschar der al-Qalandariyya u. a. Verbände berichtet auch al-Maqrīzī: Am 28. Muḥarram des Jahres 821/7. März 1418 sei in Kairo ausgerufen worden, jeder Fremde solle in seine Heimat zurückkehren. Hier wird explizit erklärt, die al-Qalandariyya und andere persische Verbände seien immer zahlreicher geworden. Diese Bekanntmachung habe unter den Persern für Aufregung gesorgt, so al-Maqrīzī, man habe sie aber schließlich doch bleiben lassen.[52] Die Rede ist an dieser Stelle

---

50 Boivin, *Artefacts* 13, sowie Frembgen, Jürgen Wasim, *Am Schrein des roten Sufi. Fünf Tage und Nächte auf Pilgerfahrt in Pakistan*, Frauenfeld: Waldgut, ²2011.

51 Ibn Taymiyya, Aḥmad b. ʿAbd al-Ḥalīm, *Maǧmūʿ fatāwā šayḫ al-islām Ibn Taymiyya*, Hrg. ʿAbd ar-Raḥmān b. Muḥammad b. Qāsim, 37 Bd., Medina: Maǧmaʿ al-malik Fahd li-ṭibāʿat al-muṣḥaf aš-šarīf, 2004 xxxv, 163.

52 Al-Maqrīzī, as-Sulūk vi, 460.

nicht von Sufi-Verbänden im Allgemeinen, gemeint sind bestimmte persische, allen voran die al-Qalandariyya. Man nahm den Zustrom dieser religiösen Wanderasketen also bereits als Problem war. Al-Maqrīzī thematisiert ebenfalls die Haltung der Qalandarīs gegenüber ihren religiösen Pflichten. Sie zählten das Fasten und das Beten nicht dazu und strebten darüber hinaus nicht nach der Wahrhaftigkeit standhaften Verhaltens. Auch die al-Malāmiyya wird hier erwähnt, al-Maqrīzī bezeichnet sie als al-Malāmatiyya. Sie übe sich in religiöser Zurückhaltung, während die al-Qalandariyya auf eine Zerstörung der Tradition aus sei und sich lediglich der Reinheit ihrer Herzen verpflichtet fühle.[53] Hier sind also nicht die Qalandarīs im Verband der Malāmīs aufgegangen und haben sich von sämtlichen Pflichten losgesagt, wie Ibn Taymiyya es beschreibt. Es handelt sich vielmehr um zwei Verbände, die sich nach zu jener Zeit vorherrschender Meinung zwar beide nicht auf dem rechten islamischen Weg befinden, sich aber dennoch unterscheiden. Trimingham beschreibt ebenso insbesondere die Unterscheidung zwischen al-Malāmatiyya (er nennt sie ebenfalls so) und al-Qalandariyya. Während die al-Malāmatiyya jegliche Zurschaustellung religiöser Akte ablehne und selbst die religiösen Pflichten wie das Beten und das Fasten nicht durchführe, schere sich die al-Qalandariyya ausschließlich um die Reinheit des Herzens und zeige die religiöse Verehrung dabei in stark extrovertierter Weise.[54] Für die Allgemeinheit handelte es sich sicher in beiden Fällen um Menschen, die sich auf die eine oder andere Weise den verbreiteten Normen entzogen. Daher wurden Asketen wahrscheinlich häufig insgesamt als *ṣūfī* oder als *faqīr* bezeichnet, ohne dass Unterscheidungen nach einzelnen Verbänden getroffen worden wären. Insbesondere die al-Qalandariyya, die al-Malāmatiyya und auch die al-Ḥaydariyya, um die es noch gehen wird, stellten sich offenbar bewusst gegen jede Kategorisierung. Al-Maqrīzī schreibt sehr deutlich, die Qalandarīs bänden sich nicht an feste Formen und scherten sich nicht darum, was über sie bekannt ist und was nicht.[55] Schon äußerlich unterschieden sie sich deutlich von anderen Menschen und zeigten bereits darin Ablehnung gängiger Normen. Ibn Kaṯīr berichtet von dem Versuch, die Qalandarīs zur Anpassung zu zwingen, so geschehen im Jahr 761/1360, ein knappes Jahrhundert vor dem von al-Maqrīzī geschilderten Aufruf an die Fremden, in ihre Heimat zurückzukehren. Ihre Angewohnheit, sich Wangen, Augenbrauen und Schnäuzer zu rasieren, wurde als Tabu angesehen[56] und zwar in einem Ausmaß, dass den Sultan zwang, tätig zu werden. Zu

53 Al-Maqrīzī, *Ḫiṭaṭ* iv, 311.
54 Trimingham, *Orders* 266.
55 Al-Maqrīzī, *Ḫiṭaṭ* iv, 311.
56 Ibn Kaṯīr, *al-Bidāya* xvii, 406.

den Dingen, die Anstoß verursachten, zählte daneben auch die Kleidung der Qalandarīs:

> Am yawm aṯ-ṯulaṯāʾ 15. Ḏū l-ḥiǧǧa/Dienstag, 27. Oktober kam ein Schreiben des Sultans – Gott stärke ihn – in Damaskus an, das sie [die al-Qalandariyya] zwang, sich wie Muslime zu kleiden und von der Kleidung der Perser und der Zoroastrier (*al-aʿǧām wa-l-maǧūs*) abzulassen. Es war ihnen nicht mehr möglich, die Gebiete des Sultans zu betreten, bis sie von dieser ketzerischen Kleidung abließen, die als widerwärtig angesehen wurde. Wer sich nicht daran hielt, wurde bestraft und von seinem Wohnort vertrieben.[57]

Die Anordnung fällt in die Regierungszeit al-Malik al-Manṣūrs (755–762/1354–1361) und leider teilt Ibn Kaṯīr nichts weiter über Wirksamkeit oder Langlebigkeit der Maßnahme mit. Auch bei Ibn Taymiyya wird das Problem der charakteristischen Rasur thematisiert, er schreibt von der Rasur der Kinne (*yaḥliqūna ḏuqūnahum*).[58] Ebenso wird es von der al-Ḥaydariyya berichtet. Dieser Verband ist aus der al-Qalandariyya hervorgegangen und beruft sich auf Quṭb ad-Dīn Ḥaydar (gest. 618/1221).[59] Er ist in den Texten noch schwerer zu fassen. Was die Primärquellen hergeben, ist allerdings ähnlichen Inhalts wie der über die al-Qalandariyya. Auch die Ḥaydarīs rasierten sich den Bart bis auf den Schnäuzer und auch sie taten sich durch ihre Kleidung hervor. Sowohl Ibn Kaṯīr als auch al-Maqrīzī beschreiben die Rasur und die offenbar charakteristischen Gewänder aus Filz (*farāǧī*) und die spitzen Hüte (*ṭarāṭīr*). Beide Autoren geben für das Auftauchen der al-Ḥaydariyya in aš-Šām das Jahr 655/1257 an, diese Zahl findet sich auch bei aḏ-Ḏahabī. Alle drei Autoren berichten darüber hinaus, die Ḥaydarīs eiferten mit ihrer Rasur ihrem Gründer nach, der von Ketzern gefangen genommen worden sei, die ihm Kinn und Wangen rasiert hätten. Aḏ-Ḏahabī ergänzt, sie trügen Eisenringe um den Hals. Sie beteten und fasteten zwar, seien aber dennoch eine Gruppe von Abweichlern, allein schon die Rasur widerspreche schließlich der *sunna*.[60] Diese Gruppen von umherwandernden Asketen, die auftauchten, fremd aussahen und sich sonderbar verhielten, nur um dann wieder weiterzuziehen, boten eine enorme Projektionsfläche für Unterstellungen aller Art.

57 Ibn Kaṯīr, *al-Bidāya* xvii, 406.
58 Ibn Taymiyya, *Maǧmūʿ* xxxv, 163.
59 Trimingham, *Orders* 199.
60 Ibn Kaṯīr, *al-Bidāya* xvi, 305, al-Maqrīzī, *as-Sulūk* i, 496, sowie aḏ-Ḏahabī, *Tārīḫ* xlviii, 29.

3.1.2 al-Qalandariyya, al-Ḥaydariyya und Haschisch

Das konträre Verhalten der beiden Verbände zur *sunna*, sowohl was die religiösen Pflichten des Betens und des Fastens angeht als auch ihr provokantes Äußeres, wurde um eine weitere Eigenschaft ergänzt, die sie starker Kritik aussetzte: der Konsum von Haschisch und anderen Rauschmitteln. Für Sufis aller Verbände war es geläufig, auch Alkohol oder Rauschmittel zur Erlangung der Ekstase einzusetzen,[61] insbesondere die al-Qalandariyya, aber auch die al-Ḥaydariyya werden in dem Zusammenhang immer wieder explizit genannt. Heimlichkeit bzw. Exklusivität spielt dabei eine wichtige Rolle. *Šayḫ* Ḥaydar habe erklärt, Gott habe ihm und seinen Anhängern mit dem Haschisch ein Geheimnis zuteilwerden lassen und sie sollten sich würdig erweisen und es bewahren bzw. nicht mit Außenstehenden darüber sprechen (s. S. 174). In dieser Schilderung wird der Gruppe eine Exklusivität zuteil, die sie sich selbst zuspricht und die der weit verbreiteten Ansicht, Haschisch sei verboten, widerspricht. Die Gruppe handelt dieser Ansicht kollektiv, aber heimlich zuwider. Der geschmähte Außenseiter wird hier zum Wissenden und zum von Gott ausgezeichneten. Ähnliches spiegelt die Erzählung um *šayḫ* Qalandar und die Verbindung seines Namens mit dem Verb *darā* (s. S. 176).

Eine weitere Auffälligkeit ist die zentrale Figur eines Meisters im Zusammenhang mit Haschisch-Konsum. Sowohl *šayḫ* Ḥaydar als auch *šayḫ* Qalandar haben den berauschenden Effekt von Haschisch selbst entdeckt und ihre Gefolgschaft an ihrem Wissen teilhaben lassen, wie es von einem Meister erwartet würde. Sie konsumierten mit ihrer Gefolgschaft, über Ḥaydar wird sogar berichtet, er sei nach der Entdeckung keinen Tag mehr gesehen worden, ohne es zu kauen.

Von den Entdeckerfiguren abgesehen gibt es weitere Hinweise auf insbesondere Qalandarīs, die Haschisch konsumierten. Aḏ-Ḏahabī notiert beispielsweise die kurze Geschichte des glücklosen Ḫalīl b. Badr (gest. 642/1244). Dieser habe mit Hilfe tatarischer Truppen eine Festung Sulaymān Šāhs (turkstämmiger Anführer, gest. 634/1236) besetzt, sei aber von Sulaymān Šāh bekämpft und in den Reihen seiner Krieger getötet worden. Er habe bis dahin eine große Schar von Anhängern um sich gesammelt. Er habe sich außerdem wie die Qalandarīs gekleidet, Wein getrunken und Haschisch gegessen. Sein Bruder und diejenigen seiner Gefolgschaft, die entkommen konnten, seien zu den Tataren geflohen.[62] Hier wird nicht nur durch die Erwähnung der typischen Kleidung eine Verbindung zur al-Qalandariyya hergestellt, sondern eine weitere zu den Tataren, die

61 Trimingham, *Orders* 199.

62 Aḏ-Ḏahabī, *Tārīḫ* xlvii, 118.

ja ihrerseits auch von einigen Autoren mit der Verbreitung von Haschisch in Verbindung gebracht werden (s. S. 173).

Bereits auf S. 115 wurde von Nāṣir ad-Dīn al-Qarandalī al-Kātib berichtet, der zur al-Qalandariyya gehören wollte und ein Haschisch-Wettessen bestritt, das mit dem Tod seines Gegners endete.

3.1.3 Andere

Neben den Qalandarīs und Ḥaydarīs ist die Verbindung von Haschisch und Sufis bzw. Persern (*ʿağam*) im Allgemeinen zu finden. Der Bagdader Gelehrte Ibn al-Ğawzī (gest. 597/1201) widmet den Sufis in seinem Werk *Talbīs Iblīs* (*Die Täuschung des Teufels*) ein langes Kapitel, in dem er u.a. kritisiert, dass sie ihren Verstand nicht mit Wein zerstörten, sondern stattdessen mit etwas, das sie Haschisch nannten, sowie mit *al-maʿğūn* (*Vermengtes*, enthält Bilsenkraut und/oder Opium und Zutaten wie Gewürze und Honig).[63]

Um eine Vermischung von Betäubungsmitteln mit anderen Zutaten geht es auch in al-Maqrīzīs bekanntem Kapitel über Haschisch (*Ḏikr ḥašīšat al-fuqarāʾ*). Auch hier wird das Betäubungsmittel durch einen persischen Sufi zubereitet:

> In Kairo kam einer der persischen Ketzer an, der das Kraut mit Honig herstellte und eine bestimmte Menge von etwas Getrocknetem wie Alraune o.ä. untermischte. Er nannte es *al-ʿuqda* (das Kraut) und verkaufte es heimlich. Es zu essen verbreitete sich und kursierte unter den Leuten für die Dauer von ein paar Jahren. Im Jahr 815/1412 war es dann verpönt, mit der verfluchten Pflanze gesehen zu werden, die Angelegenheit war bekannt geworden, das Essen hatte sich verbreitet und die Scham, darüber zu sprechen, stieg. Es blieb schließlich etwas Wertvolles der Reichen, den Luxus liebenden.[64]

Diese Passage beinhaltet alle zuvor bereits beschriebenen Elemente: die Entdeckung in bzw. Herkunft aus persischem Gebiet, die Verbindung zu einem „Ketzer" bzw. „vom rechten Weg abgekommenen" (*šaḫṣun min malāḥidati l-ʿağami*), der nach Kairo gelangt (also umherwandert), sowie die Heimlichkeit und die folgende Ausbreitung, nachdem es bekannt gemacht worden ist.

In *Fayḍ al-qadīr šarḥ al-Ğāmiʿ aṣ-ṣağīr* (*Überreiche Macht des Kommentars der Kleinen Zusammenstellung*), einem Kommentar zu as-Suyūṭīs *ḥadīṯ*-

63 Al-Ğawzī, Ğamāl ad-Dīn Abū l-Farağ ʿAbd ar-Raḥmān, *Talbīs Iblīs*, Hrg. Aḥmad Akram aṭ-Ṭibbāʿ, Beirut: Dār al-Qalam, 1983, 361.

64 Al-Maqrīzī, *Ḫiṭaṭ* iii, 231.

Kompendium *al-Ǧāmiʿ aṣ-ṣaġīr fī aḥādīṯ al-bašīr an-naḏīr* (*Kleine Zusammenstellung der geweihten und erfreuenden* aḥādīṯ), erwähnt al-Manāwī (gest. 1031/1622) eine weitere Begebenheit, die einen Perser (*ʿağamī*) mit Haschisch in Verbindung bringt. Es geht an dieser Stelle um das Verbot aller berauschenden und verderbenden Substanzen durch den Propheten (*Kullu muskirin ḥarāmun*), sowie um den *ḥadīṯ*-Gelehrten az-Zayn al-ʿIrāqī, der 806/1403 gestorben ist. Somit reiht sich die Erzählung in denselben zeitlichen Rahmen ein, wie die anderen Schilderungen aus Miṣr/aš-Šām. Ein in Kairo verweilender Perser (*ʿağamī*), heißt es dort, habe einen Beleg (*dalīl*) für das Verbot von Haschisch (*ḥašīš*) verlangt. Eine Sitzung (*mağlis*) sei eigens dafür einberufen worden, an der die größten Gelehrten der Zeit teilnahmen. Az-Zayn al-ʿIrāqī belegte das Verbot schließlich und es heißt, wer anwesend war, sei in Erstaunen versetzt worden.[65]

In aš-Šaʿrānīs (gest. 973/1565) biografischer Sammlung über Sufis, *Lawāqiḥ al-anwār* (*Die Samen der Lichter*), wird geschildert, wie der Sohn Ṣāliḥ al-Bulqinīs, Sirāğ ad-Dīn (ägyptischer *ḥadīṯ*-Gelehrter und *faqīh*, gest. 824/1421), am Bāb al-Lūq vorbeiging und eine Menschenansammlung sah. Auf die Frage, was dort vor sich gehe, habe man ihm geantwortet, einer der Freunde Gottes (*šaḫṣun min awliyāʾ Allāh*) verkaufe Haschisch (*ḥašīš*). Darauf habe Sirāğ ad-Dīn geantwortet: „Wäre der Daǧǧāl seinerzeit in Ägypten hervorgetreten, hätten sie nicht an ihn geglaubt aufgrund der Heftigkeit ihrer Unwissenheit. Wie kann ein Haschischesser (*ḥaššāš*) zu den Freunden Gottes gehören, ist er doch einer der Armen (*ḥarāfīš*)!" Daraufhin sei Sirāğ ad-Dīn weitergegangen, es sei ihm aber all sein Wissen abhandengekommen und er habe sich von seinem bisherigen Zustand entfremdet und vergessen, was er über Haschischesser gesagt hat. Auch über Rechtsgutachten wusste er nichts mehr. So blieb er in seiner *madrasa* für drei Tage, bis ein Sufi (*faqīr*) zu ihm kam, dem er seinen Zustand klagte. Der Sufi sagte: „Das kommt von dem einen Sufi, den du nicht erkannt hast. Wo immer die Sufis diesen einen hinsetzen, da bereuen die Menschen das Haschisch-Essen und nicht einer nimmt es aus seiner Hand entgegen. Niemand kehrt je, bis zum Tod, zum Haschisch-Essen zurück. Sende ihm eine Bitte um Vergebung und dein alter Zustand wird zu dir zurückkehren." So geschah es und Sirāğ ad-Dīn erlangte sein Wissen zurück, nachdem er einen Hahn auf dem Dach seiner *madrasa* mittels Kehlschnitt tötete, wie ihn der Sufi angewiesen hatte. So wie er sich durch sein Wissen über die Muslime erhaben gefühlt habe,

---

65 Al-Manāwī, Muḥammad ʿAbd ar-Ruʾūf b. Tāğ al-ʿĀrifīn b. ʿAlī b. Zayn al-ʿĀbidīn al-Ḥaddādī: *Fayḍ al-qadīr šarḥ al-Ǧāmiʿ aṣ-ṣaġīr*, 6 Bd., Beirut: Dār al-maʿrifa li-ṭ-ṭubāʿa wa-n-našr, ²1972 xi, 338.

so solle er es aus dem Herzen des Hahns wieder befreien, habe der Sufi geschrieben.[66] Der Bericht ist klar legendenhaft, allerdings gibt es einen ähnlichen, deutlich kürzeren in Ibn ʿImāds *Šaḏarāt aḏ-ḏahab*, nach dem ca. ein Jahrhundert später ebenfalls jemand Haschisch ausgibt und die Leute zur Reue und Umkehr bewegt. Dort geht es um einen ʿAbdallāh al-Maǧḏūb al-Miṣrī (also um ʿAbdallāh den Irren), der in al-Azbakiyya lebte und starb. Zu seinen Wundern zählte, dass, wer von seinem Haschisch nahm und davon aß, sofort bereute und es nicht wieder nahm. Man habe ihn äußern hören: „Durch die Herrlichkeit meines Herren hat nicht einer es aus dieser Hand genommen und ist zu ihm … zurückgekehrt." ʿAbdallāh al- Maǧḏūb starb im Jahr 937/1531 und wurde neben anderen Fremden (*ġurabāʾ*) in al-Azbakiyya beerdigt.[67] Vom Beinamen al-Maǧḏūb bis zur Beerdigung bei den *al-ġurabāʾ* entwirft der Bericht das Bild von einer sonderbaren Gestalt, über die nirgends sonst etwas zu finden ist. Auch die Nähe der beiden benachbarten geografischen Orte al-Azbakiyya und Bāb al-Lūq fällt auf. Hat es Sufis gegeben, die durch ihre wundertätige Begabung und das Verteilen von Haschisch Umkehr und Abwendung vom Betäubungsmittelkonsum bewirkten? Zumindest Geschichten darüber kursierten jedenfalls. Neben religiöser Erleuchtung und Eingebung der Notwendigkeit zur Umkehr ist natürlich auch denkbar, dass diese Sufis unreine Betäubungsmittel (im modernen Drogenjargon *schlechter Shit*) oder andere Mischungen verabreichten, die starke körperliche Beschwerden und/oder sogenannte *Horrortrips* verursachten. Dass Betäubungsmittel im Herstellungsprozess mit anderen Wirkstoffen vermischt wurden, war nicht selten und dass unbekömmliche Beimengungen eine Abkehr vom Betäubungsmittelkonsum verursachen, ist jedenfalls denkbar. Leider gibt es zu den geschilderten Bekehrungen zum Verzicht auf Haschisch keinerlei weitere Beschreibung und die stark legendenhafte erstgenannte Erzählung legt nahe, dass es im Korpus der Erzählungen über Sufis und Haschisch auch solche Sufis gab, die zur Umkehr bewegten.

Sufis können sicher nicht als singuläre Erklärung für Haschisch-Konsum in Miṣr/aš-Šām herhalten. Die Entdeckung des berauschenden Effekts und die Verbreitung von Haschisch werden allerdings häufig mit ihnen in Verbindung gebracht. Ihr gehäuftes Vorkommen in Quellen aus dem fatimidischen, ayyubidischen und mamlukischen Einflussbereich ab dem 6./12. Jh. und die Rolle, die sie im ayyubidischen und mamlukischen Staat spielten, lässt im Zusam-

66 Aš-Šaʿrānī, Abū l-Mawāhib ʿAbd al-Wahhāb b. Aḥmad b. ʿAlī, *Lawāqiḥ al-anwār al-Qudsiyya fī bayān al-ʿuhūd al-Muḥammadiyya*, Hrg. Muḥammad ʿAbd as-Salām Ibrāhīm, Beirut: Dār al-kutub al-ʿilmiyya, [2]2005, 181.

67 Ibn al-ʿImād, Šihāb ad-Dīn Abū l-Ḥayy b. Aḥmad b. Muḥammad, *Šaḏarāt aḏ-ḏahab fī aḫbār man ḏahab*, Hrg. ʿAbd al-Qādir al-Arnāʾūṭ, 10 Bd., Beirut: Dār Ibn Kaṯīr, 1993 x, 310.

menhang mit den anderen dargestellten Informationen eine grobe historische Einordnung zu: Schreiben frühe Berichte aus dem 5./11. Jh. von Verboten von Bier und Wein und erwähnen Haschisch in Miṣr/aš-Šām noch nicht, ist es im 7./13. Jh. bereits Gegenstand juristischer Traktate und aus dem 8./14. Jh. liegen bereits Berichte von systematischem Vorgehen gegen Haschisch-Konsum von staatlicher Seite vor. Wein und Bier, bereits im christlichen Ägypten etabliert, blieben verbreitete Getränke der Massen und wurden von Christen wie Muslimen konsumiert. Hinzu kam in der Zeit nach dem 5./11. Jh. v.a. Haschisch, mit dessen Verbreitung und Bekanntmachung wandernde Sufis in Verbindung gebracht werden und die zu dieser Zeit in großer Zahl in Miṣr/aš-Šām auftauchten und eine starke Präsenz bildeten. In der Epoche 5.–10./11.–16. Jh. sind sie in der vorzufindenden Gemengelage, zusammen mit der Tatsache, dass alkoholische Getränke wie Wein und Bier bereits Jahrtausende vor Eintreffen des Islams etabliert waren, ein Faktor.

3.2 *Gelehrte und Betäubungsmittelkonsum*

Wie bereits im vorangegangenen Kapitel dargestellt, gab es durchaus auch Rechtsgelehrte, die den Konsum von Haschisch zum Zweck des Rauschs befürworteten. Darüber hinaus nahmen einige es auch selbst ein. Zu ihnen gehörte Ibn Šukr al-Miṣrī (gest. 688/1289), dessen viel zitierte Zeile „doch ist verboten zu verbieten, was nicht verboten ist" in mehreren Haschisch-Traktaten vorkommt. Es wurde bereits erwähnt, dass Ibn Šukr als Haschischesser bekannt war, Ibn Kaṯīr hat ihm einen Eintrag in *al-Bidāya wa-n-nihāya* gewidmet und es lohnt, Ibn Šukr noch einmal näher in den Blick zu nehmen:

> Al-ʿĀlim b. aṣ-Ṣāḥib: der schamlose *šayḫ*. Das ist aš-Šayḫ al-Fāḍil ʿAlam ad-Dīn Aḥmad b. Yūsuf b. ʿAbdallāh b. Šukr, er stammte aus gebildetem und vornehmem Haus. Er hatte bei einigen Lehrern studiert und genoss Ansehen und Stellung. Dann ließ er das alles hinter sich und wandte sich den einfachen Menschen (*al-ḥarāfīš*) und der Gemeinschaft der Einfachen zu und glich sich ihnen in Kleidung und Lebensweise an. Er aß Haschisch (*ḥašīš*) und sein Verstand war in Ausschweifungen und Schamlosigkeit verstrickt, besaß aber auch außerordentlich klare und reine Anteile, wie sie nicht bei vielen von ihnen zu finden sind. Er hatte vorzügliche Kinder, die ihm das Haschisch-Essen verboten, doch er richtete sich nicht danach und beharrte darauf, bis er in der Nacht des Freitags, 21. Rabīʿ al-awwal 689/16. Dezember 1289 starb.[68]

68 Ibn Kaṯīr, *al-Bidāya* xvi, 533.

Neben dem Gedicht mit der Zeile „doch ist verboten zu verbieten, was nicht verboten ist“ verfasste er weitere, Haschisch lobende Zeilen, wie die Folgenden:

> O Seele, mein Verlangen gilt dem Verkehr mit Kindern!
> Die Zerstreuung ist es, wovon der Jüngling lebt.
> Ein Tag im Rausch bringt kein Vergnügen,
> mangelt es an Wein, dann eben Haschisch![69]

Außerdem schildert al-Badrī (gest. 909/1503) in seiner Monografie über Haschisch und Wein (s. S. 131) folgende Begebenheit: Ibn Šukr sei der Sohn des Wesirs Ṣafī d-Dīn ʿAbdallāh b. Šukr gewesen, der in Kairo eine theologische Hochschule (*madrasa*) gegründet und sie mit umfangreichen Stiftungen ausgestattet habe. Seinem Sohn, der aufgrund seines großen Wissens und seiner außerordentlichen religiösen Pflichterfüllung auch als al-ʿAlam b. Ṣāḥib oder als ʿAlam ad-Dīn bekannt gewesen sei, habe er in seiner Schule ebenfalls eine *madrasa* eingerichtet. Doch ʿAlam ad-Dīn sei nicht nur aufgrund seiner Vorzüglichkeit in Studium und Lehre aufgefallen. Er habe sich den Kinnbart gestutzt und bunte, farbenfrohe Kleider getragen (fiel also offenbar schon durch seine äußere Erscheinung auf) und habe außerdem ein ausschweifendes Leben geführt. Und ein weiteres Merkmal sei prägend gewesen für diese Ausnahmeerscheinung: ʿAlam ad-Dīn habe ununterbrochen Haschisch (*ḥašīša*) gegessen und sich weder um Kritiker noch um Angriffe diesbezüglich geschert, seinen Konsum im Gegenteil sogar mit Humor genommen.[70] Nach dem Tod des Vaters Ṣafī d-Dīn ʿAbdallāh b. Šukr habe der zuständige Oberrichter für Ägypten, Badr ad-Dīn as-Sanǧārī, eine Versammlung einberufen, zu der auch ʿAlam ad-Dīn eingeladen worden sei. Das Ziel des Oberrichters war es, ʿAlam ad-Dīn die Stiftungen seines Vaters aufgrund seines Haschisch-Konsums abzuerkennen. Badr ad-Dīn as-Sanǧārī selbst wiederum sei bekannt gewesen für seine sexuellen Beziehungen zu Männern und dafür, dass er sich mit Mamluken umgab, von denen einige nie von seiner Seite wichen. Die Versammlung fand statt und weder Gelehrte noch gemeines Volk blieben ihr fern. Der Raum sei schließlich, als ʿAlam ad-Dīn eintraf, zum Bersten voll gewesen. Der Oberrichter habe ihn zu sich gerufen und er sei in seiner schäbigen, abgetragenen Kleidung und mit schmutzigen Füßen durch die Menge auf ihn zugegangen. As-Sanǧārī sowie die hohen Gelehrten haben sich erhoben und ʿAlam ad-Dīn wurde vom Oberrichter selbst an seine Seite gebeten, die Mamluken standen

69 Ibn Kaṯīr, *al-Bidāya* xvi, 534.

70 Neben anderen beschreibt auch Ibn Kaṯīr ʿAlam al-Dīn als schlecht gekleideten, Ausschweifungen zugeneigten Haschischesser. Ibn Kaṯīr, *al-Bidāya* xvi, 533.

hinter dem Oberrichter. Dann habe as-Sanǧārī ihn in Anwesenheit aller gefragt: „ʿAlam ad-Dīn, was sagst du zum Essen von Haschisch, dem Blatt des *šahdānaǧ*?" Daraufhin habe ʿAlam ad-Dīn den Kopf erhoben und die Mamluken so lange angesehen, bis alle Anwesenden ahnten, was er vorhatte, und geantwortet: „Was deine Frage nach einem Verbot dieses Blattes angeht: Es gibt dazu kein Wort, das auf den Propheten zurückzuführen (*marfūʿ*) wäre und ich sage nicht fälschlicherweise, dass das Essen eine durch Offenbarung festgelegte (*mašrūʿ*) *ḥadd*-Strafe erfordere. Aber die körperliche Liebe mit Männern (*liwāṭ*) ist nach Übereinkunft der Muslime verboten. Dem widerspricht keiner der gebildeten Gelehrten. Disputierst du mit mir, disputiere ich mit dir, trittst du mir offen gegenüber, trete ich dir offen gegenüber."[71] Daraufhin sei der Oberrichter errötet vor Angst und Scham und habe sein Haupt gesenkt angesichts ʿAlam ad-Dīns standhaftem Blick auf die Mamluken, die al-Badrī an dieser Stelle als „seine Jünglinge" (*ġilmānihi*) bezeichnet – und das auch noch inmitten der versammelten Notabeln. Al-Badrī schließt seinen Bericht damit, dass die Versammlung in Debatten um den Oberrichter und seine Mamluken mündete und dass es dem Oberrichter nicht gelungen sei, Stärke zu zeigen. Stattdessen sei er ʿAlam ad-Dīn in die Falle gegangen.[72]

Rosenthal argumentiert, diese lange Anekdote über Sex unter Männern sei von al-Badrī eingefügt worden, um das bisherige Fehlen eines Ausdrucks moralischer Bedenken in seinem Werk auszugleichen.[73] Das mag sein, bleibt aber Spekulation. Es handelt sich jedenfalls eindeutig um eine Debatte unter Juristen, die den Geschlechtsakt unter Männern, *al-liwāṭ*, verurteilen. In der unten geschilderten Anekdote über Maǧd ad-Dīn b. Daqīq al-ʿĪd ist ein anderes Verständnis der gleichgeschlechtlichen Sexualität unter Männern, bzw. zwischen Mann und Jüngling erkennbar, wie es abseits juristischer Diskurse zu finden war.[74]

Da al-Badrī eine sehr ausführliche Sammlung von Haschisch-Folklore (*Hashish lore*), wie Rosenthal es nennt,[75] zusammengestellt hat, ist es ebenso wahrscheinlich, dass eine Erzählung wie die oben nicht fehlen durfte bzw. dass sie al-Badrī bekannt war und er sie eben deshalb aufgenommen hat.

71 Cámara, *Estudios* ii, 97.

72 Cámara, *Estudios* ii, 95.

73 Rosenthal, *The Herb* 15.

74 Bauer, Thomas, *Liebe und Liebesdichtung in der arabischen Welt des 9. und 10. Jahrhunderts* (DA 2), Wiesbaden: Harrassowitz, 1998, 164. Bauer schreibt, in religiösen Texten und juristischen Diskursen werde *liwāṭ* heftig verurteilt, während im allgemeinen Sprachgebrauch, d.h. im gesellschaftlichen Diskurs, eine andere Wahrnehmung vorgeherrscht habe (s. S. 217).

75 Rosenthal, *The Herb* 14.

Al-ʿAsqalānī schildert eine ähnliche Biografie eines anderen Gelehrten in *ad-Durar al-kāmina*:

> Aḥmad b. Ibrāhīm al-Maqdisī b. Aḥmad b. Rāǧiʿ Naǧm ad-Dīn b. ʿImād ad-Dīn al-Ḥanbalī, Enkel des *šayḫs* Šams ad-Dīn b. Abī ʿUmar. Geboren ca. im Jahr 60. Er studierte und lernte, dann verfiel er in einen schlechten Zustand, unter dem seine Gemütsverfassung litt. Er blieb mitten in den Straßen stehen, verlangte lautstark nach Dingen, sprach mit Ahnen und scherzte herum. In diesem Zustand standen ihm Schüler zur Seite. Mal kam sein Verstand zurück, dann verfiel er wieder in seinen Zustand. Es wird gesagt, der Grund dafür sei das Essen von Haschisch (*akl al-ḥašīš*). Er starb im Jahr 710/1311.[76]

Die Parallelen sind auffällig. Zwei Männer aus gutem Haus und von exzellenter Bildung nehmen Haschisch zu sich und verfallen in Rauschzustände. In beiden Fällen wird der Haschisch-Konsum bemängelt, Ibn Šukrs Verstand wird aber dennoch als weiterhin klar und rein bezeichnet und seine Haschisch lobenden Zeilen werden von anderen Autoren wiedergegeben und sogar als Argumente in juristischen Diskursen genutzt. In der von al-Badrī geschilderten Begebenheit gelingt Ibn Šukr in der Verteidigung von Haschisch sogar ein argumentativer Sieg. Im Fall Ibn ʿImād ad-Dīn al-Ḥanbalī kümmerten sich seine Studenten regelmäßig um ihren berauschten Lehrer. Er war weiterhin als Autorität anerkannt und man wandte sich nicht von ihm ab.

Der 837/1433 verstorbene Literat Taqī d-Dīn al-Ḥamawī schildert in *Ṯamarāt al-awrāq* (*Die Früchte der Blätter*) eine Anekdote über Maǧd ad-Dīn b. Daqīq al-ʿĪd. Der Name Ibn Daqīq al-ʿĪd kam bereits im Kapitel über den juristischen Diskurs vor. Dort handelte es sich um den Sohn Maǧd ad-Dīns, Taqī d-Dīn b. Daqīq al-ʿĪd (šāf., gest. 702/1302), der zeitweise Oberrichter in Damaskus war.

Es wurde gesagt, so al-Ḥamawī, der Oberrichter Šams ad-Dīn al-Maššār erkundigte sich bei einem Einwohner von Damaskus nach Maǧd ad-Dīn b. Daqīq al-ʿĪd und dessen Ruf unter den Damaszener Bürgern. Der Gefragte, ein Gefährte Maǧd ad-Dīns, wollte zunächst nicht antworten, der Oberrichter bestand jedoch auf einer Antwort und so sagte der Gefragte: „Was Wissen und Vorzüglichkeit angeht, so sind sie in ihm versammelt. Was seine Verwandtschaftsverhältnisse angeht, so sind sie bloße Behauptung. Man sagt über ihn: »Unser Herr isst Haschisch (*ḥašīša*) und liebt Jünglinge (*yuḥibb al-ġilmān*).«"

---

76 Al-ʿAsqalānī, *ad-Durar* i, 81.

Darauf entgegnete Šams ad-Dīn al-Maššār: „Was die Verwandtschaftsverhältnisse und die Lüge diesbezüglich angeht, so ist das dummes Gerede. Wenn ich meine Herkunft auf al-ʿAbbās, auf ʿAlī b. Abī Ṭālib oder einen der Prophetengefährten zurückführen möchte, so erlauben sie das. Was die Herleitung von einer Gruppe angeht, in der man nie gelebt hat, oder ihre Wurzeln unter persischen Zoroastriern, so ist das nicht von Vorteil. Was das Haschisch angeht, so ist das Ganze der Vollzug von etwas Verbotenem. Wenn ich müsste, tränke ich Wein, denn der ist erheiternder. Was die Liebe zu Jünglingen angeht, so werde ich Dir bis morgen bezüglich dieses Problems antworten."[77]

Lügen oder Ungenauigkeiten über Verwandtschaftsverhältnisse und Abstammung sind demnach erlaubt und scheinen häufig vorzukommen. Haschisch-Konsum ist verboten, der von Wein kann aber eingestanden werden. Über die Liebe zu Jünglingen, also die sexuelle Beziehung eines Mannes mit einem jungen Mann, wird nicht gesprochen, bzw. man weicht dem Thema aus, es wird umgangen. Bauer schreibt, neben der heftigen Verurteilung von *liwāṭ*, d.h. dem Geschlechtsakt zwischen zwei Männern, in religiösen Texten und juristischen Diskursen wurde im allgemeinen Sprachgebrauch, d.h. im gesellschaftlichen Diskurs, deutlicher unterschieden zwischen Penetrierendem und Penetriertem, also der aktiven und der passiven Rolle im Geschlechtsakt. Hier werde vielmehr das „Dominanzgefälle"[78] zwischen den Sexualpartnern betrachtet und der untergeordnet-passive Part diffamiert. Die körperliche Liebe zu einem Jüngling (*ġulām*) ist, neben anderen, davon ausgenommen, da Jünglinge als „Noch-nicht-Männer"[79] und somit als penetrierbar galten. Als unnormal wurde der Wunsch nach einer sexuellen Beziehung zu einem Jüngling im Allgemeinen nicht angesehen.[80] Auch hier ist jedenfalls keine Herabstufung des bekannten Damaszener Bürgers zu erkennen, nur weil er Betäubungsmittel konsumiert. Ähnliches wurde in der auf S. 215 wiedergegebenen Geschichte um den viel zitierten Ibn Šukr al-Miṣrī und den Kairiner Oberrichter as-Sanǧārī beschrieben. Der für seine homosexuellen Beziehungen mit mamlukischen Soldaten bekannte as-Sanǧārī wollte Ibn Šukr eine Falle stellen mit der Frage nach der Legalität von Haschisch, wissend, dass Ibn Šukr selbst Haschisch zu sich nahm und es für erlaubt hielt. Die Debatte fand vor zahlreichen geladenen Rechtsgelehrten statt und as-Sanǧārī wollte Ibn Šukr bloßstellen. Dieser

77 Al-Ḥamawī, Taqī d-Dīn Abū Bakr b. ʿAlī b. Muḥammad b. Ḥuǧǧa: *Ṯamarāt al-awrāq*, Hrg. Muḥammad Abū l-Faḍl Ibrāhīm, Beirut: al-Maktabat al-ʿaṣriyya, 2005, 33.

78 Bauer, *Liebesdichtung* 167.

79 Bauer, *Liebesdichtung* 167.

80 Bauer, *Liebesdichtung* 165, sowie el-Rouayheb, Khaled, *Before Homosexuality in the Arabic-Islamic World, 1500–1800*. Chicago: The University of Chicago Press, 2005, 15.

konterte jedoch geschickt mit der Erläuterung, Haschisch sei vom Propheten selbst nie wirklich verboten worden, Sex mit Männern (*liwāṭ*) sei es aber zweifelsfrei.

Im Jahr 901/1496 verstarb der in Konstantinopel lebende ḥanafītische Rechtsgelehrte Muṣliḥ ad-Dīn Muṣṭafā l-Qasṭallānī, dessen Gelehrsamkeit in Ibn al-ʿImāds *Šaḏarāt aḏ-ḏahab* gelobt wird. Außerdem wird sein Leben in einem längeren Eintrag beschrieben, an dessen Ende erwähnt wird, er habe regelmäßig Haschisch (*ḥašīš*) und Rauschmittel (*kayf*) zu sich genommen, sei dabei aber auf vielen Gebieten gebildet gewesen und habe von sich behauptet, Ibn Sīnās *aš-Šifāʾ* (*Die Heilung*) siebenmal gelesen zu haben.[81] Auch hier wird der Betäubungsmittelkonsum nur nebenbei erwähnt, gefolgt von der Beteuerung, wie gebildet Muṣliḥ ad-Dīn dennoch war.

Es konnte Gelehrten jedoch auch anders ergehen: Al-Maqrīzī beschreibt in *as-Sulūk* ein Ereignis aus dem Jahr 743/1341. Ein al-Ḥuṣnī, Türsteher der *madrasa* aṣ-Ṣāliḥiyya[82] trat eines Morgens vor die Tür der *madrasa* und beschuldigte einen Richter, Frauen ungebührlich zu behandeln und Haschisch (*ḥašīš*) zu essen. Eine Menge versammelte sich um al-Ḥuṣnī und zog mit ihm zum Haus des Oberrichters Ḥusām ad-Dīn al-Ġūrī, eines ḥanafītischen Rechtsgelehrten der aṣ-Ṣāliḥiyya. Dort brachen die Menschen die Tür des Hauses auf, der Oberrichter floh vor ihnen auf das Dach. Die Eindringlinge begannen das Haus zu verwüsten und zerstörten selbst die Holzverkleidung der Wände, bis sie den Oberrichter schließlich fanden. Sie schlugen ihn und zogen an seinem Bart, der Unglückliche entkam jedoch und flüchtete sich zum Oberrichter Muwaffaq ad-Dīn al-Ḥanbalī, der ihm Unterschlupf gewährte. Weitere Ḥanbalīten versammelten sich vor dessen Tür, um die Menge abzuhalten, der Mob durchbrach jedoch auch diese Tür. Schließlich baute sich Muwaffaq ad-Dīn vor ihnen auf und fragte: „Liegt euch ein Erlass für diese Plünderung vor?“ „Nein,“ bekam er zur Antwort. „Aber wir nahmen al-Ġūrī in Gewahrsam.“ „Der ist ein Schuldner des Sultans, der zu mir kam, ihr aber nahmt seinen Besitz,“ entgegnete al-Ḥanbalī. Er redete weiter auf sie ein, bis sie von al-Ġūrī abließen und ihnen ihr Tun schändlich vorkam. Soweit der hier relevante Teil. Al-Maqrīzī bringt im Weiteren die Ereignisse in Verbindung mit den Machenschaften des Emirs Aydaġmaš, der zur Zeit des Machtwechsels von al-Malik al-Ašraf zu al-Malik an-Nāṣir im Jahr 743/1341 die Besitztümer des Emirs Qūṣūn an sich brachte. Aydaġmaš habe der Allgemeinheit durch sein Tun ein Beispiel gege-

81 Ibn al-ʿImād, *Šaḏarāt* x, 18.

82 In den *Ḫiṭaṭ* beschreibt al-Maqrīzī die *madrasa* und erwähnt, sie habe in Bayn al-Qaṣrayn gelegen, am vorherigen Standort des großen östlichen Palastes der Fatimiden. Al-Maqrīzī, *Ḫiṭaṭ* iv, 218.

ben, dem die Menschen nun nacheiferten, so al-Maqrīzī.[83] Dieser Behauptung kann an dieser Stelle nicht weiter nachgegangen werden. Allerdings behandeln zahlreiche Texte aus dem 8./14. Jh. Haschisch-Konsum bereits als gesellschaftliches Problem, das offenbar für Aufregung gesorgt hat. Entscheidend ist hier, dass es sich in diesem Bericht um einen Rechtsgelehrten bzw. einen Oberrichter handelt, der Haschisch konsumiert und von einem regelrechten Mob gejagt wird, der sein Haus plündert und demoliert und nicht davor zurückschreckt, in das Haus eines weiteren Oberrichters einzudringen. In diesem Fall provoziert der Betäubungsmittelkonsum Raserei und Randale. In zuvor geschilderten Berichten wurde den Gelehrten trotz des Konsums Anerkennung und Verehrung entgegengebracht. Der Oberrichter Muwaffaq ad-Dīn sieht hier jedoch einen Fall, der vor einem Gericht verhandelt werden muss und nicht von einem aufgebrachten Mob gelöst werden kann. Der „Schuldner des Sultans" ist diesem gegenüber Rechenschaft schuldig, das Volk kann das Gesetz nicht selbst in die Hand nehmen.

Ein weiterer Eintrag über einen Gelehrten, dem trotz seines Betäubungsmittelkonsums Verehrung entgegengebracht wurde, findet sich in *al-Kawākib as-sāʾira bi-aʿyān al-miʾa wa-l-ʿāšira* (*Sämtliche Sterne der Jahre des zehnten Jahrhunderts*) von al-Ġazzī (gest. 1061/1651). Er handelt von Muḥammad al-Ḫayḍarī, der deutlich später als die oben genannten Personen starb, nämlich im Jahr 948/1541:

> Muḥammad b. Muḥammad b. Muḥammad al-Qāḍī Kāmil ad-Dīn b. Abī l-Yaman b. Qāḍī l-Quḍā Quṭb ad-Dīn al-Ḫayḍarī d-Dimašqī š-Šāfiʿī, Vorsitzender der Richter am Maydān al-Ḥaṣā und anderer zur Zeit des Damaszener Richters Ibn Isrāfīl. Bei ihm fanden sich Beschämendes und Vorzügliches: Er war einer der Lehrenden der Umayyaden Moschee und er nahm Opium. Er war überwiegend in einem versunkenen Zustand und manchmal geschah es, dass er auf dem Weg schwankte. Am Samstag zu Beginn des Rabīʿ al-awwal im Jahre 948/Juni 1541 ging er zur Waschgelegenheit in der Nähe der Umayyaden-Moschee. Die Tür verschloss sich ihm, als ob sie seine Wiederkehr ablehne und er fiel auf den Kopf ins Leere. Als man ihn fand, holte man ihn heraus und sein Geist wich auf der Stelle von ihm. Es gibt keine Macht außer durch Gott. Er wurde in sein Haus gebracht, gewaschen, in ein Leichentuch gehüllt und zur Umayyaden-Moschee gebracht. Dort wurde für ihn gebetet. Er wurde in

83 Al-Maqrīzī, *as-Sulūk* iii, 353.

> der Nähe des Bāb aṣ-Ṣaġīr bestattet und sein Leichenzug war sehr groß. Möge Gott ihm gnädig sein.[84]

Auch hier handelt es sich um einen anerkannten Gelehrten, der offensichtlich im Opiumrausch gestorben ist. Nicht nur das, er wird beschrieben als überwiegend in einem versunkenen Zustand und als schwankend. Der Rauschmittelkonsum war also bekannt. Seinem Ruf als großer Gelehrter hat das nicht geschadet. Der Eintrag findet sich in nahezu gleichem Wortlaut auch in Ibn al-ʿImāds *Šaḏarāt aḏ-ḏahab*.[85] Was in diesem Bericht auffällt, ist allerdings das Betäubungsmittel. Al-Ḫayḏarī habe regelmäßig Opium konsumiert, die Rede ist nicht von Haschisch. Auf S. 108 wurde bereits vom Opium-Selbstmord des Ibn al-Kātib aus dem 11./17. Jh. berichtet. Dort ging es um den Gebrauch von Opium als Gift. Als Rauschmittel kommt es vornehmlich in den Quellen ab dem 10./16. Jh. vor und es hat um diese Zeit Haschisch in der Popularität offenbar abgelöst. In Ibn al-ʿImāds *Šaḏarāt aḏ-ḏahab* findet sich auch ein Bericht über Nāṣir ad-Dīn Muḥammad b. Aḥmad, bekannt als Ibn Abī l-Ǧūd und als Ibn al-Kušk (gest. 982/1574). Über ihn sei bekannt geworden, er habe Opium zu sich genommen. Seine Tante väterlicherseits, as-Sayyida Zaynab bt. aš-Šayḫ Raḍī d-Dīn versuchte ihn mit bewegenden Zeilen, die sie an ihn sandte, zur Umkehr zu bewegen:[86]

> O Nāṣir ad-Dīn, o Ibn al-Kušk, o Großmütiger!
> Höre! Ich gebe dir einen guten Rat, der selbst den Hartnäckigen bewegt:
> Mach' langsam mit der Einnahme der (Opium)Milch, es schwindet dadurch dein Verstand.
> (Sie) lässt deinen Geist, das dir zu eigene und die Verstandesschärfe schwinden.[87]

Die Anrede *o Großmütiger* (*yā ḏā l-ǧūd*) in der ersten Zeile ist eine Anspielung auf den Beinamen Ibn Abī l-Ǧūd und bildet einen schönen Reim mit *Fels* (*ǧalamūd*) in der zweiten Zeile. Der Aufruf in Versform blieb vergebens, Nāṣir ad-Dīn starb im Jahr 982/1575.

Über den 1010/1601 verstorbenen Richter Taqī d-Dīn at-Tamīmī wird in *Ḫulāṣat al-aṯar fī aʿyān al-qarn al-ḥādī ʿašar* (*Auszug aus der Überlieferung der Jahre*

84 Al-Ġazzī, Naǧm ad-Dīn Muḥammad b. Muḥammad, *al-Kawākib as-sāʾira bi-aʿyān al-miʾa wa-l-ʿāšira*, Hrg. Ḫalīl Manṣūr, 3 Bd., Beirut: Dār al-kutub al-ʿilmiyya, 1997 ii, 10.

85 Ibn al-ʿImād, *Šaḏarāt* x, 395.

86 Ibn al-ʿImād, *Šaḏarāt* x, 583.

87 Ibn al-ʿImād, *Šaḏarāt* x, 584.

des elften Jahrhunderts) von al-Muḥibbī (gest. 1111/1699) berichtet, er habe einen ʿImād al-Āmadī als Kayf ad-Dīn bezeichnet, da dieser Opium zu sich genommen habe (*kayf* = Betäubungsmittel).[88]

Über den *muftī* Muḥammad b. ʿAbd al-ʿAzīz, genannt al-Bahāʾī (gest. 1064/1653) heißt es im selben Werk, er habe keine Fehler gehabt außer der Tatsache, dass er Opium und *barš* zu sich genommen habe. Diese Information ist in den sehr langen Eintrag über ihn eingestreut und sie wird nicht weiter kommentiert.[89] Auch hier scheint der Betäubungsmittelkonsum keine Auswirkungen auf das Ansehen des Richters zu haben.

In *Tuḥfat al-muḥibbīn wa-l-aṣḥāb fī maʿrifa mā li-l-Madanīyīn min al-ansāb* (*Meisterwerk der Geliebten und Gefährten zur Kenntnis der Genealogie der Abstammung der Einwohner*) von al-Anṣārī (gest. 1195/1781) heißt es: Der Begründer des Hauses az-Zaytūnī, Ḥasan Efendī ar-Rūmī (gest. 1125/1713), habe die Söhne Muḥammad und ʿAbdallāh gehabt. Muḥammad sei ein vollkommener Mann gewesen, sei aber verschuldet gewesen aufgrund seiner Liebe zu schönen Frauen und Opium. Außerdem habe er *barš* gegessen.[90] Um *barš*, das auch im vorangegangenen Eintrag von al-Muḥibbī vorkommt, wird es unter 6.4 noch gehen. Über das Haus Sifr aš-Šāmī wird im selben Werk berichtet, der 1187/1773 verstorbene Nachkomme Šaʿbān al-Mazbūr habe sein Vermögen durch das Essen von Opium verloren.[91]

Bis hierhin kann festgehalten werden, dass es für Gelehrte und angesehene Persönlichkeiten offenbar nicht unbedingt zu einem Problem wurde, wenn ihr Betäubungsmittelkonsum bekannt wurde. Ihrem Ansehen schadete das in den meisten Fällen nicht. Das mag daran gelegen haben, dass der Konsum ihren Verstand nicht grundsätzlich zerstörte; sie waren weiterhin bekannt als herausragende Gelehrte, die zahlreiche Anhänger hatten. Obwohl sich die meisten Rechtsgelehrten, wie im vorangegangenen Kapitel gezeigt wurde, darüber einig waren, dass Betäubungsmittelkonsum illegal sei, konsumierten einige selbst. Der Konsum, ebenso wie der von Wein, war in vielen Fällen offenbar kein Geheimnis, ebenso wie andere Laster. Das Beispiel der Sexualität zwischen Männern spielt in mehreren hier aufgeführten Schilderungen eine Rolle. Anhand des zugrundeliegenden Materials muss festgehalten werden, dass Aus-

---

88 Al-Muḥibbī, Muḥammad Amīn b. Faḍl Allāh, *Ḫulāṣat al-aṯar fī aʿyān al-qarn al-ḥādī ʿašar*, Hrg. Muṣṭafā Wahabī, 4 Bd., Beirut: Maṭbaʿat al-wahabiyya, 1867 i, 481.

89 Al-Muḥibbī, *Ḫulāṣat* iv, 6.

90 Al-Anṣārī, ʿAbd ar-Raḥmān b. ʿAbd al-Karīm, *Tuḥfat al-muḥibbīn wa-l-aṣḥāb fī maʿrifa mā li-l-Madaniyīn min al-ansāb*, Hrg. Muḥammad al-ʿArūsī al-Maṭawī, Tunis: ʿUlūm an-nasab, 1970, 265.

91 Al-Anṣārī, *Tuḥfa* 287.

schreitungen wie die gegen den Oberrichter Ḥusām ad-Dīn al-Ġūrī (s. o.) die Ausnahme bildeten. Wer konsumierte, trank oder sexuelle Beziehungen zu Männern unterhielt, wurde nicht unbedingt verfolgt und aus seinem Amt entfernt. Ab dem 10./16. Jh. wird das populäre Haschisch abgelöst von Opium, dessen Konsum in Texten aus dieser Zeit vorherrschend wird, wenn es um Betäubungsmittel geht. Es gibt keine Berichte über Opiumkonsum in Teilen der armen Bevölkerung bzw. keine Hinweise auf *al-ḥarāfīš* oder auf Konsum unter Asketen. Letztere wurden ja insbesondere in Verbindung gebracht mit dem Konsum von Haschisch. Opium wurde offenbar meist von wohlhabenden und hochgestellten Personen konsumiert, was mit der deutlich aufwändigeren und teureren Anbau- und Produktionsweise zu tun gehabt haben kann. Es bedurfte großer Flächen um ausreichend Pflanzen für ein lukratives Geschäft anbauen zu können. Nach der mühevollen Ernte, bei der eine Opiumkapsel bei jedem Erntegang nur einige Tropfen des milchigen Harzes abgibt, sind weitere Produktionsschritte erforderlich, um Rohopium herzustellen. *Cannabis*-Pflanzen hingegen wachsen wild und können vom Konsumenten selbst und direkt zubereitet werden. Dabei entsteht jeweils eine ausreichende Menge, um sich zu berauschen.

Beim Blick auf die nächste Gruppe, die der Armen, wird deutlich, dass Rang und Stellung innerhalb der Gesellschaft einen Unterschied hinsichtlich Rauschmittelkonsum zu machen scheinen.

3.3 *Die Bevölkerung – Konsum, Geografie, Staatsgewalt und Mob*

Neben einzelnen berühmten und herausragenden Personen, die aufgrund ihres Bekanntheitsgrades in biografischen Sammelwerken u. a. Erwähnung finden, wurden Betäubungsmittel auch von Menschen innerhalb der Gesellschaft konsumiert, die weitgehend unbekannt waren, d. h. von herkömmlichen Bürgern und von Armen. Bei dieser Konsumentengruppe handelt es sich mutmaßlich um eine sehr große, über die in den Quellen umso weniger zu finden ist. Arme, in der Gesellschaft niedrigstehende Menschen werden nicht einzeln aufgeführt, wenn sie durch Rauschmittelkonsum auffallen. Sie kommen nicht in biografischen Sammelwerken vor und wenn es um sie geht, beispielsweise in historiografischen Texten, dann tauchen sie dort als anonyme Masse auf. Der ab dem 8./14. Jh. als großes Problem beschriebene Haschisch-Konsum legt jedoch nahe, dass die Zahl der Konsumenten innerhalb dieser anonymen Masse nicht allzu klein gewesen sein kann.

3.3.1 Konsum

Ibn al-Bayṭār schildert in seiner umfangreichen Zusammenstellung von Arzneien *al-Ǧāmiʿ li-mufradāt al-adwiya wa-l-aġḏiya*, wie Menschen in Kairo das

Haschisch für den Konsum zubereiten. Al-Maqrīzī zitiert diese Beschreibung in seinem Haschisch-Kapitel *Ḏikr ḥašīšat al-fuqarāʾ*.[92] Es handelt sich um die einzige mir bekannte Beschreibung der Zubereitung durch Haschisch-Konsumenten abseits von medizinischen Rezepturen o.ä.

Einige kochen es stark, schreibt Ibn al-Bayṭār, reiben es gründlich in der Hand, bis es eine klebrige Masse ergibt und formen daraus einen Fladen. Andere trocknen es ein wenig, rösten es und zerreiben es in der Hand. Einige mischen ihm Sesamkerne bei und zuckern es, nehmen es ein und verlängern so die schädigende Wirkung.[93]

3.3.2 Geografie

Man traf sich offenbar an bestimmten Orten, von denen bekannt war, dass dort Haschisch konsumiert bzw. angebaut wurde. Darauf gibt es, zumindest für Kairo, mehrere Hinweise. Al-Maqrīzī beschreibt einen Garten, der als al-Ǧunayna (das Gärtchen) bekannt gewesen sei. Emir Sūdūn aš-Šayḫūnī habe ihn im Jahr 780/1378 (Regierungszeit von Sultan al-Malik al-Manṣūr ʿAlī b. Šaʿbān Nāṣir ad-Dīn) in seine Gewalt gebracht und dort alle Haschisch-Pflanzen vernichtet. Man kann an dieser Stelle davon ausgehen, dass das Haschisch, da es sich um einen Garten handelt, dort nicht nur zu bekommen war, verkauft, in Umlauf gebracht oder konsumiert wurde, sondern auch angebaut wurde.[94]

Außerdem nennt al-Maqrīzī den oben bereits erwähnten Kampfer-Garten al-Bustān al-kāfūrī als einen solchen Ort. Er findet an mehreren Stellen in den *Ḫiṭaṭ* Erwähnung. Am ausführlichsten wird er unter dem Eintrag *Ḫaṭṭ al-kāfūrī* beschrieben. Es handele sich bei diesem Viertel (*ḫaṭṭ*) eigentlich um einen Garten, schreibt er, aus der Zeit der Erbauung Kairos und der Besitznahme Ägyptens durch die Fatimiden. Er wurde begründet vom Emir Abū Bakr Muḥammad b. Tuġǧ b. Ǧuff, genannt Kāfūr al-Iḫšīd (auch Kāfūr al-Iḫšīdī) und habe ein eisernes Tor gehabt. In der Nähe habe sich ein Platz mit Pferden befunden. Zur Zeit der Fatimiden sei er al-Bustān al-Kāfūrī genannt worden. Ibn ʿAbd aẓ-Ẓāhir (Kairiner Richter, gest. 692/1293) sage, so al-Maqrīzī weiter, der Garten habe Kāfūr al-Iḫšīdī zum Spazieren gedient. Im Jahr 651/1253 verschwand er schließlich, als die Mamluken die Pflanzen und Bäume entfernt und dort Stallungen errichtet haben. Der aufgegebene Ort sei zu dem Zeitpunkt bekannt gewe-

92 Al-Maqrīzī, *Ḫiṭaṭ* iii, 230.

93 Ibn al-Bayṭār, Ḍiyāʾ ad-Dīn Abū Muḥammad ʿAbdallāh b. Aḥmad al-Andalusī al-Mālaqī: *al-Ǧāmiʿ lī-mufradāt al-adwiya wa-l-aġḏiya*. Hrg. Muḥammad ʿAlī Bayḍūn, 2 Bd., Beirut: Dār al-kutub al-ʿilmiyya, 2001 ii, 291.

94 Al-Maqrīzī, *Ḫiṭaṭ* iii, 230.

sen für das Haschisch (*ḥašīša*), „das die Armen/die Asketen (*fuqarāʾ*) essen".[95] Al-Ḥāfiẓ Ǧamāl al-Asadī ad-Dimašqī, bekannt als al-Yaġmūrī (Mamlukischer Emir, gest. 811/1410) sagte: Der Sultan al-Malik aṣ-Ṣāliḥ (Naǧm ad-Dīn Ayyūb, Regierungszeit 635–637/1238–1240) befahl dem Emir Ǧamāl ad-Dīn Abū l-Fatḥ Mūsā b. Yaġmūr, den Anbau von Haschisch im Kampfer-Garten zu verbieten. Der Emir ging noch am selben Tag in den Garten und sah dort die enorme Menge des angebauten Betäubungsmittels. Er befahl, es einzusammeln und so geschah es. Das Haschisch wurde schließlich verbrannt.[96]

Der zuerst genannte Garten al-Ǧunayna habe nahe Arḍ aṭ-ṭabāla und Bāb al-Lūq gelegen, al-Bustān al-Kāfūrī an der alten fatimidischen Palastanlage im Umfeld der heute noch zu begehenden Šāriʿ al-Muʿizz li-Dīn Allāh, vormals Bayn al-Qaṣrayn. Diese Stadtteile Kairos liegen nicht allzu weit voneinander entfernt. Was eine Geografie des Rauschmittelkonsums angeht, sind diese Nennungen nicht die einzigen. Al-Maqrīzī beschreibt das Vorgehen des Emirs Qadādār in Kairo im Jahr 724/1324, der im Rahmen von Unruhen aufgrund von Problemen mit Kupfermünzen (*fulūs*) auch gleich gegen Wein und Haschisch vorgeht. Al-ʿAsqalānī erwähnt den Emir und sein Vorgehen gegen Wein und Haschisch ebenfalls in *ad-Durar al-kāmina*. Der Sultan habe ihm für seinen Einsatz außerordentlich gedankt. Bei al-ʿAsqalānī wird er allerdings Qad Yadār genannt und eine Fußnote des Editors weist darauf hin, dass auch die Schreibung Qad Nadār zu finden sei.[97] Die Ereignisse, wie sie in den *Ḫiṭaṭ* geschildert werden, werden im Folgenden dargestellt. Schauplätze der Ereignisse seien, neben anderen, jedenfalls das Viertel Bāb al-Lūq gewesen, sowie die Gegend um das Bāb Zuwayla.[98]

Neben den genannten Orten in Kairo werden allerdings auch andere in Ägypten genannt. In *Inbāʾ al-ġumr bi-anbāʾ al-ʿumr* (*Information der Unwissenden durch Nachrichten des Lebens*) schildert al-ʿAsqalānī (gest. 852/1449) ebenfalls staatliches Vorgehen gegen Wein- und Haschisch-Konsum, dieses Mal aus dem Jahr 831/1428. Der Sultan (al-Malik al-ʿAzīz Yūsuf b. Bārsbāy, Regierungszeit 825–841/1422–1438) entschied, in der Angelegenheit von Wein und Haschisch durchzugreifen (*šaddada*) und befahl, allen Wein, der an den verdächtigen Orten im gesamten Land zu finden sei, auszugießen. Ebenso befahl er die Verbrennung des Haschisch (*ḥašīš*), das man dort finden würde. Das meiste von beiden sei in Damietta gefunden worden. Vorübergehend sei durch die Operation eine gewisse Sicherheit für die Menschen in den Städ-

95 Al-Maqrīzī, *Ḫiṭaṭ* iii, 47.
96 Al-Maqrīzī, *Ḫiṭaṭ* iii, 47.
97 Al-ʿAsqalānī, *ad-Durar* iii, 244.
98 Al-Maqrīzī, *Ḫiṭaṭ* iii, 264.

ten eingekehrt, Stück für Stück sei man aber wieder zum intriganten Verhalten von vorher zurückgekehrt.[99] Die „verdächtigen Orte" waren also bekannt, man wusste, wo etwas vom Verbotenen zu finden war. Von der nordägyptischen Stadt Damietta berichtete ja bereits al-Badrī, dort sei Haschisch besonders gut angenommen und besonders häufig angebaut worden (s. S. 137). Al-ʿAsqalānī schreibt an anderer Stelle im selben Werk erneut, der Sultan habe im Jahr 831/1428 befohlen, alle alkoholischen Getränke (*ḫumūr*) auszuschütten. Es sei sogar kontrolliert worden, ob alle Muslime und alle Schutzbefohlenen (*ahl aḏ-ḏimma*) sich an die Anordnung hielten. Der Sultan habe außerdem nach aš-Šām geschrieben und nach Alexandria, um die Franken zu zwingen, selbst alkoholische Getränke, die sie in ihre Länder mitgenommen hatten, zurückzubringen. Man sei schließlich übereingekommen, in Damietta Wein zu verschütten. Zudem habe der Sultan angeordnet, Haschisch (*ḥašīš*) zu verbrennen und den Anbau zu verbieten.[100] Der Sultan scheint einige Mühe darauf verwandt zu haben, dem Problem Rausch, hauptsächlich hervorgerufen durch Wein und Haschisch, beizukommen. Auch an dieser Stelle wird Damietta genannt.

Ibn Kaṯīr schildert in *al-Bidāya wa-n-nihāya* einen Aufruhr gegen Wein und Haschisch in Damaskus vom Yawm al-arbiʿāʾ, 24. Raǧab 758/Mittwoch, 13. Juli 1357. An diesem Tag habe sich eine Gruppe aus der Nachbarschaft der Moschee, gefolgt von einer Gruppe bestehend aus Asketen und Maghrebinern (*al-fuqarāʾ wa-l-maġāriba*) am Schrein ʿAlīs versammelt und sei zu den Orten gezogen, die im Verdacht standen, dass an ihnen Wein und Haschisch zu bekommen sei. Man zerschlug Weinkrüge und verschüttete den Inhalt und vernichtete einiges an Haschisch und anderen Rauschmitteln, so der Bericht Ibn Kaṯīrs.[101] Auch hier sind die Orte, die man in Verdacht hatte, mit Rauschmittelkonsum in Verbindung zu stehen, offenbar bekannt.

3.3.3 Staatsgewalt und Mob

Zum Vorgehen gegen den Konsum von Berauschendem gehört, wie gesehen, immer wieder in den Berichten das Zerschlagen von Weinkrügen, das Ausschütten von Wein, sowie das Verbrennen von Haschisch und das Verbot des Anbaus von *Cannabis*-Pflanzen sowie deren Vernichtung.

Neben der Zerstörung von Inventar und Wein bzw. Haschisch u. a. kommt es auch zu Gewalt gegen Menschen. Im Garten al-Ǧunayna habe der Emir Sūdūn aš-Šayḫūnī neben der Zerstörung der Haschisch-Pflanzen auch alle Haschisch-

99 Al-ʿAsqalānī, Aḥmad b. ʿAlī b. Ḥaǧar, *Inbāʾ al-ġumr bi-anbāʾ al-ʿumr*, Hrg. Ḥasan Ḥabašī, 4 Bd., Kairo, 1969 iii, 399.

100 Al-ʿAsqalānī, *Inbāʾ* iii, 405.

101 Ibn Kaṯīr, *al-Bidāya* xvii, 383.

Esser verhaftet und sie durch Herausreißen der Backenzähne bestraft. Das Herausreißen der Backenzähne sei um das Jahr 780/1378 häufig vorgenommen worden, so al-Maqrīzī.[102]

Auch das Vorgehen des Emirs Qadādār hatte offenbar mit mehr zu tun als nur der Vernichtung von Rauschmitteln. Es wurde bereits erwähnt, dass es zu der Zeit Unruhen im Zusammenhang mit Kupfermünzen (*fals*, Pl. *fulūs*) gab. Diese rührten daher, dass es durch die Festlegung eines Standardgewichts für diese Münzen zu Veränderungen in der Kupfer-Silber Tauschrate kam. Die Prägung neuer, im Gewicht standardisierter Kupfermünzen, die mit dem gleichen Wert der alten Kupfermünzen gehandelt wurden, sorgte für eine Entwertung der älteren, leichteren Münzen, die von Handeltreibenden abgelehnt und nicht mehr angenommen wurden. Schultz hat diese Zusammenhänge dargestellt und beschreibt daraus resultierend Unruhen für die Jahre 705/1305–1306, 720–721/1320–1322, für das hier betrachtete Jahr 724/1324, sowie für 745/1344–1345.[103] Al-Maqrīzī bezeichnet die Händler, die es ablehnten, die *fulūs* anzunehmen, in seinem Bericht als „Korrupte" (*mufsidīn*).[104] Qadādār ließ die in die Unruhen verwickelten Bäcker und Händler verprügeln und einige von ihnen an die Türen ihrer Geschäfte nageln. Dann ließ er im Land verbreiten, dass jeder, der die Münzen ebenfalls nicht annehme, ebenfalls angenagelt würde.[105] Al-Maqrīzī berichtet weiter:

> Die Korrupten wurden am Bāb Zuwayla zusammengetrieben und von der Menge geschlagen und dadurch in Angst versetzt. Dann begann man, die ins Auge zu nehmen, die Weintrauben pressten. Man brachte den Anführer der Lastenträger herbei und beauftragte ihn, die herbeizubringen, die die Trauben transportierten. Als sie da waren, schrieb man die Namen derer auf, die die Trauben verkaufen und den Ort, an dem sie gelagert wurden. Dann brachte man die Wachposten der Stadtviertel herbei und ließ nicht von ihnen ab, bis sie die übrigen bekanntgegeben hatten, die Weintrauben pressten. Das verbreitete sich unter den Menschen und sie bekamen Angst. Es brachte die Leute aus dem Zuwayla-Viertel und aus den Vierteln ar-Rūm, aus ad-Daylam und anderen, in denen es Wein gab, dazu, ihn in die Abwasserläufe und Kanäle zu gießen und in die Gassen zu kippen. Dabei gossen sie das Geld derer, von denen sie ihn nahmen,

102 Al-Maqrīzī, *Ḫiṭaṭ* iii, 230.

103 Schultz, Warren, *Mamluk Egyptian Copper Coinage Before 759/1357–1358: A Preliminary Inquiry*, in *MaS* 5 (2001), 25–44, 33.

104 Al-Maqrīzī, *Ḫiṭaṭ* iii, 264.

105 Al-Maqrīzī, *Ḫiṭaṭ* iii, 264.

> mit aus. So geschah es vielen aus dem Volk und insgesamt kam einiges zusammen, bis schließlich jeder Krug Wein mitgenommen war. Die Menschen gingen an den Türen der Häuser vorbei und durch die Gassen und sie fanden viele Krüge mit Wein. Niemand war in der Lage, sich dem zu widersetzen. Dann ritten sie und fielen ins Viertel Bāb al-Lūq ein und nahmen von dort eine große Menge Haschisch (*ḥašīš*) mit und verbrannten es am Bāb Zuwayla. Dieser Zustand dauerte einen Monat an und es verging kein Tag, an dem nicht am Bāb Zuwayla Wein verschüttet oder Haschisch verbrannt wurde.[106]

Man gab sich große Mühe, die Versorgung mit Wein grundsätzlich zu unterbinden und offenbar löste das in der Bevölkerung regelrechtes Jagdfieber aus, der öffentliche Zorn wurde entfacht und Teile der Bevölkerung schalteten sich aktiv in die Operation ein und legten selbst Hand an.

Ein Soldat aus der Leibwache (*ḫāṣkiyya*) missachtete den Befehl des Sultans al-Malik al-ʿAzīz Yūsuf b. Bārsbāy aus dem Jahr 831/1428, in Damietta Wein auszuschütten, Haschisch zu verbrennen, sowie das Verbot des Anbaus umzusetzen, so schreibt al-ʿAsqalānī. Dadurch beleidigte er den Sultan. Das sei dem Sultan zugetragen worden und er habe befohlen, den Leibwächter heftig zu prügeln. Einer der Emire, der Bruder des Sultans, sei schließlich eingeschritten und habe für den Wächter Fürsprache eingelegt, was zur Folge gehabt habe, dass sie beide zusammen geprügelt worden seien.[107] Auch hier scheute der Machthaber nicht vor dem Gebrauch von Gewalt zurück, auch nicht, als sie sich gegen seinen eigenen Bruder richtete.

Und auch die von Ibn Kaṯīr geschilderten Ereignisse in Damaskus hatten ein gewaltsames Nachspiel: Nachdem man an den verdächtigen Orten gewütet hatte, zog man weiter zu einem Feld, auf dem Sumach und andere Gewürze angebaut wurden und dort erhob sich Gesindel (*raʿāʿ*) gegen die Ankommenden. Hierbei handelt es sich wahrscheinlich u.a. um Weintrinker und Haschischesser. Es kam zu Schlägen, bis schließlich einige das Schwert zogen. Der Oberbefehlshaber hatte im Vorfeld an den Befehlshaber der Stadt und an den des Umlandes geschrieben, um Verstärkung gegen die Trinker (*ḫammārīn*) und die Haschisch-Esser (*ḥaššāša*) zu bekommen, die er in Form von Soldaten erhielt. Das löste großes Geschrei unter den Bedrängten aus und sie rotteten sich zusammen und hissten sogar ein Banner. An einem weiteren Tag nahmen die Befehlshaber weitere Menschen aus der Nachbarschaft der Moschee

106 Al-Maqrīzī, *Ḫiṭaṭ* iii, 264.
107 Al-ʿAsqalānī, *Inbāʾ* iii, 405.

gefangen und trieben sie in Ketten durch die Gegend und peitschten sie aus. Dabei riefen sie: „Das ist die Strafe für die, die sich widersetzen! Warum fügt ihr euch nicht unter die Weisheit des Sultans?“ Die Leute waren darüber verwundert und verärgert. Schließlich begehrten zwei aus der Zuschauermenge gegen diese gewalttätige Zurschaustellung auf und ein Soldat schlug einen der beiden Männer mit einer Keule und tötete ihn. Dann schlug er den anderen und auch dieser starb.[108] Hier endet der Bericht Ibn Kaṯīrs. Er ist überschrieben mit *Eine sehr sonderbare Begebenheit* (*Kāʾina ġarība ǧiddan*) und so mutet sie auch an. Festzuhalten ist jedenfalls, dass Menschen sich aufmachten und unter Wein- und Haschisch-Händlern wüteten. In der Folge kam es zu größeren Handgemengen, in die Truppen eingriffen. Man verbarrikadierte sich und die Gewalt seitens der Truppen und im Namen des Sultans eskalierte, bis sich die Bevölkerung schließlich dagegen aussprach und zwei Männer getötet wurden. Der Bericht fällt in die Regierungszeit al-Malik al-Manṣūr Ṣalāḥ ad-Dīns (755–762/1354–1361).

U.a. Berichte wie die hier gesammelten dürften gemeint sein, wenn festgestellt wird, dass Haschisch zu einem gesellschaftlichen Problem geworden war. Al-ʿAsqalānī hat in seinem Bericht über die Vernichtung von Wein und Haschisch selbst angemerkt, dass dadurch eine gewisse Sicherheit für die Menschen in den Städten entstanden sei. Und auch hier zeigt sich das bekannte Muster: Ibn Taġrībirdī (gest. 874/1470) schildert Maßnahmen al-Ḥākim bi-Amr Allāhs (Regierungszeit 386–411/996–1021), der u.a. die Hunde Kairos töten ließ, bestimmte Fischsorten verbot und ebenso zunächst den Verkauf von *fuqqāʿ*, einer Art Bier, und später das Getränk allgemein.[109] Al-Ḥākim und die nachfolgenden Kalifen unternahmen noch weitere Versuche, alkoholische Getränke zu verbieten, al-Ḥākim sicher am nachdrücklichsten.[110] Dabei geht es jedoch jeweils um vergorene Getränke, d.h. um bestimmte Biersorten wie *fuqqāʿ*, um gegorene Stutenmilch (*koumiss*), um *baštakī* (berauschendes Getränk auf Rosinenbasis), sowie um Wein u.a.[111] Ab dem 8./14. Jh. geht es neben Wein auch um Haschisch, was sich mit den Ergebnissen aus allen hier bereits untersuchten Quellen deckt.

Es bleibt festzuhalten, dass es trotz immer neuer Versuche seitens der Machthaber, den von den Juristen allgemein als verboten angesehenen Rausch-

108 Ibn Kaṯīr, *al-Bidāya* xvii, 383.

109 Ibn Taġrībirdī, Ǧamāl ad-Dīn Yūsuf b. al-Amīr Sayf ad-Dīn, *an-Nuǧūm az-zāhira fī mulūk Miṣr wa-l-Qāhira*, Hrg. Muḥammad Ḥusayn Šams ad-Dīn, 18 Bd., Beirut: Dār al-kutub al-ʿilmiyya, 1992 iv, 386.

110 Lewicka, *Food* 473, sowie Halm, *Kalifen* 186.

111 Lewicka, *Food* 484.

mittelkonsum zu unterbinden, nicht dauerhaft gelang. Außerdem kam es, wie gezeigt wurde, häufig zu Gewalt gegen Rauschmittelkonsumenten aus armen Bevölkerungsteilen, sei es in Form staatlicher Gewalt oder durch aufgebrachte Bürger. Von Gewalt gegen Gelehrte, die für ihren Rauschmittelkonsum bekannt waren, wird indes kaum berichtet.

4 *Barš* – ein neues Betäubungsmittel

قل لأبي الفتح إذا جئته
قول عجول غير مستاني
أدرك بني البرش على برشهم
قد منعوا من قهوة البن

Sage zu Abū l-Fatḥ wenn du zu ihm kommst
– und sage es zu ihm in Eile:
»Gehe zu den *barš*-Essern mit ihrem *barš*,
denn verboten ist ihnen der Kaffee aus Bohnen.«

ʿALĀʾ AD-DĪN B. ʿIMĀD (Damaszener Richter, gest. 971/1563)

So wie im 10./16. Jh. Opium immer häufiger in den Quellen vorkommt und zumindest in der wohlhabenden Bevölkerung das bis dahin äußerst populäre Haschisch ablöst, kommt zu dieser Zeit noch ein weiteres, bisher unbekanntes Betäubungsmittel auf: *Barš*. In *Radd al-muḥtār ʿalā ad-durr al-muḫtār* (*Vermeidung der Verwirrung über die ausgewählten Perlen*) schreibt ʿĀbidīn (gest. 1252/1836), es handele sich dabei um eine Mischung aus Bilsenkraut (*banǧ*), Opium (*afyūn*) und anderem.[112] Ebenso findet es sich in *ʿAwn al-maʿbūd ʿalā šarḥ sunan Abū Dāwūd* (*Hilfe des Angebeteten zum Kommentar der* Sunan *von Abū Dāwūd*) von al-ʿAẓīm Ābadī (gest. 1329/1911).[113] ʿAlawī (gest. 1320/1903) schreibt in *Buġyat al-mustaršidīn fī taḫlīṣ baʿḍ al-aʾimma min al-ʿulamāʾ al-*

112 ʿĀbidīn, Muḥammad Amīn b. ʿAmr, *Radd al-muḥtār ʿalā ad-durr al-muḫtār*, Hrg. Muḥammad Amīn b. ʿUmar ʿĀbidīn, 13 Bd., Beirut: ʿĀlim al-kutub, 2003 x, 41.

113 Al-ʿAẓīm Ābādī, Muḥammad Ašraf b. Amīr b. ʿAlī b. Ḥaydar, *ʿAwn al-maʿbūd ʿalā šarḥ sunan*

muta'aḫḫirīn (*Ziel der Ratsuchenden in der Loslösung von einigen Imamen der alten Gelehrten*) von einer Mischung aus Haschisch (*ḥašīš*) und Bilsenkraut (*banǧ*).[114] Es handelt sich somit um eine im modernen Sprachgebrauch *Mischdroge* genannte Rezeptur aus Opium und Bilsenkraut bzw. Haschisch und Bilsenkraut (je nach Rezeptur wahrscheinlich). Belege für deren Konsum als Rauschmittel finden sich für die Zeit vom 10./16. bis zum 12./18. Jh.

4.1 Barš: *Medizin und Pharmakologie,* fiqh, *Gift*

Doch was ist mit den anderen für diese Untersuchung herangezogenen Quellen aus den Bereichen Medizin und Pharmakologie sowie *fiqh* und dem Aspekt der Betäubungsmittel als Gifte? Dort ist wenig über *barš* zu finden: Da es lediglich als Rauschmittel genutzt wurde, kommt es in medizinisch-pharmazeutischen Quellen nicht vor; als Medikament kam die Mixtur nicht zum Einsatz. Durch das relativ späte Aufkommen im 10./16. Jh. wird es ohnehin nicht in den kanonischen Werken der arabischen Medizin genannt. Ebensowenig kommt es in den kanonischen juristischen Quellen vor und auch in neueren juristischen Werken wird es kaum besprochen. Die beiden oben genannten Werke von ʿĀbidīn und von al-ʿAẓīm Ābadī erwähnen, Konsum bzw. Kauf seien, ebenso wie beim Haschisch, verboten. Es sei verderbend für Körper und Geist (*yafsidu l-badana wa-l-ʿaqla*).[115] ʿAlawī kommt ebenfalls zu dem Schluss, dass der Kauf verboten sei.[116] Ansonsten wird *barš* kaum prominent erwähnt und scheint auch um 1200/1800 – zumindest unter der Bezeichnung *barš* – wieder aus der Mode gekommen zu sein.

Einen Bericht von einer *barš*-Vergiftung gibt es allerdings: Ismāʿīl Šāh Sulṭān al-ʿaǧam, safavidischer Herrscher im Iran, sei im Jahr 987/1579 von seiner Schwester Barī Ḫān Ḫānum zusammen mit seinem Liebhaber mit einer Dosis *barš* vergiftet und getötet worden.[117] Hier spielte sicher das oben im Kapitel über Gifte bereits herausgestellte tödliche Potenzial von Opium als (Mord)Gift die ausschlaggebende Rolle (s. S. 81).

Abū Dāwūd, Hrg. Abū ʿAbdallāh an-Nuʿmānī l-Aṯarī, 2 Bd., Beirut: Dār Ibn Ḥazm, 2005 i, 1677.

114 ʿAlawī, ʿAbd ar-Raḥmān b. Muḥammad, *Buġyat al-mustaršidīn fī taḫlīṣ baʿḍ al-aʾimma min al-ʿulamāʾ al-mutaʾaḫḫirīn*, 2 Bd., Beirut: Dār al-fikr, 1994 i, 193.

115 ʿĀbidīn, *Radd al-muḥtār* x, 41, sowie al-ʿAẓīm Ābādī, *ʿAwn* i, 1677.

116 ʿAlawī, *Buġya* i, 193.

117 Al-Ġazzī, *Kawākib* iii, 122.

4.2 *Die Konsumenten*

Die vorliegenden Berichte über den Konsum von *barš* als Rauschmittel zeigen ein ähnliches Bild wie die über Opium. Auch *barš* wurde von wohlhabenden und hochrangigen Persönlichkeiten genutzt, der Konsum schien ihrem Ruf und ihrer Stellung dabei nicht zu schaden. So berichtet al-Ġazzī (gest. 1061/1651) in *al-Kawākib* vom Rechtsgelehrten Abū l-Fatḥ al-Mālikī (gest. 975/1568), um den sich die oben zitierten lyrischen Zeilen drehen, die von *šayḫ* ʿAlāʾ ad-Dīn b. ʿImād (gest. 971/1563) stammen. Dieser war auch bekannt als Ibn ʿImād ad-Dīn und war Damaszener Richter.[118] Er macht sich in den Zeilen darüber lustig, dass im Jahr 961/1553 in Damaskus Bohnenkaffee verboten war, während gleichzeitig *barš* in Mode war und konsumiert wurde. Der Angesprochene solle schnell zu den *barš*-Essern gehen und deren *barš* konsumieren, da Kaffee schließlich verboten sei. Wie zuvor schon beschrieben, werden Betäubungsmittel zunächst zu einem gesellschaftlichen Problem, ehe offizielle Maßnahmen gegen den Konsum unternommen bzw. juristische Texte darüber verfasst werden. Kaffee kam im 9./15. Jh. in islamische Regionen[119] und es gab immer wieder Argumente, er müsse aufgrund seiner belebenden Wirkung verboten werden, die u. U. als Rausch betrachtet werden kann.[120] Der Spott darüber, dass ein Rauschmittel, gemischt aus Opium und Bilsenkraut, zu einer Zeit konsumiert wurde, zu der Kaffee verboten war, ist nachvollziehbar. Ibn ʿImād spielt in seinen Zeilen mit dem Namen Abū l-Fatḥ al-Mālikīs, weil dieser für seinen *barš*-Konsum bekannt war und auch daran verstorben ist. Al-Ġazzī berichtet über besagten Abū l-Fatḥ, er werde als ausgezeichneter Rechtsgelehrter mit umfassenden Kenntnissen in Grammatik und zahlreichen weiteren Feldern der Gelehrsamkeit gerühmt, ebenso seien seine Gedichte von äußerster Schönheit gewesen. „Nur, dass er, um sich zu amüsieren, viel *barš* und Opium zu sich nahm und nie auch nur annähernd davon ausnüchterte,“[121] so al-Ġazzī weiter. Dennoch studierten die Leute bei ihm.[122] In teilweise gleichem Wortlaut wird Abū l-Fatḥs Biografie auch in *Šaḏarāt aḏ-ḏahab* geschildert, dort wird jedoch noch ergänzt, die Beerdigung sei sehr groß gewesen und zahlreiche Notabeln hätten daran teilgenommen.[123] Die Tatsache, dass sein *barš*-Konsum scheinbar allgemein bekannt war, tat seinem Stand in der Gesellschaft offenbar keinen Abbruch.

118 Al-Ġazzī, *Kawākib* iii, 162.

119 Hattox, Ralph, *Coffee and Coffeehouses. The Origins of a Social Beverage in the Medieval Near East*, Washington: University of Washington Press, ^{3}1996, 11.

120 Hattox, *Coffee* 57.

121 Al-Ġazzī, *Kawākib* iii, 19.

122 Al-Ġazzī, *Kawākib* iii, 19.

123 Ibn al-ʿImād, *Šaḏarāt* x, 556.

Über den *šayḫ* Ḥasan b. Muḥammad ad-Dimašqī al-Būrīnī aš-Šāfiʿī wird in *Ḫulāṣat al-aṯar fī aʿyān al-qarn al-ḥādī ʿašar* (*Zusammenfassung der Überlieferung aus den Jahren des 11. Jahrhunderts*) von al-Muḥibbī (gest. 1061/1651) ebenfalls berichtet, er sei auf zahlreichen Feldern herausragend und vielseitig begabt gewesen. Auch von ihm werden mehrere Gedichte zitiert. Als Besonderheit (*ġarīb*) wird über ihn geschrieben, er habe sich nie berauscht, habe stattdessen, als er die Hingabe der Menschen zu *barš* sah, die folgenden Zeilen verfasst:

> Überall wird *barš* gegessen und
> die Ansicht zu Menschen und Sitten verblasst.
> Und wird dieses Schicksal in einem Mann sichtbar,
> so sehen es die Sterblichen in jemandem, der ein Heilmittel eingenommen hat.[124]

Dann habe er es doch selbst ausprobiert und so lange eingenommen, bis er feststellte, dass er seine Geisteskraft dadurch nicht verändern konnte.[125] Offenbar hat er danach kein *barš* mehr konsumiert, da sich der Gelehrte lediglich einen positiven Effekt auf seine Gelehrsamkeit erhofft hat. Es wird in dem Eintrag über ihn jedenfalls nichts weiter über *barš*- bzw. Betäubungsmittelkonsum berichtet. Al-Būrīnī starb im Jahr 1024/1615 in Damaskus.

Muṣṭafā l-Ḫalīfa, Schreiber und Übersetzer aus Damaskus, nahm *barš* ein und versank vollkommen darin (*yustaġriqa*). Er starb 1180/1767 in Damaskus. Von einem Verlust von Amt und Stellung aufgrund seines Rauschmittelkonsums wird nichts berichtet.[126]

Muṣṭafā b. Muḥammad b. ʿAmr b. Ibrāhīm, bekannt als as-Safraǧalānī, gestorben 1191/1777 in Damaskus, wird gar als „herrlichster unter den Vorzüglichen" (*aʿāẓim al-afāḍil*)[127] beschrieben. Er sei auf zahlreichen Gebieten der Gelehrsamkeit bewandert gewesen und im Eintrag über ihn in *Silk ad-durar* werden mehrere seiner Gedichte zitiert. Auch er habe *barš* gegessen und sei den Rest seines Lebens nicht mehr davon losgekommen (*wa-yubtalī bihi fī sāʾiri awqātihi*, wörtl. „… und er wurde den Rest seiner Zeiten dadurch in Versuchung geführt.").[128]

---

124 Al-Muḥibbī, *Ḫulāṣat* ii, 54.

125 Al-Muḥibbī, *Ḫulāṣat* ii, 54.

126 Al-Murādī, Muḥammad Ḫalīl b. ʿAlī Abū l-Faḍl: *Silk ad-durar fī aʿyān al-qarn aṯ-ṯānī ʿašar*, 4 Bd., Beirut: Maṭbaʿat al-Miṣriyyat al-ʿāmira bi-Būlāq, 1884 iv, 185.

127 Al-Murādī, *Silk ad-durar* iv, 209.

128 Al-Murādī, *Silk ad-durar* iv, 210.

Ebenso im Fall von Ibrāhīm b. Saʿd ad-Dīn Abū l-Wafā, von dem al-Murādī (gest. 1206/1792) in *Silk ad-durar fī aʿyān al-qarn aṯ-ṯānī ʿašar* (*Verbund der Perlen der Jahre des 12. Jahrhunderts*) schreibt, er sie ein großer *šayḫ* und einer der großen Gelehrten gewesen. Er habe regelmäßig die als *barš* bekannte Mischung gegessen, prahlerische und verzierte Kleidung getragen und in dieser in den Weinstuben der Märkte gesessen. Außerdem habe er mehr Glück als Verstand gehabt, alles in allem aber zu den bekannten und guten *šayḫs* gehört.[129] Auch in diesem Fall überwiegt die Gelehrsamkeit im Vergleich zum Rauschmittelkonsum, wenn es um die Beurteilung der Person geht. Die Erwähnung von *barš*-Konsum, unangemessener Kleidung und Weinstuben erfolgt erst am Schluss des Eintrags über Ibrāhīm b. Saʿd, wurde also sicher nicht zu den herausragenden Eigenschaften gezählt, die dem Leser zuerst übermittelt werden sollten. Ibrāhīm b. Saʿd ist in Damaskus gestorben, ein genaues Todesdatum wird von al-Murādī nicht genannt.

Auch aš-Šayḫ Ḫiḍr b. ʿAṭāʾ Allāh al-Mawṣilī (gest. 1007/1599) sei ein vorbildlicher Gelehrter gewesen. In *Ḫulāṣat al-aṯar* ist in seinem Eintrag von *barš*-Konsum durch ihn selbst keine Rede, ebenso wenig in al-Ḫafāǧīs (gest. 1069/1659) *Rayḥānat al-alibbāʾ wa-zahrat al-ḥayyāt ad-dunyā* (*Wohlduftende Pflanze der Geister und die Blüte der Lebenden des Diesseits*), wo al-Mawṣilī ebenfalls aufgeführt ist. Dort werde er, so al-Muḥibbī, vom Autor außerordentlich gelobt. Al-Mawṣilī selbst habe vor al-Ḫafāǧī ein eigenes Gedicht zitiert, in dem es um *barš* geht und das eine Zeile enthält, die auch in anderen Gedichten vorkommt (*qawl muḍammin*):[130]

> Unter *barš* verändert sich der Dumme wie durch einen Überzug,
> denn die Welt der *barš*-Esser besteht aus Unwissenheit.
> Doch ist *barš*, wenn man seiner Natur auf den Grund geht, nichts als
> ein kleines Unglück, von dem sich die Fingerspitzen gelb färben.[131]

Die entliehene Zeile ist die letzte: „… ein kleines Unglück, von dem sich die Fingerspitzen gelb färben.“ (*duwayhiyyatun taṣfarru minhā al-anāmila*). Gemeint ist hier die charakteristische Färbung der Fingerspitzen der *barš*-Esser, die die Mixtur vor dem Verzehr mit den Fingern kneten. In *Rayḥānat al-alibbāʾ* zitiert al-Ḫafāǧī das Gedicht al-Asaʿd b. Mammātīs (ägyptischer Dichter, gest. 606/1209), aus dem diese letzte Zeile entnommen ist. Ibn Mammātī, so al-

129 Al-Murādī, *Silk ad-durar* i, 42.
130 Al-Muḥibbī, *Ḫulāṣat* ii, 131.
131 Al-Muḥibbī, *Ḫulāṣat* ii, 131.

Ḫafāǧī weiter, habe sie wiederum einer *qaṣīda* von Labīd (Dichter der Hawāzin, gest. 41/661) entlehnt.[132] Beide Gedichte, sowohl al-Mammātīs als auch das Labīds, tragen nicht zum Thema Betäubungsmittel bei und sind daher hier nicht von Bedeutung.

Abschließend seien hier noch Zeilen aufgeführt, die al-Ḫafāǧī zur Erläuterung des Wortes *sard* (*Aufzählung, Auflistung, Aneinanderreihung*) heranzieht:

> Dāwūd hat durch *barš* einen Umhang der Torheit,
> bestickt mit dem Gelb des Gesichts und der Wangen.
> Doch bleibt die Rüstung der Täuschung für die Gefährten gewoben.
> Und wenn er dann im Halbschlaf versinkt,
> dann redet er wirren Unsinn.[133]

Al-Ḫafāǧī erklärt dazu, das Herstellen eines Kettenhemdes (*sard*) bedeute in seinem Ursprung das Herstellen einer Rüstung, also das Aneinanderreihen der einzelnen Metallringe, die das Kettenhemd bilden. Dabei ist es wichtig, die einzelnen Ringe ordentlich und eng genug aneinanderzureihen.[134] *As-sard* bedeute aber ebenso das Auflisten von Wörtern und das Aufzählen von Dingen, also soz. das Aneinanderreihen von Begriffen. Im Allgemeinen werde *sard* zwar auch für das Aufzählen der im Sitzen Schlafenden benutzt, das sei aber nicht wirklich Arabisch. Um diesen unarabischen Gebrauch gehe es in den zitierten Zeilen.[135] So viel zu al-Ḫafāǧīs Erläuterungen. Auffallend sind hier für den vorliegenden Kontext aber v.a. die Nennung von Dummheit bzw. Torheit und die der Farbe Gelb, wie auch schon in den oben zitierten Zeilen über das Gelbwerden der Fingerspitzen. Gelbliche bzw. aschfahle Verfärbung der Haut scheint u.a. mit *barš*-Essern in Verbindung gebracht worden zu sein – gut möglich, dass sich durch die Einnahme einer solchen Kombination von Betäubungsmitteln eine ungesunde Hautfarbe einstellt. Auch bei der Einnahme von Haschisch scheint sie bemerkt worden zu sein, wie die auf S. 188 zitierten Zeilen von at-Tilimsānī (7./13. Jh.) zeigen, der davon schreibt, dass sich Haschisch grün im Mund zeige, rot im Auge, gelb im Gesicht und schwarz im Körper. Im Fall der gelb werdenden Fingerspitzen entstehen diese durch das Kneten der *barš*-Mixtur mit den Fingern, ehe sie gekaut wird. Dass Betäubungsmittel-

---

132 Al-Ḫafāǧī, Aḥmad b. Muḥammad b. ʿAmr, *Rayḥānat al-alibbāʾ wa-zahrat al-ḥayyāt ad-dunyā*, Hrg. ʿAbd al-Fatāḥ Muḥammad al-Ḥulū, 2 Bd., Kairo: Maṭbaʿa ʿĪsā al-Bābī al-Ḥalabī wa-šurkāhū, 1966 i, 216.

133 Al-Ḫafāǧī, *Rayḥāna*, i, 181.

134 S. hierzu auch Lane, *Dictionary* i, 1347, Eintrag *sard*.

135 Al-Ḫafāǧī, *Rayḥāna* i, 181.

konsumenten Dummheit bzw. Torheit vorgeworfen wird, ist insb. zum Thema Haschisch-Konsum ebenfalls deutlich geworden (s. beispielsweise S. 184)

Die vorgestellten Berichte über *barš*-Konsumenten ähneln einander noch deutlicher als die über Opium-Konsumenten. Es handelt sich um wohlhabende und angesehene Gelehrte, deren Laster bekannt war, aber toleriert wurde. Dass sowohl Opium als auch *barš* nicht (oder nur in nicht wahrnehmbarem Maß) von Armen (*ḥarāfīš*) genutzt wurde, liegt sicherlich am Preis. Um sich mit Bilsenkraut oder Haschisch zu berauschen, bedarf es lediglich einzelner Pflanzen, die jeweils mit den Händen geknetet und über einem Feuer geröstet wurden, um sie zu Rauschmittel zu verarbeiten. Die Opium-Produktion ist weitaus aufwendiger (s. hierzu S. 38) und somit teurer.

KAPITEL 7

„Sucht“: Betäubungsmittel und das Verständnis von Abhängigkeit

وعاش الشيخ حيدر بعد ذلك عشر سنين وأنا في ختمته لم أره يقطع أكلها في كل يوم،
وكان يأمرنا بتقليل الغذاء وأكل هذه الحشيشة ...

> *Šayḫ* Ḥaydar lebte danach noch zehn Jahre und ich versorgte ihn. Ich habe ihn nie gesehen, ohne den ganzen Tag von ihnen [den Blättern der Haschisch-Pflanze] zu essen. Er wies uns an, weniger Nahrung zu uns zu nehmen und [stattdessen] dieses Kraut [Haschisch] zu essen …
>
> AL-MAQRĪZĪ, *al-Ḫiṭaṭ*, „Über das Kraut der Armen“

∴

Nach der breiten Betrachtung aller Aspekte des Gebrauchs von Betäubungsmitteln in den Kapiteln 2, 3, 4, 5, und 6 ist abschließend noch der Aspekt *Sucht* bzw. der zu bevorzugende und hier verwandte Begriff *Abhängigkeit* zu untersuchen, da er untrennbar mit dem Thema Betäubungs- und Rauschmittel verbunden ist. Dabei ist dieser Begriff sorgfältig einzuordnen. In der modernen westlichen Medizin ist ein Abhängigkeitssyndrom (d.h. eine Sucht bzw. Abhängigkeit) ein eigenes Krankheitsbild, innerhalb dessen nahezu alles abhängig machen kann: Alkohol, bestimmte Substanzen wie Heroin, Geschmacksstoffe wie Zucker, das Internet oder soziale Netzwerke etc. Informationen über Abhängigkeit in der arabisch-islamischen Geschichte des 4.–11./10.–18. Jh. begegnen uns überwiegend in biografischen und in juristischen Quellen: Biografische Quellen liefern häufig Beschreibungen bezogen auf bestimmte Substanzen. Wenn, wie oben zitiert, beschrieben wird, *Šayḫ* Ḥaydar habe in den verbleibenden zehn Jahren seines Lebens jeden Tag ununterbrochen Haschisch gegessen und seine Anhänger angewiesen, weniger Nahrung und mehr Haschisch zu sich zu nehmen, dann sind das klare Beschreibungen von Abhängigkeitsverhalten. Rechtsgelehrte haben sich ebenfalls mit dem Thema Abhängigkeit befasst. Das bereits im Kapitel über den juristischen Diskurs erörterte Problem der Betäubung des

 | DOI:10.1163/9789004722385_008

Verstandes war hier vordergründig, insb. da Betäubungsmittel dazu verleiten, nach einer kleinen anfänglichen Menge immer mehr zu sich zu nehmen, was letztendlich den Verstand zerstört bzw. betäubt. Zumindest eine juristische Quelle deutet darüber hinaus auf eine Entwicklung im Bereich der medizinischen Behandlung von Abhängigkeit hin.

Bemerkenswert ist, dass weder die im zweiten Kapitel dieser Arbeit herangezogenen kanonischen Werke der Medizin noch die der Pharmazie über die abhängig machende Qualität von Betäubungsmitteln schreiben. Die Quellen berichten zwar mehr oder weniger ausführlich von Rauschzuständen und beschreiben Gegenmaßnahmen im Fall von Überdosierungen. Auf S. 83 wurde bereits Ibn Sīnās Beschreibung psychotischen Verhaltens nach der Einnahme von Opium näher betrachtet, ebenso wurde herausgearbeitet, dass die Wirkung von Betäubungsmitteln auf den Verstand immer wieder beschrieben und erwähnt wurde. Eine Abhängigkeitsproblematik wird jedoch nicht thematisiert. Dols schreibt, dass auch Menschen unter dem Einfluss von Betäubungsmitteln und Alkohol in den Krankenhäusern behandelt wurden, aber auch bei ihm findet sich keine Erwähnung einer Behandlung von Abhängigkeit. Vielmehr geht es dort um die Unterbringung von Verrückten, in diesem Fall von Menschen in Rauschzuständen. Man wusste sich nicht anders zu helfen als sie einzusperren, um sie selbst und andere zu schützen.[1]

Aus dem Bereich der Sekundärliteratur findet sich neben Dols, dessen mehr oder weniger knappe Ausführung von der Unterbringung berauschter Menschen bereits erwähnt wurde, Rosenthal mit seinem Werk über Haschisch. Im Kapitel *Habituation to Hashish and its Cure* führt er Anekdoten über regelmäßigen Gebrauch von Haschisch auf. Außerdem erwähnt er knapp einige juristische Positionen und die auch in Kapitel 2 beschriebenen Maßnahmen gegen Überdosierung, wie sie die medizinischen und pharmazeutischen Quellen nennen. Rosenthal erwähnt immerhin, dass in der Behandlung einer Überdosierung natürlich noch keine Behandlung einer Abhängigkeit liege.[2] In seinem Artikel *Pharmacy in Medieval Islam and the History of Drug Addiction* bietet Harmaneh viel medizin-historisches zu Opium und Haschisch und über deren landwirtschaftliche Gewinnung und deren Verbreitung. Wie Rosenthal nennt auch er Beispiele für Texte, in denen Abhängigkeit erwähnt wird.[3]

1 Dols, Michael, *Majnūn: The Madman in Medieval Islamic Society*, Oxford: Clarendon Press, 1992, 104, sowie Shefer-Mossensohn, Miri, *Ottoman Medicine. Healing and Medical Institutions 1500–1700*, New York: Suny, 2009, 42. Hier ist in der Beschreibung des Lebens von Ibn Munqār (11./17. Jh.) sogar die Rede vom Anketten in besonders schlimmen Zuständen der Opiumabhängigkeit.

2 Rosenthal, Franz, *The Herb. Hashish Versus Medieval Muslim Society*, Leiden: Brill, 1971, 96.

3 Hamarneh, Sami, „Pharmacy in Medieval Islam and the History of Drug Addiction," in Medical History 16 (1972), 226–237.

Um hier einen weitergehenden Blick auf das Thema *Abhängigkeit* zu werfen, werden zunächst die unter 6.3 herangezogenen Einträge aus biografischen Sammelwerken erneut speziell betrachtet: Wie wird Abhängigkeit beschrieben bzw. woran wurde sie erkannt und was wurde als Folgeerscheinungen einer Abhängigkeit betrachtet? Anschließend werden die infrage kommenden juristischen Quellen erneut mit Blick auf Abhängigkeit untersucht. Sie bieten Informationen zur Frage, ob es ein Verständnis von Abhängigkeit als solcher in der arabisch-islamischen Geschichte gegeben hat, hinausgehend über die bloße Feststellung, dass Konsumenten bestimmter Substanzen den Konsum nicht mehr aufgeben konnten.

1 Die Konsumenten: Abhängigkeit und Untergang

Die unter 6.3 aufgeführten Berichte über Rauschmittelkonsumenten beinhalten häufig einen Vermerk von der abhängig machenden Qualität von Betäubungsmitteln. Die Erwähnung von *Šayḫ* Ḥaydars jahrelangem täglichen Konsum ist ein deutliches Beispiel dafür. Noch deutlicher, wenn auch im Text über Ḥaydar fast nebensächlich anmutend, ist der darauffolgende Satz, nämlich die Idee Ḥaydars, seine Anhänger sollten weniger Nahrung und mehr Haschisch zu sich nehmen. Vernachlässigung von bzw. Verzicht auf Lebenswichtiges wie Ernährung kann Stadium eines Abhängigkeitsverlaufs sein. So liefert der nebenbei eingestreute Satz „Wir nahmen weniger Nahrung zu uns und aßen dieses Kraut“[4] bei genauer Betrachtung einen deutlichen Hinweis auf Abhängigkeit. In dieser legendenhaften Erzählung von *šayḫ* Ḥaydars Entdeckung des Haschisch (s. S. 174), sind zwei zentrale Elemente angelegt, die immer wieder in der Beschreibung von Rauschmittelkonsum auftauchen: regelmäßige bzw. ununterbrochene Einnahme und die Vernachlässigung von Lebenswichtigem bzw. das Zugrundegehen. Diese beiden Elemente tauchen sicher nicht zufällig in den Berichten auf, vielmehr beschreiben sie den wichtigen Aspekt der Abhängigkeit so, wie er beobachtet wurde. Die Menschen sahen und bekamen mit, dass Rauschmittelkonsumenten im Allgemeinen immer wieder oder andauernd konsumierten und natürlich sahen sie sie auch daran zugrunde gehen:

Über den mehrfach genannten Ibn Šukr (gest. 699/1299) wird berichtet, er habe Haschisch gegessen, was seine Kinder ihm verboten. Er jedoch habe dar-

4 Al-Maqrīzī, Taqī d-Dīn Abū ʿAbbās Aḥmad b. ʿAlī b. ʿAbd al-Qādir al-ʿUbaydī, *Kitāb al-Mawāʿiẓ wa-l-iʿtibār bi-ḏikr al-ḫiṭat wa-l-āṯār al-maʿrūfa bi-l-Ḫiṭat al-Maqrīziyya*, Hrg. Ḫalīl al-Manṣūr, 4 Bd., Beirut: Dār al-kutub al-ʿilmiyya, 1998 iii, 228.

auf beharrt und nicht davon gelassen, bis er gestorben sei.[5] Es wird an dieser Stelle nicht klar, ob Ibn Šukr durch den Haschisch-Konsum gestorben ist oder einfach bis zu seinem Tod weiter konsumiert hat, die Beharrlichkeit zeigt jedoch ein deutlich zwanghaftes Verhalten.

Aḥmad b. Ibrāhīm al-Maqdisī (gest. 710/1311) sei ein großer Gelehrter gewesen, der regelmäßig durch Rauschzustände aufgefallen sei. Dann habe er sich in einem schlechten Zustand befunden, in dem ihm ein Schüler zur Seite stand. Er habe halluziniert und mit nicht Anwesenden gesprochen und mitten in den Straßen laut herumgeredet. Sein Verstand sei immer wieder zurückgekehrt und dann sei er wieder in den schlechten Zustand eingetaucht. Dies habe mit dem Essen von Haschisch zu tun gehabt.[6] Auch hier geht es um immer wiederholten Konsum, um ein dauerhaftes Verhalten – al-Maqdisī war abhängig.

Gleiches gilt für Muṣliḥ ad-Dīn Musṭafā l-Qasṭallānī (gest. 901/1496). Er sei äußerst gebildet gewesen, habe aber andauernd (*yudāwimu*) Haschisch (*ḥašīš*) und Rauschmittel (*kayf*) zu sich genommen.[7] Ebenso Muḥammad b. Muḥammad al-Ḫayḍarī (gest. 948/1541), šāfiʿītischer Rechtsgelehrter und einer der vorsitzenden Richter von Damaskus. Er habe regelmäßig Opium eingenommen, um sich zu berauschen und habe sich in der Folge überwiegend in einem versunkenen Zustand befunden (*wa-kāna fī l-ġāribi mustaġriqan*).[8] Beide Berichte zeugen von andauernder, zwanghafter Einnahme.

Noch deutlicher ist der Bericht über Abū l-Fatḥ al-Mālikī (gest. 975/1568), den Damaszener Rechtsgelehrten und Dichter. Al-Ġazzī berichtet, er habe, um sich zu amüsieren, viel *barš* und Opium zu sich genommen und sei nie auch nur annähernd davon ausgenüchtert (… *innahu kāna mutakayyifan yaʾkulu l-barš wa-l-afyūn kaṯīran lā yakādu yaṣaḥū minhi* …).[9]

Die oben zitierten lyrischen Zeilen von as-Sayyida Zaynab bt. aš-Šayḫ Raḍī d-Dīn, Tante von Ibn al-Kušk (gest. 982/1574), beschreiben sehr eindrücklich Abhängigkeitsverhalten (s. S. 221): Opium lasse alles dem Konsumenten zu Eigene, inklusive seines Verstandes, schwinden und er solle langsamer machen mit der Einnahme. Dennoch, und das ist der entscheidende Punkt im Blick auf Abhängigkeit, schafft es der Konsument nicht, davon zu lassen.

---

5 Ibn Kaṯīr, Abū l-Fidāʾ Ismāʿīl, *al-Bidāya wa-n-nihāya*, Hrg. Maǧmūʿa min al-ʿulamāʾ, 21 Bd., Damaskus: Dār Ibn Kaṯīr, ²2010 xvi, 533.

6 Al-ʿAsqalānī, Aḥmad b. ʿAlī b. Ḥaǧar, *ad-Durar al-kāmina fī aʿyān al-miʾat aṯ-ṯāmina*, 4 Bd., Hyderabad: Dāʾirat al-maʿārif al-ʿUṯmāniyya, 2012 i, 81.

7 Ibn al-ʿImād, Šihāb ad-Dīn Abū l-Ḥayy b. Aḥmad b. Muḥammad, *Šaḏarāt aḏ-ḏahab fī aḫbār man ḏahab*, Hrg. ʿAbd al-Qādir al-Arnāʾūṭ, 10 Bd., Beirut: Dār Ibn Kaṯīr, 1993 x, 18.

8 Al-Ġazzī, Naǧm ad-Dīn Muḥammad b. Muḥammad, *al-Kawākib as-sāʾira bi-aʿyān al-miʾa wa-l-ʿāšira*, Hrg. Ḫalīl Manṣūr, 3 Bd., Beirut: Dār al-kutub al-ʿilmiyya, 1997 ii, 10.

9 Al-Ġazzī, *Kawākib* iii, 19.

Über Ibrāhīm b. Saʿd ad-Dīn Abū l-Wafā wird berichtet, er pflegte *barš* zu essen (*kāna ya'kul al-barš*),[10] was ebenfalls Regelmäßigkeit und Häufigkeit zum Ausdruck bringt. Im Fall des Richters Taqī d-Dīn at-Tamīmī (gest. 1010/1601) spiegelt sich die Einnahme sogar in dem Beinamen Kayf ad-Dīn (*kayf* = Betäubungsmittel), den al-Muḥibbī (gest. 1111/1699) ihm gab.[11]

Muḥammad, Sohn von Ḥasan Efendī ar-Rūmī (gest. 1125/1713), sei verschuldet gewesen aufgrund seiner Liebe zu schönen Frauen und zu Opium und habe zudem *barš* gegessen,[12] Šaʿbān al-Mazbūr (gest. 1187/1773) habe sogar sein Vermögen durch das Essen von Opium verloren.[13]

Muṣṭafā b. Muḥammad b. ʿAmr b. Ibrāhīm, bekannt als as-Safraǧalānī, gestorben 1191/1777 in Damaskus, habe *barš* gegessen und sei den Rest seines Lebens nicht mehr davon losgekommen (*wa-yubtalī bihi fī sā'iri awqātihi*, wörtl. „... und er wurde den Rest seiner Zeiten dadurch in Versuchung geführt“).[14]

Alle aufgeführten Berichte beschreiben zum einen die Unfähigkeit der Konsumenten, vom Rauschmittel bzw. von ihrem andauernden, ununterbrochenen Konsum oder dem andauernden Rausch abzulassen. Daneben wird in den Berichten häufig der Untergang geschildert, d. h. der Tod des Konsumenten, das Konsumieren bis zum Tod oder der Verlust von Vermögen und Besitz – aber in vielen Fällen nicht, wie bereits im vorangegangenen Kapitel herausgestellt, von Ansehen und Stellung.

2 Abhängigkeit im juristischen Diskurs

Auch Juristen befassten sich mit der abhängig machenden Wirkung von Betäubungsmitteln. Ein Problem lag für sie in der Idee, dass es Substanzen gibt, von denen der Konsument, hat er erst einmal wenig eingenommen, immer mehr einnehmen möchte. As-Saraḫsī (*ḥanaf.*, gest. 489/1096) schreibt, bereits eine kleine Menge Wein müsse verboten werden, da sie dazu verführe, eine große Menge zu trinken, was dann zum nicht statthaften Rausch führt (s.

10 Al-Murādī, Muḥammad Ḫalīl b. ʿAlī Abū l-Faḍl: *Silk ad-durar fī aʿyān al-qarn aṯ-ṯānī ʿašar*, 4 Bd., Beirut: Maṭbaʿat al-miṣriyyat al-ʿāmira bi-Būlāq, 1884 i, 42.

11 Al-Muḥibbī, Muḥammad Amīn b. Faḍl Allāh, *Ḫulāṣat al-aṯar fī aʿyān al-qarn al-ḥādī ʿašar*, Hrg. Muṣṭafā Wahabī, 4 Bd., Beirut: Maṭbaʿat al-wahabiyya, 1867 i, 481.

12 Al-Anṣārī, ʿAbd ar-Raḥmān b. ʿAbd al-Karīm, *Tuḥfat al-muḥibbīn wa-l-aṣḥāb fī maʿrifa mā li-l-Madanīyīn min al-ansāb*, Hrg. Muḥammad al-ʿArūsī al-Maṭawī, Tunis: ʿUlūm an-nasab, 1970, 265.

13 Al-Anṣārī, *Tuḥfa* 287.

14 Al-Murādī, *Silk ad-Durar* iv, 210.

S. 138).[15] Der Shāfiʿīt aš-Šarbīnī (gest. 977/1570) befasst sich ebenfalls mit diesem Aspekt von Betäubungsmitteln und bringt ihn zusammen mit dem des Vergnügens: Alles, was den Verstand zerstört (*yazīlu l-ʿaql*) und nicht zu den Getränken zählt, so wie Bilsenkraut (*banǧ*), bereite keine Wonne (*lā yalaḏḏu*) oder Freude (*lā yaṭrabu*) und wenig davon verleite nicht zu der Einnahme einer größeren Menge.[16] Diese juristischen Aspekte wurden oben unter 4.2.3 detailliert dargestellt. Aš-Šarbīnī ist jedenfalls der Ansicht, Bilsenkraut (*banǧ*) gehöre nicht zu den abhängig machenden Substanzen und meint dasselbe wie as-Saraḫsī. Es gebe auch andere Substanzen, mit deren Hilfe man sich berauschen kann und der Rausch (also die Wonne bzw. Freude) verleite dazu, im Folgenden eine größere Menge einzunehmen, die wiederum zum Erlangen des Rauschs erforderlich ist.

Ibn Taymiyya (*ḥanbal.*, gest. 728/1328) formuliert in seiner *fatwā*-Sammlung anders, meint aber ähnliches: Man unterscheide im Rechtswesen u. a. zwischen Verbotenem, nach dem die Seelen verlangen (*taštahīhu n-nufūs*), wie Wein und Hurerei (*zinā*), und Verbotenem, nach dem sie nicht verlangen.[17] *Ištahā* kann auch mit *gierig sein auf* o. ä. übersetzt werden und gemeint ist ebenfalls klar ein Verlangen, dem man sich nicht entziehen kann. Ibn Taymiyya erkennt hier den Zustand der Abhängigkeit als solchen an, wenn er von etwas abhängig machendem als eigener Kategorie schreibt. Es gebe Dinge wie Bilsenkraut (*banǧ*), nach denen die Seele verlangt, d. h. Bilsenkraut und andere, ähnliche Substanzen, fallen in diese Kategorie. Der Fixpunkt hier ist das Verlangen, anders ausgedrückt: die Abhängigkeit. Das erinnert stark an die oben geschilderte moderne Interpretation von Abhängigkeit als eigener Erkrankung, innerhalb derer verschiedene Dinge abhängig machen können.

Eine drastischere Formulierung taucht bei an-Nawawī (*šāf.*, gest. 676/1277) auf, der zur Frage der Lebensunterhaltskosten schreibt, wenn es einer Frau zur Gewohnheit werde, nach Salzigem oder Kaffee zu verlangen, solle ihr beides gekürzt werden. Wenn sie aber ein Verlangen nach Opium verspüre, und zwar so stark, dass sie fürchtet, ihre Seele gehe zugrunde, wenn sie es nicht einnimmt, so sei der Ehemann nicht verpflichtet, bei ihr zu bleiben.[18] Das Zugrun-

15 As-Saraḫsī, Šams al-Aʾimma Abū Bakr Muḥammad b. Abī Sahl, *Kitāb al-Mabsūṭ*, 30 Bd., Beirut: Dār al-maʿrifa, 1989 xxiv, 9.

16 Aš-Šarbīnī, Šams ad-Dīn Muḥammad b. al-Ḫaṭīb, *Muġnī l-muḥtāǧ ilā maʿrifa maʿānī alfāẓ al-Minhāǧ*, Hrg. Muḥammad Ḫalīl ʿAytānī, 4 Bd., Beirut: Dār al-maʿrifa, 1997 iv, 246.

17 Ibn Taymiyya, Aḥmad b. ʿAbd al-Ḥalīm, *Maǧmūʿ fatāwā šayḫ al-islām Ibn Taymiyya*, Hrg. ʿAbd ar-Raḥmān b. Muḥammad b. Qāsim, 37 Bd., Medina: Maǧmaʿ al-malik Fahd li-ṭibāʿat al-muṣḥaf aš-šarīf, 2004 xxxiv, 198.

18 An-Nawawī, Abū Zakariyyā Muḥī d-Dīn b. Šaraf, *Kitāb al-Maǧmūʿ šarḥ al-muhaḏḏab li-š-*

degehen der Seele ist ein starkes Bild, in dem ein unüberwindbares Verlangen, also eine Abhängigkeit, ausgedrückt wird.

In einem späteren Werk aus dem 10./16. Jh. schreibt al-Ḥaṭṭāb (*māl.*, gest. 954/1547) in ähnlicher Weise davon „den Tod für sich zu fürchten, wenn [der Konsument] davon ablässt“.[19] Er empfiehlt, nur eine Menge einzunehmen, an die der Körper gewöhnt ist und die den Verstand nicht trübt und diese weiter zu reduzieren.[20] Damit schlägt er bereits eine tatsächliche Therapie der Abhängigkeit vor, da der Körper sich bei kontinuierlicher Reduzierung der zugeführten Dosis entwöhnen kann. Der šāfiʿītische Jurist al-Haytamī (gest. 975/1567) schreibt ebenfalls von der Furcht, bei Nichteinnahme von Opium zu sterben. Er empfiehlt allerdings lediglich, solch einer Person müsse Opium eben verabreicht werden, wenn es nicht anders ginge (*ʿinda ḍ-ḍarūra*).[21] Damit ist zwar noch keine Entwöhnung, also keine tatsächliche Therapie der Abhängigkeit geschafft, es wird aber immerhin die offenbar unumgängliche Notwendigkeit der Einnahme (also die Abhängigkeit) anerkannt. An anderer Stelle schreibt er nochmal, in solch einem Fall sei eine Menge einzunehmen, an die der Konsument gewöhnt sei und die seinen Verstand nicht trübt. Es obliege ihm, seinen Verstand zu erhalten.[22] Doch in al-Haytamīs Abschnitt steckt noch mehr. Er schreibt:

> Wenn die Gelehrten aus den Worten der Mediziner und aus tatsächlichen Versuchen etwas wissen, dann, dass er [der Konsument] der Furcht zu sterben nur so weit nachgibt, dass er eine Menge einnimmt, an die er gewöhnt ist oder die nahe daran ist. Dann ist die Einnahme erlaubt.[23]

Al-Haytamī kennt also auch praktische Anwendungen, die weiter entwickelt waren im Vergleich zur bloßen Behandlung einer Betäubungsmittelüberdosierung, wie wir sie aus den kanonischen Werken der Medizin kennen, etwa von ar-Rāzī (6./10. Jh.) oder Ibn Sīnā (7./11. Jh.). Bis ins 10./16. Jh. entstehen zahl-

---

Šīrāzī, *Ḥāšiyyat al-ǧamal ʿalā al-Minhāǧ*, Hrg. ʿAbd ar-Razzāq Ġālib al-Mahdī, 8 Bd., Beirut: Dār al-kutub al-ʿilmiyya, 1996 vii, 298.

19 Al-Ḥaṭṭāb, Abū ʿAbdallāh Muḥammad b. Muḥammad ʿAbd ar-Raḥmān, *Mawāhib al-ǧalīl fī šarḥ muḫtaṣar aš-šaykh Ḫalīl*, Hrg. Muḥammad Bābāh b. Muḥammad Nāṣir, 8 Bd., Riad: Dār ʿālam al-kutub, 2010 i, 136.

20 Al-Ḥaṭṭāb, *Mawāhib* i, 136.

21 Al-Ḥaytamī, Šihāb ad-Dīn Abū l-ʿAbbās Aḥmad b. Muḥammad b. ʿAlī b. Ḥaǧar al-Makkī al-Anṣārī, *al-Fatāwā l-kubrā l-fiqhiyya*, Hrg. ʿAbd al-Ḥamīd Aḥmad Ḥanafī, 4 Bd., Kairo: Maktaba wa-maṭbaʿ al-mašhad al-Ḥusayn, 1963 i, 42.

22 Al-Haytamī, *al-Fatāwā* iv, 259.

23 Al-Haytamī, *al-Fatāwā* iv, 259.

reiche Übersetzungen und Ergänzungen dieser kanonischen Werke (s. hierzu unter 2.2) und auch wenn al-Haytamī nur die „Worte der Mediziner" und „tatsächliche[n] Versuche" erwähnt, also keinen bestimmten Mediziner nennt und sich offenbar nicht auf ein einzelnes Werk bezieht, so ist doch eine sich zumindest in Teilen verändernde Behandlungs- und Umgangsweise in der medizinischen Praxis erkennbar.

3 Fazit

Dass das Phänomen der Abhängigkeit von Rauschmitteln bekannt war, ist unbestreitbar. Menschen nahmen Rauschmittelkonsumenten wahr und erkannten nicht nur den berauschten Zustand. Sie wussten sehr wohl ebenso von Abhängigkeit und daraus resultierenden negativen Konsequenzen wie finanziellem Ruin und körperlichem Verfall. Im biografischen Kontext tauchen dabei häufig sich ähnelnde Beschreibungen von andauerndem oder immer wiederholtem Konsum auf und davon, dass jemand nie auch nur annähernd ausnüchtere. Ebenso war bekannt, wenn jemand durch Abhängigkeit sein Vermögen verlor oder zumindest verschuldet war.

Auch im juristischen Diskurs wusste man sehr wohl von der abhängig machenden Wirkung von Betäubungsmitteln. Man beschrieb die Eigenschaft einiger Substanzen, nach der Einnahme einer kleinen Menge, die ja noch als unproblematisch eingestuft werden konnte, zur Einnahme einer größeren Menge zu verleiten, die dann den Verstand zerstören kann. Die Zerstörung des Verstandes war, wie oben dargestellt, einer der Hauptaspekte in der juristischen Behandlung des Themas Betäubungsmittel. Später wurden die Beschreibungen drastischer, wenn es um das Gefühl ging, bei Nichteinnahme einer Substanz zugrunde zu gehen und auch Lösungen wurden angeboten: Die Einnahme wurde erlaubt, wenn sie unumgänglich zu sein schien. Al-Ḥaṭṭāb (*māl.*, gest. 954/1547) schlägt sogar vor, die Dosen so anzupassen, dass sie den Verstand nicht beeinträchtigen und sie regelmäßig zu verringern bis der Körper entwöhnt ist. In Ibn Taymiyyas (*ḥanbal.*, gest. 728/1328) *fatwā*-Sammlung kommt ein allgemeines Verständnis von Abhängigkeit zum Ausdruck, wenn er von Substanzen schreibt, nach denen die Seele verlangt und anderen, nach denen sie nicht verlangt. Die Abhängigkeit wird hier nicht als Attribut einer bestimmten Substanz betrachtet, sondern als eigenständiges Phänomen, das durch unterschiedliche Substanzen hervorgerufen werden kann. Das erinnert stark an den oben geschilderten modernen Blick auf Abhängigkeit.

Bemerkenswert ist, dass Abhängigkeit in den schriftlichen Quellen relativ ausführlich im juristischen Kontext thematisiert wird, was aber nicht verwunderlich ist. Das Verhalten Abhängiger verursacht familiäre und gesellschaftliche Probleme, zu deren Lösung oder Beurteilung häufig Juristen befragt wurden. Und diese konnten Antworten geben auf Fragen der Ehe, der Haushaltsführung und der Bestrafung etc. Verlor jemand beispielsweise sein Vermögen durch den Konsum von Opium, regelten Juristen die Erbangelegenheiten.

Für Herrschende war es, wie gezeigt wurde, meist wichtiger, die Konsumenten zu bestrafen und die Versammlungs- und Anbauorte sowie die Vorräte an Betäubungsmitteln (und Wein) zu vernichten. Die Behandlung einer Abhängigkeit fiel nicht in ihren Kompetenzbereich (s. S. 226).

Unterrichten die frühen medizinischen Werke ausschließlich die Behandlung einer Überdosierung mit einem Betäubungsmittel und wurden Berauschte darüber hinaus offenbar im Normalfall zu den Verrückten gezählt und in Krankenhäusern verwahrt, deutet der Eintrag aus al-Haytamīs (*šāf.*, gest. 975/1567) *fatwā*-Sammlung eine andere medizinische Sichtweise an, die offenbar auch praktische Anwendung gefunden hat. Wie weit diese verbreitet war, ist leider kaum einzuschätzen. Dass in Krankenhäusern Betäubungsmittel verabreicht wurden, ist bekannt,[24] ob sie allerdings auch in niedriger Dosierung für Abhängige verwandt wurden, ist unklar. Ebenfalls im 10./16. Jh. empfiehlt al-Ḥaṭṭāb (*māl.*, gest. 954/1547) sogar die kontinuierliche Reduktion der zugeführten Dosen eines Betäubungsmittels, die zur Entwöhnung führen soll.

Mit zunehmendem Konsum von Betäubungsmitteln als Rauschmittel im Laufe der Jahrhunderte, mit dem wachsenden Problem des Betäubungsmittelmissbrauchs, der auch schon in anderen Themenbereichen dieser Arbeit erkennbar geworden ist und mit dem eine steigende Zahl an Abhängigen einherging, änderte sich also auch in Teilen der medizinische Umgang mit Abhängigen. Ein Bewusstsein von Abhängigkeit begann zu wachsen, das die Möglichkeit zu neuen Behandlungen eröffnete, die im 10./16. Jh. zumindest einigen Ärzten bekannt gewesen und die zur Anwendung gekommen sind. Dennoch bleibt das Bild diffus. Nicht alle Rechtsgelehrten teilten die Auffassung, Betäubungsmittel in einzelnen Fällen zu erlauben, nach Ansicht vieler blieben sie weiterhin verboten. Erst mit dem Aufkommen neuer medizinischer Theorien im 12./18. Jh. verschwanden die kanonischen Werke der klassischen griechischen und arabischen Medizinliteratur langsam aus der Praxis. Bis dahin war die Praxis sicher vielerorts durchsetzt mit neuen Ideen aber nicht unbedingt einheitlich und die Behandlung von Abhängigkeitssyndromen veränderte sich in der Folge ebenso diffus und langsam.

---

24 Vgl. hierzu die in Kapitel 2 bearbeiteten medizinischen und pharmazeutischen Inhalte sowie exemplarisch Shefer-Mossensohn, *Ottoman Medicine* 39–45.

KAPITEL 8

Betäubungsmittel in der arabisch-islamischen Kultur: Gesamtbetrachtung

Die zu Beginn dieser Untersuchung erwähnten afghanischen Opium-Exporte stehen, auch das wurde eingangs festgehalten, am Ende einer langen Entwicklung, im Laufe derer Gebrauch und Missbrauch von Betäubungsmitteln in der arabisch-islamischen Kultur aufkamen und sich veränderten. Die Substanzen als Betäubungsmittel zu betrachten, also als Substanzen, die einerseits heilen und Schmerz stillen und andererseits berauschen, abhängig machen und zugrunde richten können, ist erforderlich. Ebenso ist es erforderlich, die in der Literatur fassbaren Betäubungsmittel zu betrachten. Wird nur ein Aspekt, wie z.B. Rausch, in den Fokus genommen, ist das Bild unvollständig. Wird nur ein Betäubungsmittel in den Fokus genommen, ebenso. Ein sehr prominentes Beispiel ist die Betrachtung von Haschisch als Rauschmittel. Haschisch ist seit Jahrhunderten, neben dem Einsatz als Rauschmittel, auch als Arznei bekannt und in Gebrauch. Gleiches gilt für Opium und Bilsenkraut. Sie wurden ebenfalls als Rauschmittel und als Arznei genutzt und die Debatten, die es um Gebrauch und Missbrauch von Haschisch gab und gibt, wurden und werden ebenso auch um Opium und Bilsenkraut geführt. Diese drei Substanzen, Opium, Bilsenkraut und Haschisch, sind die in den Quellen hauptsächlich greifbaren und sie sind in dieser Gesamtbetrachtung nebeneinandergestellt worden. Der dafür ausgewählte zeitliche Rahmen, 1100–1800, beginnt mit dem Aufkommen früher Texte mit Bezug zu Betäubungsmitteln und endet mit dem Übergang in die Moderne. Mit Beginn dieses prozesshaften Übergangs können Betäubungsmittel nicht mehr nur „in der arabisch-islamischen Kultur" betrachtet werden, da sich neue Ideen und Einflüsse ausbreiteten und sich gegenseitig zu ergänzen begannen.

Für die vorgenommene Gesamtbetrachtung des Themas Betäubungsmittel ist notwendigerweise eine sehr breite Quellenauswahl zu treffen. Medizinisch-pharmazeutische Texte geben ebenso Aufschluss über Gebrauch und Missbrauch wie juristische, historiografische und biografische. Erst in der Gesamtbetrachtung all dieser Texte und aller drei Betäubungsmittel fällt auf, dass in den Bereichen Recht und Gesellschaft nicht alle zu allen Zeiten in gleicher Häufigkeit auftauchen. Es scheint Trends gegeben zu haben, Phasen, in denen eins häufiger verwandt wurde als die anderen. Lediglich im Bereich Medizin und Pharmazie, in dem frühe Standardwerke jahrhundertelang ihre Gültig-

 | DOI:10.1163/9789004722385_009

keit behalten, kommen alle drei von Anfang an nebeneinander vor. Zu diesem Bereich gehört auch der Aspekt der Betäubungsmittel als Gifte. Dieser Aspekt wurde, ebenso wie der der Medizin und Pharmazie, bereits früh in der Fachliteratur grundlegend behandelt. Belege für Vergiftungen durch die hier betrachteten Substanzen finden sich im gesamten betrachteten Zeitraum. In den juristischen Texten wiederum zeigen sich im Laufe der Jahrhunderte zahlreiche Veränderungen, hauptsächlich weil immer mehr Fragen gestellt und immer neue Antworten gegeben wurden. Mit steigendem Konsum von Betäubungsmitteln waren neue Regeln innerhalb der Gesellschaft erforderlich. Historiografische und biografische Quellen zeigen, wie mit Betäubungsmittelkonsum in der Gesellschaft umgegangen wurde, d.h. zu welchen Zeiten welches Betäubungsmittel konsumiert wurde und welche Konsequenzen der Konsum nach sich zog.

Medizinisch-pharmazeutische Texte sind die frühesten Quellen mit Bezug zu Betäubungsmitteln im Bereich der arabisch-islamischen Kultur. Sie entstehen im 4./10. Jh. und übernehmen älteres Wissen aus anderen Kultur- und Sprachräumen. U.a. wird so auch das Wissen über Opium, Bilsenkraut und Haschisch übernommen. Alle drei Betäubungsmittel waren bereits lange vor Entstehung dieser neuen, arabischen Medizintexte in Gebrauch. Ärzte wie ar-Rāzī (4./10. Jh.) und Ibn Sīnā (5/11. Jh.) schaffen große, weithin gebräuchliche Standardwerke, Ibn Sīnās *al-Qānūn* wird in Übersetzung auch in Europa bis zum Beginn der modernen Medizin genutzt. Neben diesen medizinischen Texten schaffen Pharmazeuten wie al-Bīrūnī (4./10. Jh.) oder Ibn al-Bayṭār (6./12. Jh.) ebenfalls Standardwerke ihres Fachs, und es entstehen Apothekerhandbücher wie das von Ibn at-Tilmīḏ (6./12. Jh.), die ebenfalls weit verbreitet sind und lange in Gebrauch bleiben. Alle diese Autoren beschreiben Aussehen, Anwendungsgebiete, Wirkweisen und stoffliche Eigenschaften der Substanzen. In den Apothekerhandbüchern werden Rezepturen zur Arzneimittelherstellung aufgeführt, die Aufschluss geben über die praktische Anwendung von Opium, Bilsenkraut und Haschisch. Im medizinisch-pharmazeutischen Kontext herrscht dabei weitgehend Einstimmigkeit über die Betäubungsmittel. Differenzen in den Angaben liegen in Details, in unterschiedlichen Dosierungsempfehlungen oder in der Einordnung der jeweiligen Substanz gemäß den Regeln der antiken Humoralpathologie (kalt, heiß, feucht, trocken). Sie wurden alle, neben anderen Einsatzmöglichkeiten, als Schmerzmittel (*Analgetika*) verwandt. Neben dem medizinischen Nutzen war Ärzten und Pharmazeuten auch die berauschende Komponente der Betäubungsmittel bekannt. Die Mediziner gehen allerdings nicht auf gezieltes Anstreben eines Rausches ein, d.h. auf den Konsum von Betäubungsmitteln als Rauschmittel. Sie beschreiben Rausch meist anhand von Symptomen. Aufgabe des Mediziners war es demnach lediglich, die eingetretene Überdosierung, d.h. Vergiftung, zu behandeln. Die abhängig machende Wirkung von Betäubungsmitteln wird in diesen frühen Werken nicht beschrieben. Die Vergiftung wird allerdings genau beschrieben. Ǧābir Ibn Ḥayyān verfasst bereits im 3./9. Jh. ein Standardwerk eigens zum Thema Gifte und Vergiftungen, in dem auch Opium, Bilsenkraut und Haschisch vorkommen. All diese frühen Texte bleiben während des gesamten hier betrachteten Zeitraums, d.h. bis zum Beginn des 13./19. Jh., in Gebrauch, werden ergänzt und zusammengefasst.

Nach diesen frühen Grundlagenwerken aus dem medizinischen Bereich, die wiederum auf älteren Texten beruhen, sind es die Juristen, die sich mit Opium, Bilsenkraut und Haschisch befassen. In ihren Texten werden die Substanzen ab dem 5./11. Jh. genannt und im Laufe der Jahrhunderte sehr ausgiebig diskutiert. Zunächst ist jedoch nur von Bilsenkraut die Rede. Erst im 7./13. Jh. taucht auch Haschisch auf. Das deckt sich mit den historiografischen Berichten aus dieser Zeit, in denen es bis dahin ebenfalls kaum vorkommt. Haschisch wird offenbar ab dem 7./13. Jh. zu einem gesellschaftlich wahrnehmbaren Phänomen, das dementsprechend auch der juristischen Bearbeitung bedarf und in historiografischen und biografischen Texten Niederschlag findet. Bemerkenswert ist, dass der juristische Diskurs nicht so eindeutig verläuft, wie zunächst anzunehmen ist. Die meisten Rechtsgelehrten gingen grundsätzlich davon aus, dass Betäubungsmittel aufgrund ihrer potenziell berauschenden Wirkung, in Analogie zu Wein, verboten seien. Doch was ist mit dem Gebrauch als Arzneimittel? Wie muss das Gebet unter dem Einfluss von Betäubungsmitteln beurteilt werden? Wie die ausgesprochene Scheidung? Wer darf Betäubungsmittel kaufen und von wem? Dürfen sie verkauft werden? Zahlreiche weitere Fragen galt es zu beantworten, unterschiedliche Antworten wurden diskutiert und durchaus auch gesammelt und nebeneinander präsentiert. Während einzelne Juristen wie Ibn Taymiyya (8./13. Jh.) Betäubungsmittel grundsätzlich als unrein und verboten einstufen, gab es zahlreiche unterschiedliche Positionen und zahlreiche weitere Fragen, die es zu beantworten galt. Aus diesen Diskursen heraus entstehen ab dem 07./13. Jh. Traktate über Betäubungsmittel (hauptsächlich über Haschisch). Sie sind literarische Texte, die, verfasst von Rechtsgelehrten, nur in Teilen juristisch argumentativ vorgehen. In ihnen wird darüber hinaus alles Bekannte und Wissenswerte, sowie Schönes und Lesenswertes zum Thema Haschisch gesammelt. Das erste erhaltene Werk stammt von al-Qasṭallānī (7./13. Jh.), der selbst schreibt, er sehe sich durch den sich immer weiter ausbreitenden Konsum von Haschisch als Rauschmittel innerhalb der Gesellschaft gezwungen, ein Werk über dessen Illegalität zu schreiben. Kurz nach diesem Werk entsteht ein anderes, pro Haschisch-Konsum ausgerichtetes von al-ʿUkbarī (7./13. Jh.). Zentrales Argument al-ʿUkbarīs: Der Prophet selbst habe Haschisch nie explizit verboten. Eben darauf reagiert al-Qasṭallānī mit einem zweiten Werk über das Verbot von Haschisch. Nach diesen ersten, noch stark argumentierenden Traktaten, entstehen in den folgenden Jahrhunderten immer weitere, in die die Autoren immer weitere Themengebiete aufnehmen: Berichte über die Entdeckung des berauschenden Effekts von Haschisch, dessen geografische Verbreitung, Medizinisches und Pharmazeutisches, sowie Lob- und Schmähgedichte. Den berauschenden Effekt entdeckt haben sollen *šayḫs* aus dem persischen Hochland, die ihren Schülern davon berichteten und sie zur Verschwiegenheit aufriefen. Sufis und Perser werden auch in Berichten über die geografische Verbreitung von Haschisch genannt. In diesen Berichten kursieren mehrere Namen von *šayḫs*, die größtenteils legendenhafte Erscheinungen sind.

Neben den Traktaten schreiben ab dem 7./13. Jh. auch immer mehr Dichter lyrische Zeilen über Haschisch. Es ist als Rauschmittel in der Gesellschaft angekommen und der Konsum verbreitet sich. Das zeigt sich sehr deutlich auch in historiografischen Berichten. Man kannte die Orte, an denen Haschisch konsumiert wurde, es kam zu Razzien und Ausschreitungen. Die Berichte schildern tagelang brennende Berge von konfisziertem Haschisch. Das Ausschütten von Wein in großen Mengen wird meist zusammen mit dem Verbrennen von Haschisch genannt. Und auch im täglichen Leben, in der Gesellschaft, spielen Sufis und Perser eine wichtige Rolle, wenn es um Haschisch-Konsum geht. Hier handelt es sich allerdings, anders als in den Traktaten, nicht um legendenhafte *šayḫs*, sondern, ganz konkret, in den meisten Fällen um Angehörige der al-Qalandariyya und der al-Ḥaydariyya. Beide sind Sufi-Verbände, die aufgrund ihrer nicht traditionellen Glaubens- und Lebenspraktiken – und hierzu gehört auch der Konsum von Haschisch – Anstoß erregen. Sie sollen, so informieren uns Erlasse von Herrschern und Rechtsgutachten von Juristen, zur Ausreise gezwungen werden, zum Tragen bestimmter Kleidung etc.

Aber natürlich konsumierten nicht nur die Angehörigen dieser Sufi-Verbände. Auch Gelehrte und angesehene Menschen berauschten sich mit Haschisch. Wurden einfache Bürger bei Razzien verprügelt und bestraft (das Herausreißen der Backenzähne war im 8./14. Jh., so schreibt al-Maqrīzī, eine gängige Methode), erging es Gelehrten und angesehenen Menschen meist anders. Ihr Ruf litt nicht so sehr unter dem Haschisch-Konsum. In den biografischen Quellen wird meist kurz erwähnt, dass sie Haschisch konsumierten und oft berauscht waren. Darüber hinaus geht es aber ausführlich und langanhaltend um ihre große Gelehrsamkeit und Vorzüglichkeit, um die große Zahl ihrer Schüler und um ihre herausragenden Leistungen auf ihrem jeweiligen Wissensgebiet. Der Rauschmittelkonsum ist eher eine Randnotiz.

Dieser Trend des immer populärer werdenden Haschisch-Konsums hält bis ins 10./16. Jh. an. Ab dann ist in biografischen Quellen kaum noch von Haschisch die Rede. Stattdessen taucht sehr häufig Opium als Rauschmittel auf. Es entstehen Gedichte über Opium-Konsum und es gibt vereinzelte Berichte über Selbstmorde mit Opium. In diesen Berichten ist jedoch hauptsächlich von wohlhabenden Bürgern die Rede und, ebenso wie beim Haschisch-Konsum, schadete der regelmäßige Rausch dem Ansehen dieser Bürger nicht. Es finden sich keine Berichte von Razzien in Stadtvierteln und Parks, wie beim Haschisch. Auch von der Vernichtung großer Opium-Vorräte oder systematischer Bestrafung, wie dem Herausreißen von Backenzähnen bei Haschisch-Konsum, ist nicht die Rede. Dass Opium als Medikament genutzt wird, zeigen die Quellen für den gesamten hier betrachteten Zeitraum und auch Belege für die giftige Wirkung von Opium finden sich durchgehend. In ihnen geht es um Giftmorde und um versehentliche Vergiftungen durch falsche Dosierung von Opium als Arznei. Als Rauschmittel ist es in den Quellen ab dem 10./16. Jh. sehr präsent. Und ein weiteres Rauschmittel taucht zu dieser Zeit auf: *Barš*, eine Mischdroge aus Opium, Haschisch und/oder Bilsenkraut und weiteren Zutaten. Die Berichte über *barš*-Esser ähneln denen über Opium-Esser. Sie sind angesehene Gelehrte und Wohlhabende, von denen bekannt ist, dass sie das Rauschmittel konsumierten. An Ansehen und Stellung innerhalb der Gesellschaft änderte das jedoch nichts.

Ebenso wie man die berauschende Wirkung von Betäubungsmitteln kannte, kannte man auch ihre giftige Wirkung. Während der Rauschmittelkonsum offenbar bestimmten Trends unterlag, finden sich für die Anwendung von Opium, Bilsenkraut und Haschisch als Gifte im gesamten hier betrachteten Zeitraum zahlreiche Belege. Die Unterscheidung bzw. die Wahl des Betäubungsmittels als Gift unterlag eher praktischen Erwägungen als zeitlichen Trends: Für Giftmorde wird am häufigsten Opium verwandt, da es bereits in kleinen Dosen tödlich wirkt und diese kleinen Dosen leicht in Speisen oder Getränken zu verbergen sind. Einzelne Berichte von Selbstmorden mit Opium liegen ebenfalls vor. Es war hauptsächlich aufgrund seiner hochgiftigen Potenz bekannt. Zudem wurde es als Arznei verabreicht und die Ambivalenz Arznei/Gift wird immer wieder erwähnt. Mehrere Berichte erzählen beispielsweise von versehentlicher Überdosierung von Opium als Arznei. Bilsenkraut dagegen eignet sich aufgrund der großen Menge, die für eine tödliche Dosis zu verabreichen wäre, nicht für Morde. Es wurde verwandt, wenn es galt, das Opfer zu betäuben, um es anschließend auszurauben, zu entführen o. ä. Vergiftungen mit Haschisch sind im Vergleich zu Opium und Bilsenkraut selten. Um sich tatsächlich zu vergiften, müsste eine sehr große Menge eingenommen werden, für Attentate eignete es sich daher nicht. Haschisch ist am wenigsten für seine Giftigkeit bekannt.

Ein zentraler Aspekt des Themas Betäubungsmittel ist die Frage nach dem Umgang mit Abhängigkeit. Dass Opium, Bilsenkraut und Haschisch abhängig machende Eigenschaften haben, ist lange bekannt. Wie wird in den Quellen damit umgegangen? Auch hier zeigen sich im Lauf der Jahrhunderte Entwicklungen. Die frühen medizinischen Standardwerke befassen sich nicht mit dem Thema. Rausch und Vergiftung werden in ihnen als medizinisches Phänomen behandelt und es werden Medikamente empfohlen. Dass Abhängigkeit im gesellschaftlichen Kontext beobachtet wurde, zeigt sich an vielen Stellen, auch wenn sie nicht mit einem feststehenden Begriff benannt wird. In historiografischen und biografischen Quellen wird aber geschildert, dass jemand nicht vom Konsum lassen konnte, andauernd konsumierte bzw. berauscht war, durch den Konsum unterging und starb etc., was jeweils Beschreibungen für Abhängigkeit sind. Es wurde gezeigt, dass Rauschmittelkonsum unterschiedliche Auswirkungen auf das Leben innerhalb der Gesellschaft hatte und dass diese unterschiedlichen Auswirkungen offenbar von Stand und Ansehen abhingen, die eine Person genoss. Das galt offenbar ebenso für das Phänomen Abhängigkeit. Schadete das Wissen um Rauschmittelkonsum dem Ansehen eines Gelehrten nicht, so schadete ihm auch nicht, dass er dauerhaft/immer wieder/bis in den Untergang etc. konsumierte.

Auch Rechtsgelehrte waren sich des Problems der Abhängigkeit bewusst. Sie diskutierten das Verbot bereits kleiner Mengen Weins, da sie zum Weitertrinken und zum daraus folgenden Rauschzustand führen. Außerdem schreiben sie von Dingen, nach denen die Seele verlangt und von solchen, nach denen sie nicht verlangt, von Gewohnheit oder von der Furcht, zu sterben, wenn eine Substanz nicht eingenommen wird. Auch im juristischen Bereich finden sich also klare Beschreibungen von Abhängigkeit. Es werden unterschiedliche Lösungen angeboten. Im 10./16. Jh. schreiben al-Ḥaṭṭāb und al-Haytamī davon, dem Verlangen nur so weit nachzugeben, dass der Verstand nicht betäubt wird. Al-Haytamī geht noch einen Schritt weiter und empfiehlt, dann die Dosis schrittweise zu reduzieren. Zunächst zeugen diese Stellen von einem gewachsenen Verständnis des tatsächlichen Unvermögens, eine Substanz, von der man abhängig ist, nicht einzunehmen. Zudem wird eine sehr frühe Empfehlung zur Entwöhnung, modern ausgedrückt: zum Entzug, gegeben. Al-Haytamī bezieht sich dabei, wie er schreibt, auf Aussagen von Ärzten. Aus der anfänglichen Diskussion um die Gleichstellung von Betäubungsmitteln mit Wein und der Frage nach Legalität oder Illegalität sind im Lauf der Jahrhunderte Debatten geworden, aus denen lebenspraktische Empfehlungen hervorgehen, auch für den Umgang mit Abhängigkeit. Zählten Berauschte – und mit ihnen auch Abhängige – in den frühen Jahrhunderten des hier betrachteten Zeitraums zu den Irren und wurden eingesperrt, änderte sich im Licht dieser neueren Erkenntnisse sicher auch anteilig das Verhalten ihnen gegenüber, bzw. der Umgang mit ihnen.

Mit dem Ende des 12./18. Jh. setzen sich immer mehr moderne medizinische Ideen und Erkenntnisse überall in der Welt durch und die jahrhundertelang in Gebrauch gewesenen Standardwerke der arabischen Ärzte, die das Wissen der antiken Medizin fortbestehen ließen und weiterentwickelten, verlieren allmählich ihre Gültigkeit. Bis zur afghanischen Opiumproduktion des 14./20. Jh. oder auch zum libanesischen Haschischanbau, der große Ausmaße annehmen und ebenfalls, wie für die afghanischen Taliban, zu einem Wirtschaftsfaktor werden wird, dauert es noch mehr als ein Jahrhundert. Doch die Entwicklung dahin ist durch die immer weitere Öffnung und schnellere Vernetzung von Märkten und den Transport von Ideen in Gang gebracht. Die Betrachtung von Betäubungsmitteln „in der arabisch-islamischen Kultur" endet mit Beginn dieses Prozesses. Spätere Rückbesinnungen auf alte Traditionen und Rechtsgutachten, wie durch die Taliban oder den sog. Islamischen Staat in den 2000er Jahren, werden jeweils von kurzer Dauer sein und sich nicht mehr im gesamten Kulturraum arabisch-islamische Welt durchsetzen.

Bibliografie

ʿĀbidīn, Muḥammad Amīn b. ʿAmr, *Radd al-muḥtār ʿalā d-durr al-muḫtār*, Hrg. Muḥammad Amīn b. ʿUmar ʿĀbidīn, 13 Bd., Beirut: ʿĀlam al-kutub, 2003.

ʿAlawī, ʿAbd ar-Raḥmān b. Muḥammad, *Buġyat al-mustaršidīn fī taḫlīṣ baʿḍ al-aʾimma min al-ʿulamāʾ al-mutaʾaḫḫirīn*, 2 Bd., Beirut: Dār al-fikr, 1994.

al-Anṣārī, ʿAbd ar-Raḥmān b. ʿAbd al-Karīm, *Tuḥfat al-muḥibbīn wa-l-aṣḥāb fī maʿrifa mā li-l-Madanīyīn min al-ansāb*, Hrg. Muḥammad al-ʿArūsī al-Maṭawī, Tunis: ʿUlūm an-nasab, 1970.

al-Anṣārī, ʿAbd ar-Raḥmān b. ʿAbd al-Karīm, *Tuḥfat al-muḥibbīn wa-l-aṣḥāb fī maʿrifa min al-Madaniyīn min al-ansāb*, Hrg. Muḥammad al-ʿArūsī al-Maṭawī, Tunis: ʿUlūm an-nasab, 1970.

al-Anṣārī, Zakariyyā Abū Yaḥyā, *Asnā l-maṭālib fī šarḥ rawḍ aṭ-ṭālib*, Hrg. Muḥammad al-Zaharī al-Ġamrawī, 4 Bd., Kairo: al-Maṭbaʿat al-maymaniyya, 2015.

Al-Aqfahsī, Šihāb ad-Dīn Aḥmad b. ʿImād b. Yūsuf, „Ikrām man yaʿīš bi-taḥrīm al-ḫamr wa-l-ḥašīš", in al-Aqfahsī, Šihāb ad-Dīn Aḥmad b. ʿImād b. Yūsuf, *Dafʿ al-albās ʿan wahm al-waswās*, Hrg. Muḥammad Fārs und Masʿūd ʿAbd al-Ḥāmid as-Saʿdinī, Beirut: Dār al-kutub al-ʿilmiyya, 1995, 269–307.

al-ʿAsqalānī, Aḥmad b. ʿAlī b. Ḥağar, *ad-Durar al-kāmina fī aʿyān al-miʾat aṯ-ṯāmina*, 4 Bd., Hyderabad: Dāʾirat al-maʿārif al-ʿUṯmāniyya, 2012.

al-ʿAsqalānī, Aḥmad b. ʿAlī b. Ḥağar, *al-Iṣāba fī tamyīz aṣ-ṣaḥāba*, Hrg. ʿĀdil Aḥmad ʿAbd al-Mawǧūd und ʿAlī Muḥammad Maʿūḍ, 8 Bd., Beirut: Dār al-kutub al-ʿilmiyya, 1995.

al-ʿAsqalānī, Aḥmad b. ʿAlī b. Ḥağar, *al-Iṣāba fī tamyīz aṣ-ṣaḥāba*, Hrg. ʿAbdallāh b. ʿAbd al-Muḥsin at-Turkī et al., 16 Bd., Beirut, 2008.

al-ʿAsqalānī, Aḥmad b. ʿAlī b. Ḥağar, *Fatḥ al-bārī šarḥ Ṣaḥīḥ al-Buḫārī*, Hrg. ʿAbd al-ʿAzīz b. ʿAbdallāh b. Bāz et al., 13 Bd., Kairo: al-Maṭbaʿat al-salafiyya wa-maktabatihā, 1960.

al-ʿAsqalānī, Aḥmad b. ʿAlī b. Ḥağar, *Inbāʾ al-ġumr bi-anbāʾ al-ʿumr*, Hrg. Ḥasan Ḥabašī, 4 Bd., Kairo, 1969.

al-ʿAẓīm Ābādī, Muḥammad Ašraf b. Amīr b. ʿAlī b. Ḥaydar, *ʿAwn al-maʿbūd ʿalā šarḥ sunan Abū Dāwūd*, Hrg. Abū ʿAbdallāh an-Nuʿmānī al-Aṯarī, 2 Bd., Beirut: Dār Ibn Ḥazm, 2005.

Bagnall, Roger Shaler, *Egypt in Late Antiquity*, Princeton: Princeton University Press, 1993.

Bauer, Thomas et al. (Hrg.), *Der Dīwān des Ibrāhīm al-Miʿmār (gest. 749/1348–1349). Edition und Kommentar* (Arabische Literatur und Rhetorik Elfhundert bis Achtzehnhundert 4), Baden Baden: Ergon, 2018.

Bauer, Thomas, *Die Kultur der Ambiguität. Eine andere Geschichte des Islams*, Berlin: Verlag der Weltreligionen, 2011.

Bauer, Thomas, *Liebe und Liebesdichtung in der arabischen Welt des 9. und 10. Jahrhunderts* (DA 2), Wiesbaden: Harrassowitz, 1998.

Becker, Carl Heinrich, „Asyūṭ", in *EI*², i (2007), 728–729.

Biesterfeldt, Hinrich, „Mizr fī Miṣr. Ein Preisgedicht auf das Bier aus dem Kairo des 14. Jahrhunderts," in Hinrich Biesterfeldt und Veronika Klemm (Hrg.), *Differenz und Dynamik im Islam. Festschrift für Heinz Halm zum 70. Geburtstag* (2012), 383–398.

al-Bīrūnī, Abū r-Rayḥān Muḥammad b. Muḥammad, *aṣ-Ṣaydana fī ṭ-ṭibb*. Hrg. Bāqir Muẓaffarzādeh, Teheran: Farhangostān-e zabān we-adab fārsī, 1963.

al-Bīrūnī, Abū r-Rayḥān Muḥammad b. Muḥammad, *Kitāb aṣ-Ṣaydana fī ṭ-ṭibb*, Hrg. ʿAbbās Zaryāb, Teheran: Markaz našr dānešgāhā, 1991.

Boilot, J.D., „al-Bīrūnī", in *EI*², i (1998), 1236.

Boivin, Michel: *Artefacts of Devotion. A Sufi Repertoire of the Qalandariyya in Sehwan Sharif, Sindh, Pakistan* (Centre for Social Studies in Karachi Series), Oxford: Oxford University Press, 2011.

Bos, Gerrit, „*Balādur* (Marking-nut): A popular medieval drug for strengthening memory", in *Bulletin of the School of Oriental and African Studies* 59.2 (1996), 229–236.

Buckley, R.P., *The Book of the Islamic Market Inspector. Nihāyat al-rutba fī ṭalab al-ḥisba (The Utmost Authority in the Pursuit of Ḥisba) by ʿAbd al-Raḥmān b. Naṣr al-Shayzarī. Translated with an Introduction and Notes* (Journal of Semitic Studies Supplement 9), Oxford: Oxford University Press, 1999.

al-Buḫārī, ʿAlāʾ ad-Dīn ʿAbd al-ʿAzīz b. Aḥmad b. Muḥammad, *Kašf al-asrār ʿan uṣūl faḫr al-islām al-Bazdawī*, Hrg. ʿAbdallāh Maḥmūd Muḥammad ʿAmr, 5 Bd., Beirut: Dār al-kutub al-ʿilmiyya, 1997.

al-Buḫārī, Abū ʿAbdallāh Muḥammad b. Ismāʿīl b. Ibrāhīm b. Muġīra, *Ṣaḥīḥ al-Buḫārī*, 4 Bd., Kairo: Dār al-faǧr li-t-turāṯ, ²2009.

al-Buṣrawī, ʿAlāʾ ad-Dīn b. Yūsuf b. Aḥmad, *Tārīḫ al-Buṣrawī. Ṣafaḥāt maǧhūla min tārīḫ Dimašq fī ʿaṣr al-Mamālīk*, Hrg. Akram Ḥasan al-ʿUlabī, Beirut: Dār al-maʾmūn li-t-turāṯ, 1988.

Cámara, Indalecio Lozano, *Estudios y documentos sobre la historia del cañamo y del hachis en el Islam medieval*, 2 Bd., Granada: Universidad de Granada, 1993.

Chipman, Leigh, *The World of Pharmacy and Pharmacists in Mamluk Cairo* (Sir Henry Wellcome Asian Series 8), Leiden: Brill, 2010.

Clarke, Robert Connell, *Haschisch. Geschichte, Kultur, Inhaltsstoffe, Genuss, Heilkunde, Herstellung*, Aarau: AT Verlag, 2007.

Conermann, Stephan (Hrg.), *Muslim-Jewish Relations in the Middle Islamic Period. Jews in the Ayyubid and Mamluk Sultanates (1171–1517)* (MaS 16), Bonn: Bonn University Press, 2017.

Daftary, Farhad, *The Ismāʿīlīs. Their History and Doctrines*, Cambridge: Cambridge University Press, ²2007.

aḏ-Ḏahabī, Šams ad-Dīn Muḥammad b. Aḥmad b ʿUṯmān, *Siyar ʿalām an-nubalāʾ*, 30 Bd., Beirut: Ar-risāla, [11]1996.

aḏ-Ḏahabī, Šams ad-Dīn Muḥammad b. Aḥmad b ʿUṯmān, *Tārīḫ al-islām wa-wafayāt al-mašāhīr wa-l-aʿlām*, Hrg. ʿUmar ʿAbd as-Salām Tadmurī, 52 Bd., Beirut: Dār al-kutub al-ʿilmiyya, [2]1990.

ad-Damīrī, Kamāl ad-Dīn Abū l-Baqāʾ Muḥammad b. Mūsā b. ʿĪsā, *an-Naǧm al-wahāǧ fī šarḥ al-Minhāǧ*, 10 Bd., Damaskus: Dār al-minhāǧ, 2004.

aḍ-Ḍanāwī, Muḥammad Amīn, *aš-Šifāʾ bi-n-nabātāt wa-l-aʿšāb wa-ṭ-ṭibb aṭ-ṭabīʿī min al-Qānūn fī ṭ-ṭibb*, Beirut: Dār al-kutub al-ʿilmiyya, 2005.

de Haen, Anton, *Von den Fiebern*, Kopenhagen: Verlag der Mummischen Buchhandlung, 1763.

Dietrich, Albert, *Dioscurides triumphans. Ein anonymer arabischer Kommentar zur Materia medica*, 2 Bd. (Abhandlungen der Akademie der Wissenschaften in Göttingen, Philologisch-historische Klasse 172–173) Göttingen: Vandenhoek und Ruprecht, 1988.

Dols, Michael, *Majnūn: The Madman in Medieval Islamic Society*, Oxford: Clarendon Press, 1992.

Ebn Baithar, Abu Muhammed Abdallah Ben Ahmed, *Große Zusammenstellung über die Kräfte der bekannten und einfachen Heil- und Nahrungsmittel. Aus dem Arabischen übersetzt von Dr. Joseph v. Sontheimer*, 2 Bd., Übers. Joseph von Sontheimer, Stuttgart: Hallberger, 1840.

Fellmann, Irene, *Das Aqrābāḏīn al-Qalānisī. Quellenkritische und begriffsanalytische Untersuchungen zur arabisch-pharmazeutischen Literatur* (BTS 35), Beirut: Ergon, 1986.

Fīrūzābādī, Maǧd ad-Dīn Muḥammad b. Yaʿqūb, *al-Qāmūs al-muḥīṭ*, Damaskus: Markaz ar-risāla li-dirāsāt wa-taḥqīq at-turāṯ, [3]2012.

Frembgen, Jürgen Wasim, *Am Schrein des roten Sufi. Fünf Tage und Nächte auf Pilgerfahrt in Pakistan*, Frauenfeld: Waldgut, [2]2011.

Gabra, Saber, „Papaver Species and Opium through the Ages," in *Bulletin de l'Institut d'Égypte 37* (1956), 9–56.

al-Ǧāḥiẓ, Abū ʿUṯmān b. ʿAmrū b. Baḥr, *Kitāb al-Burṣān wa-l-ʿurǧān wa-l-ʿumyān wa-l-ḥūlān*, Hrg. ʿAbd as-Salām Muḥammad Hārūq, Beirut: Dār al-ǧīl, 1990.

al-Ǧawzī, Ǧamāl ad-Dīn Abū l-Faraǧ ʿAbd ar-Raḥmān, *Aḫbār al-aḏkiyāʾ*, Hrg. ad-Dānī b. Munīr az-Zahwī, Beirut: al-Maktabat al-ʿaṣriyya, 2014.

al-Ǧawzī, Ǧamāl ad-Dīn Abū l-Faraǧ ʿAbd ar-Raḥmān, *Aḫbār al-ḥamqā wa-l-muġaffalīn*, Hrg. Muḥammad ʿAbd al-Karīm an-Namīrī, Beirut: Dār al-kutub al-ʿilmiyya, 2010.

al-Ǧawzī, Ǧamāl ad-Dīn Abū l-Faraǧ ʿAbd ar-Raḥmān, *Talbīs Iblīs*, Hrg. Aḥmad Akram aṭ-ṭibbāʿ, Beirut: Dār al-Qalam, 1983.

al-Ġazālī, Abū Ḥāmid Muḥammad b. Muḥammad, *al-Munqiḏ min aḍ-ḍalāl*, Hrg. Maḥmūd Bībū, Damaskus, 1992.

al-Ġazālī, Abū Ḥāmid Muḥammad b. Muḥammad, *al-Munqiḏ min aḍ-ḍalāl*, Hrg. Maḥmūd Bībū, Damaskus, 1992.

al-Ġazzī, Naǧm ad-Dīn Muḥammad b. Muḥammad, *al-Kawākib as-sāʾira bi-aʿyān al-miʾa wa-l-ʿāšira*, Hrg. Ḫalīl Manṣūr, 3 Bd., Beirut: Dār al-kutub al-ʿilmiyya, 1997.

Gelpke, Rudolf, *Vom Rausch im Orient und Okzident*, Köln: Anaconda, 2008.

Goitein, Shlomo Dov: *The Community* (A Mediterranean Society. The Jewish Communities of the Arab World as Portrayed in the Documents of the Cairo Geniza 2), Berkeley: University of California Press, 1971.

Goodman, Lenn Evan, „ar-Rāzī", in EI^2, viii (1998), 474.

al-Ḥaddād, Abū Bakr b. ʿAlī b. Muḥammad, *al-Ǧawharat an-nayyira šarḥ muḫtaṣar al-Qudūrī*, Hrg. Ilyās Qablān, 2 Bd., Beirut: Dār al-kutub al-ʿilmiyya, 2006.

al-Ḫafāǧī, Aḥmad b. Muḥammad b. ʿAmr, *Rayḥānat al-alibbāʾ wa-zahrat al-ḥayyāt ad-dunyā*, Hrg. ʿAbd al-Fatāḥ Muḥammad al-Ḥulū, 2 Bd., Kairo: Maṭbaʿa ʿĪsā al-Bābī al-Ḥalabī, 1966.

Ḫalīfa, Ḥāǧǧī, *Kašf az-ẓunūn ʿan asāmī l-kutub wa-l-funūn*, Hrg. Muḥammad Šaraf ad-Dīn, 2 Bd., Beirut: Dār iḥyāʾ at-tirāṯ al-ʿarabī, 1941.

al-Ḫalīl, b. Aḥmad al-Farāhīdī, *Kitāb al-ʿAyn murtaban ʿalā ḥurūf al-muʿǧam*, Hrg. ʿAbd al-Ḥamīd Hindāwī, 4 Bd., Beirut: Dār al-kutub al-ʿilmiyya, 2003.

Hallenberg, Helena, „The Sultan Who Loved Sufis: How Qāytbāy Endowed a Shrine Complex in Dasūq," in MaS 4 (2000), 147–167.

Halm, Heinz, *Das Reich des Mahdi. Der Aufstieg der Fatimiden (875–973)*, München: C.H. Beck, 1991.

Halm, Heinz, *Die Kalifen von Kairo. Die Fatimiden in Ägypten 973–1074*, München: C.H. Beck, 2003.

Halm, Heinz, *Kalifen und Assassinen. Ägypten und der Vordere Orient zur Zeit der ersten Kreuzzüge 1074–1171*, München: C.H. Beck, 2014.

Hamarneh, Sami, „Pharmacy in Medieval Islam and the History of Drug Addiction," in *Medical History 16* (1972), 226–237.

Hamarneh, Sami, „Pharmacy in Medieval Islam and the History of Drug Addiction," in Medical History 16 (1972), 226–237.

al-Ḥamawī, Šihāb ad-Dīn Abū ʿAbdallāh Yāqūt b. ʿAbdallāh, *Muʿǧam al-buldān*, 5 Bd., Beirut: Dār ṣādir, 1977.

al-Ḥamawī, Taqī d-Dīn Abū Bakr b. ʿAlī b. Muḥammad b. Ḥuǧǧa: *Ṯamarāt al-awrāq*, Hrg. Muḥammad Abū l-Faḍl Ibrāhīm, Beirut: al-Maktabat al-ʿaṣriyya, 2005.

al-Ḥaṭṭāb, Abū ʿAbdallāh Muḥammad b. Muḥammad ʿAbd ar-Raḥmān, *Mawāhib al-ǧalīl fī šarḥ muḫtaṣar aš-šayḫ Ḫalīl*, Hrg. Muḥammad Bābāh b. Muḥammad Nāṣir, 8 Bd., Riad: Dār ʿālam al-kutub, 2010.

al-Ḥaṭṭāb, Abū ʿAbdallāh Muḥammad b. Muḥammad ʿAbd ar-Raḥmān, *Mawāhib al-ǧalīl fī šarḥ muḫtaṣar aš-šayḫ Ḫalīl*, Hrg. Muḥammad Bābāh b. Muḥammad Nāṣir, 8 Bd., Riad: Dār ʿālim al-kutub, 2010.

Hattox, Ralph, *Coffee and Coffeehouses. The Origins of a Social Beverage in the Medieval Near East*, Washington: University of Washington Press, ³1996.

al-Haytamī, Aḥmad Šihāb ad-Dīn b. Muḥammad Badr ad-Dīn b. Muḥammad Šams ad-Dīn b. ʿAlī Nūr ad-Dīn b. Ḥağar: *al-Fatāwā l-kubrā l-fiqhiyya*, Hrg. ʿAbd al-Ḥamīd Aḥmad Ḥanafī, 4 Bd., Kairo, 1971.

al-Ḥaytamī, Šihāb ad-Dīn Abū l-ʿAbbās Aḥmad b. Muḥammad b. ʿAlī b. Ḥağar al-Makkī al-Anṣārī, *al-Fatāwā l-kubrā l-fiqhiyya*, Hrg. ʿAbd al-Ḥamīd Aḥmad Ḥanafī, 4 Bd., Kairo: Maktaba wa-maṭbaʿ al-mašhad al-Ḥusayn, 1963.

al-Ḫazrağī, ʿAlī b. al-Ḥasan, *al-ʿUqūd al-luʾluʾiyya fī tārīḫ ad-dawlat ar-rasūliyya*, Hrg. Muḥammad Basyūnī ʿAsal, 2 Bd., Kairo: Maṭbaʿat al-hilāl, 1911.

Hofer, Nathan: *The Popularisation of Sufism in Ayyubid and Mamluk Egypt, 1173–1325* (Edinburgh Studies in Classical Islamic History and Culture), Edinburgh: Edinburgh University Press, 2015.

Hornung, Erik, *Einführung in die Ägyptologie. Stand, Methoden, Aufgaben* (Die Archäologie. Einführungen), Darmstadt: Wissenschaftliche Buchgesellschaft, ⁴1993.

Ibn ʿAsākir, Abū l-Qāsim ʿAlī b. al-Ḥasan b. Hibat Allāh b. ʿAbdallāh, *Tārīḫ madīna Dimašq wa- ḏikr faḍlihā wa-tasmiyya man ḥallahā min al-amāṯil aw iğtāza bi-nawāḥīhā min wāridīhā wa-ahlihā*, Hrg. ʿAmr b. Ġarāma, 80 Bd., Beirut: Dār al-fikr, 1997.

Ibn Abī Uṣaybiʿa, Aḥmad b. al-Qāsim, *ʿUyūn al-anbāʾ fī ṭabaqāt al-aṭibbāʾ*, Übers. August Müller, (aṭ-Ṭibb al-islāmī 1), Frankfurt: Universität Frankfurt, 1995.

Ibn al-Bayṭār, Ḍiyāʾ ad-Dīn Abū Muḥammad ʿAbdallāh b. Aḥmad al-Andalusī al-Mālaqī: *al-Ğāmiʿ li-mufradāt al-adwiya wa-l-aġḏiya*. Hrg. Muḥammad ʿAlī Bayḍūn, 2 Bd., Beirut: Dār al-kutub al-ʿilmiyya, 2001.

Ibn al-Bayṭār, Ḍiyāʾ ad-Dīn Abū Muḥammad ʿAbdallāh b. Aḥmad al-Andalusī al-Mālaqī: *al-Ğāmiʿ lī-mufradāt al-adwiya wa-l-aġḏiya*. Hrg. Muḥammad ʿAlī Bayḍūn, 2 Bd., Beirut: Dār al-kutub al-ʿilmiyya, 2001.

Ibn al-Bayṭār, Ḍiyāʾ ad-Dīn Abū Muḥammad ʿAbdallāh b. Aḥmad al-Andalusī al-Māliqī: *al-Ğāmiʿ lī-mufradāt al-adwiya wa-l-aġḏiya*. Hrg. Muḥammad ʿAlī Bayḍūn, 2 Bd., Beirut: Dār al-kutub al-ʿilmiyya, 2001.

Ibn Ğanāḥ, Marwān, *On the Nomenclature of Medicinal Drugs* (*Kitāb al-Talkhīṣ*). *Edition, Translation and Commentary, with Special Reference tot he Ibero-Romance Terminology*, Hrg. Gerrit Bos und Fabian Käs, 2 Bd. (ICH 170), Leiden: Brill, 2020.

Ibn Ḫallikān, Abū l-ʿAbbās Šams ad-Dīn Aḥmad b. Muḥammad b. Abū Bakr, *Wafayāt al-aʿyān wa-anbāʾ abnāʾ az-zamān*, Hrg. Iḥsān ʿAbbās, 8 Bd., Beirut: Dār ṣādir, 1978.

Ibn al-ʿImād, Šihāb ad-Dīn Abū l-Ḥayy b. Aḥmad b. Muḥammad, *Šaḏarāt aḏ-ḏahab fī aḫbār man ḏahab*, Hrg. ʿAbd al-Qādir al-Arnāʾūṭ, 10 Bd., Beirut: Dār Ibn Kaṯīr, 1993.

Ibn Kaṯīr, Abū l-Fidāʾ Ismāʿīl, *al-Bidāya wa-n-nihāya*, Hrg. Mağmūʿa min al-ʿulamāʾ, 21 Bd., Damaskus: Dār Ibn Kaṯīr, ²2010.

Ibn Muslim, Abū l-Ḥusayn Muslim b. al-Ḥağāğ al-Qušayrī an-Nīsābūrī, *Ṣaḥīḥ Muslim*, Hrg. Muḥammad Fawād ʿAbd al-Bāqī, 3 Bd., Faraskur: Dār al-fawāʾid, ²2006.

Ibn an-Nafīs, ʿAlāʾ ad-Dīn ʿAlī b. Abī l-Ḥazm al-Qurašī, *al-Mūǧaz fī ṭ-ṭibb*, Hrg. Yaḥyā Murād, Beirut: Dār al-kutub al-ʿilmiyya, 2004.

Ibn Sīnā, Abū ʿAlī al-Ḥusayn b. ʿAlī, *al-Qānūn fī ṭ-ṭibb*, Hrg. Muḥammad Amīn aḍ-Ḍinnāwī, 3 Bd., Beirut: Dār al-kutub al-ʿilmiyya, 2009.

Ibn Sīnā, Abū ʿAlī l-Ḥusayn b. ʿAlī, *al-Qānūn fī ṭ-ṭibb*, Hrg. Muḥammad Amīn aḍ-Ḍinnāwī, 3 Bd., Beirut: Dār al-kutub al-ʿilmiyya, 2009.

Ibn Taġrībirdī, Ǧamāl ad-Dīn Yūsuf b. al-Amīr Sayf ad-Dīn, *an-Nuǧūm az-zāhira fī mulūk Miṣr wa-l-Qāhira*, Hrg. Muḥammad Ḥusayn Šams ad-Dīn, 18 Bd., Beirut: Dār al-kutub al-ʿilmiyya, 1992.

Ibn Taymiyya, Aḥmad b. ʿAbd al-Ḥalīm, *as-Siyāsat aš-šarʿiyya fī iṣlāḥ ar-rāʿī wa-r-raʿiyya*, Hrg. ʿAlī b. Muḥammad al-ʿImrān, 2 Bd., Mekka: Dār ʿilm al-fawāʾid, 2008.

Ibn Taymiyya, Aḥmad b. ʿAbd al-Ḥalīm, *Maǧmūʿ fatāwā šayḫ al-islām Ibn Taymiyya*, Hrg. ʿAbd ar-Raḥmān b. Muḥammad b. Qāsim, 37 Bd., Medina: Maǧmaʿ al-malik Fahd li-ṭibāʿat al-muṣḥaf aš-šarīf, 2004.

Kaadan, Abdul Nasser und Aqqad, Hazem, *Usage of Opium in Islamic Medicine up till the Fifth Century A.H.*, Aleppo.

Kahl, Oliver, *The Dispensatory of Ibn at-Tilmīḏ. Arabic Text, English Translation, Study and Glossaries.* (IPTS 70), Leiden: Brill, 2007.

al-Kāsānī, ʿAlāʾ ad-Dīn b. Abī Bakr b. Masʿūd, *Kitāb al-Badāʾiʿ aṣ-ṣanāʾiʿ fī tartīb aš-šarāʾiʿ*, 7 Bd., Beirut: Dār al-kutub al-ʿilmiyya, [2]1986.

Khella, Karam, *Die koptische Liturgie*, Hamburg: Theorie und Praxis Verlag, 1989.

Klengel, Horst, *Handel und Händler im Alten Orient*, Leipzig: Koehler und Amelang, 1979.

Koschel Klaus, „Opium alkaloids in a Cypriote Base Ring I Vessel (Bilbil) of the Middle Bronze Age from Egypt" in *Ägypten und Levante. Internationale Zeitschrift für ägyptische Archäologie und deren Nachbargebiete*, vi (1996), 159–166.

Lambdin, Thomas, *Introduction to Sahidic Coptic*, Macon: Mercer University Press, 2000.

Lane, Edward William, *An Arabic English Dictionary*, 2 Bd., London: Williams and Norgate, 1863.

Levey, Martin, *Early Arabic Pharmacology. An Introduction Based on Ancient and Medieval Sources*, Leiden: Brill, 1973.

Levy, Reuben, *The Maʿālim al-qurba fī aḥkām al-ḥisba of Diyāʾ al-Dīn Muḥammad Ibn Muḥammad al-Qurashī al-Shāfiʿī known as Ibn al-Ukhuwwa. Edited, with Abstract of Contents, Glossary and Indices* (GMS 12), London: Luzac and Co., 1938.

Lewicka, Paulina, *Food and Foodways of Medieval Cairenes. Aspects of Life in an Islamic Metropolis of the Eastern Mediterranean* (IHC 88) Leiden: Brill, 2011.

Lewicka, Paulina, *Food and Foodways of Medieval Cairenes. Aspects of Life in an Islamic Metropolis of the Eastern Mediterranean* (IHC 88), Leiden: Brill, 2011.

Lewis, Bernhard, *Die politische Sprache des Islam*, Hamburg: Europäische Verlagsanstalt, 2002.

al-Maḥallī, Ǧalāl ad-Dīn Muḥammad Aḥmad: *Ḥāšīyatān Qalyūbī wa-ʿAmīra ʿalā šarḥ al-Maḥallī ʿalā Minhāǧ aṭ-ṭālibīn*, 4 Bd., Aleppo: Muṣṭafā l-Bābī l-Ḥalabī, [3]1955.

al-Manāwī, Muḥammad ʿAbd ar-Raʾūf b. Tāǧ al-ʿĀrifīn b. ʿAlī b. Zayn al-ʿĀbidīn al-Ḥaddādī: *Fayḍ al-qadīr šarḥ al-Ǧāmiʿ aṣ-ṣaġīr*, 6 Bd., Beirut: Dār al-maʿrifa li-ṭ-ṭibāʿa wa-n-našr, [2]1972.

al-Maqrīzī, Taqī d-Dīn Abū ʿAbbās Aḥmad b. ʿAlī b. ʿAbd al-Qādir al-ʿUbaydī, *as-Sulūk li-maʿrifa duwal al-mulūk*, Hrg. Muḥammad ʿAbd al-Qādir ʿAṭā, 8 Bd., Beirut: Dār al-kutub al-ʿilmiyya, 1997.

al-Maqrīzī, Taqī d-Dīn Abū ʿAbbās Aḥmad b. ʿAlī b. ʿAbd al-Qādir al-ʿUbaydī, *Kitāb al-Mawāʿiẓ wa-l-iʿtibār bi-ḏikr al-ḫiṭat wa-l-āṯār al-maʿrūfa bi- l-Ḫiṭat al-Maqrīziyya*, Hrg. Ḫalīl al-Manṣūr, 4 Bd., Beirut: Dār al-kutub al-ʿilmiyya, 1998.

al-Maqrīzī, Taqī d-Dīn Abū ʿAbbās Aḥmad b. ʿAlī b. ʿAbd al-Qādir al-ʿUbaydī, *Kitāb al-Mawāʿiẓ wa-l-iʿtibār bi-ḏikr al-ḫiṭat wa-l-āṯār al-maʿrūfa bi-l-Ḫiṭat al-Maqrīziyya*, Hrg. Ḫalīl al-Manṣūr, 4 Bd., Beirut: Dār al-kutub al-ʿilmiyya, 1998.

al-Marġīnānī, Burhān ad-Dīn Abū l-Ḥasan ʿAlī b. Abū Bakr, *al-Hidāya šarḥ bidāyat al-mubtadā*, Hrg. Nuʿaym Ašraf Nūr Muḥammad, Karatschi: Idārat al-Qurʾān wa-l-ʿulūm al-islāmiyya, 1996.

Marino, Danilo, „Raconter l'ivresse à l'époque mamelouke. Les mangeur de haschich comme motif littéraire", in Balda-Tillier et al. (Hrg.), *Annales Islamologiques 49. Dossier: Arabic Literature 1200–1800* (2015), 55–80.

Marino, Danilo, *Raconter le haschich dans l'époque mamelouke: étude et édition critique partielle de la Rāḥat al-arwaḥ fī l-ḥašīš wa-l-rāḥ de Badr ad-Dīn Abū l-Tuqā al-Badrī (847–894/1443–1489)*, 2 Bd., Paris: Institut National des Langues et Civilisations Orientales, 2015.

Marino, Danilo, *Raconter le haschich dans l'époque mamelouke: étude et édition critique partielle de la Rāḥat al-arwaḥ fī l-ḥašīš wa-l-rāḥ de Badr al-Dīn Abū l-Tuqā al-Badrī (847–894/1443–1489)*, 2 Bd., Paris: Institut National des Langues et Civilisations Orientales, 2015.

al-Muḥibbī, Muḥammad Amīn b. Faḍl Allāh, *Ḫulāṣat al-aṯar fī aʿyān al-qarn al-ḥādī ʿašar*, 4 Bd., Hrg. Muṣṭafā Wahabī, Beirut: Maṭbaʿat al-wahabiyya, 1867.

al-Muḥibbī, Muḥammad Amīn b. Faḍl Allāh, *Ḫulāṣat al-aṯar fī aʿyān al-qarn al-ḥādī ʿašar*, Hrg. Muṣṭafā Wahabī, 4 Bd., Beirut: Maṭbaʿat al-wahabiyya, 1867.

al-Murādī, Muḥammad Ḫalīl b. ʿAlī Abū l-Faḍl: *Silk ad-durar fī aʿyān al-qarn aṯ-ṯānī ʿašar*, 4 Bd., Beirut: Maṭbaʿat al-miṣriyyat al-ʿāmira bi-Būlāq, 1884.

Museum der Kulturen Basel (Hrg.), *Opium*, Basel: Christoph Merian Verlag, 2015.

al-Muṭarrizī, Abū l-Fatḥ Nāṣir ad-Dīn, *al-Muġrib fī tartīb al-maʿrib*, Hrg. Maḥmūd Fāḫūrī ʿAbd al-Ḥamīd Muḫtār, 2 Bd., Aleppo: Maktaba Usāma b. Zaid, 1979.

an-Nāṣir, Fayṣal ʿAbd al-Laṭīf, *al-Afyūn ladā l-aṭibbāʾ al-aqdamīn*, Bahrain: Markaz taʿlīm al-ʿulūm aṣ-ṣiḥḥiyya, 2007.

an-Nawawī, Abū Zakariyyā Muḥī d-Dīn b. Šaraf, *Kitāb al-Maǧmūʿ šarḥ al-muhaḏḏab li-*

š-Šīrāzī, *Ḥāšiyyat al-ǧamal ʿalā l-Minhāǧ*, Hrg. ʿAba r-Razzāq Ġālib al-Mahdī, 8 Bd., Beirut: Dār al-kutub al-ʿilmiyya, 1996.

an-Nawawī, Abū Zakariyyā Muḥī d-Dīn b. Šaraf, *Kitāb šarḥ an-Nawawī ʿalā Muslim*, 18 Bd., Riad: Bayt al-afkār ad-dawliyya, 2000.

an-Nawawī, Abū Zakariyyā Muḥī d-Dīn b. Šaraf, *Tahḏīb al-asmāʾ wa-l-luġāt*, 4 Bd., Beirut: Dār al-kutub al-ʿilmiyya, 2008.

an-Nīsābūrī, Niẓām ad-Dīn al-Ḥasan b. Muḥammad b. Ḥusayn al-Qummī, *Tafsīr ġarāʾib al-Qurʾān wa-raġāʾib al-Furqān*, Hrg. Zakariyyā ʿUmayrāt, 6 Bd., Beirut: Dār al-kutub al-ʿilmiyya, 1996.

Northrup, Linda, *Qalāwūn's Patronage of the Medical Sciences in Thirteenth-Century Egypt*, https://knowledge.uchicago.edu/record/1021?v=pdf, zuletzt aufgerufen: 21.08.2022, 22:28.

Özkan, Hakan, *The Drug Zajals in Ibrāhīm al-Miʿmārs Dīwān*, zuletzt aufgerufen: 21.08.2022, 22:32.

Pormann, Peter und Savage-Smith, Emilie, *Medieval Islamic Medicine*, Washington: Georgetown University Press, 2007.

al-Qarashī, ʿAbd al-Qādir b. Muḥammad b. Abī l-Wafāʾ, *al-Ǧawāhir al-muḍiyya fī ṭabaqāt al-ḥanafiyya*, 6 Bd., Riad: al-Ṭibāʿa wa-n-našr wa-t-tawzīm wa-l-iʿlāz, ²1993.

al-Qazwīnī, Abū Yaḥyā Zakariyyā b. Muḥammad b. Maḥmūd, *Āṯār al-bilād wa-aḫbār al-ʿibād*, Beirut: Dār ṣādir, ³2011.

al-Qazwīnī, Abū Yaḥyā Zakariyyā b. Muḥammad b. Maḥmūd: *Kitāb ʿAǧāʾib al-maḫlūqāt wa-ġarāʾib al-mawǧūdāt*, Codex arabicus 464, Bayerische Staatsbibliothek.

al-Qifṭī, Ǧamāl ad-Dīn Abū l-Ḥasan ʿAlī b. Yūsuf: *Iḫbār al-ʿulamāʾ bi-aḫbār al-ḥukamāʾ*, Hrg. Ibrāhīm Šams ad-Dīn, Beirut: Dār al-kutub al-ʿilmiyya, 2005.

ar-Ramlī, Šams ad-Dīn Muḥammad b. Abī l-ʿAbbās Aḥmad b. Ḥamza b. Šihāb ad-Dīn, *Nihāyat al-muḥtāǧ ilā šarḥ al-Minhāǧ*, 8 Bd., Beirut: Dār al-kutub al-ʿilmiyya, ³2003.

ar-Rāzī, Abū ʿAbdallāh Muḥammad b. ʿUmar Faḫr ad-Dīn, *Tafsīr al-Faḫr ar-Rāzī al-muštahir bi-t-tafsīr al-kabīr wa-mafātīḥ al-ġayb*, 32 Bd., Beirut: Dār al-fikr, 1981.

ar-Rāzī, Muḥammad b. Zakariyyā: *al-Ḥāwī fī ṭ-ṭibb*, Hrg. Muḥammad Muḥammad Ismāʿīl, Beirut: Dār al-kutub al-ʿilmiyya, 2000.

Richardson, Kristina, „Drug Overdose, Disability and Male Friendship in Fifteenth-Century Mamluk Cairo", in Julie Singer (Hrg.), *Postmedieval. A Journal of Medieval Cultural Studies*, 2 Bd., ii (2012), 168–181, http://doi:10.1057/pmHrg.2012.12, zuletzt aufgerufen: 21.08.2022, 22:35.

Rosenthal, Franz, *The Herb. Hashish Versus Medieval Muslim Society*, Leiden: Brill, 1971.

el-Rouayheb, Khaled, *Before Homosexuality in the Arabic-Islamic World, 1500–1800*. Chicago: The University of Chicago Press, 2005.

ar-Ruhāwī, Isḥāq b. ʿAlī, *Adab aṭ-ṭabīb*, Hrg. Zayd b. ʿAbd al-Ḥasan, Riad: Markaz al-malik Fayṣal li-l-buḥūṯ wa-d-dirāsāt al-islāmiyya, 1992.

aṣ-Ṣafadī, Ṣalāḥ ad-Dīn b. Ḫalīl b. Aybak, *al-Wāfī bi-l-wafayāt*, Hrg. Aḥmad al-Arnā'ūṭ et al., 29 Bd., Beirut: Dār iḥyā' at-tirāṯ al-'arabī, 2000.

Said, Hakim Mohammed, *Al-Biruni's Book on Pharmacy and Materia Medica* (Pakistan Series of Central Asian Studies 1), 2 Bd., Karachi: Hamdard National Found, 1973.

as-Samarqandī, 'Alā' ad-Dīn Muḥammad b. Aḥmad b. Abū Aḥmad, *Tuḥfat al-fuqahā'*, 3 Bd., Beirut: Dār al-kutub al-'ilmiyya, 1984.

as-Saraḫsī, Šams al-A'imma Abū Bakr Muḥammad b. Abī Sahl, *Kitāb al-Mabsūṭ*, 30 Bd., Beirut: Dār al-ma'rifa, 1989.

aš-Ša'rānī, Abū l-Mawāhib 'Abd al-Wahhāb b. Aḥmad b. 'Alī, *Lawāqiḥ al-anwār al-Qudsiyya fī bayān al-'uhūd al-Muḥammadiyya*, Hrg. Muḥammad 'Abd as-Salām Ibrāhīm, Beirut: Dār al-kutub al-'ilmiyya, ²2005.

aš-Šarbīnī, Šams ad-Dīn Muḥammad b. al-Ḫaṭīb, *Muġnī l-muḥtāǧ ilā ma'rifa ma'ānī alfāẓ al-Minhāǧ*, Hrg. Muḥammad Ḫalīl 'Aytānī, 4 Bd., Beirut: Dār al-ma'rifa, 1997.

Saunders, Nicholas, *The Poppy. A Cultural History from Ancient Egypt, to Flanders Fields to Afghanistan*, London: Oneworld, 2013.

Sayyid aš-Šūrā, 4 Bd., Beirut: Dār al-kutub al-'ilmiyya, 2009.

Schultz, Warren, *Mamluk Egyptian Copper Coinage Before 759/1357–1358: A Preliminary Inquiry*, in *MaS* 5 (2001), 25–44.

Schurz, Josef, *Vom Bilsenkraut zum LSD. Giftsuchten und Suchtgifte*, Stuttgart: Kosmos, 1969.

Shaham, Ron, *The Expert Witness in Islamic Courts. Medicine and Crafts in the Service of Law*, Chicago: University of Chicago Press, 2010.

Shefer-Mossensohn, Miri, *Ottoman Medicine. Healing and Medical Institutions 1500–1700*, New York: Suny, 2009.

Siggel, Alfred, *Das Buch der Gifte des Ǧābir Ibn Ḥayyān*, Wiesbaden: Steiner, 1958.

Stilt, Kristen, *Islamic Law in Action. Authority, Discretion, and Everyday Experiences in Mamluk Egypt*, Oxford: Oxford University Press, 2011.

Storl, Wolf-Dieter, *Götterpflanze Bilsenkraut*, (Die Nachtschattengewächse – Eine faszinierende Pflanzenfamilie 1), Nördlingen: Nachtschatten Verlag, 2002.

Streck, Michael, „Akkadisch" in Michael Streck (Hrg.), *Sprachen des alten Orients* (2006), 44–79.

Strohmaier, Gotthard, *Avicenna*, (*Beck'sche Reihe „Denker"* 546), München: C.H. Beck, ²2006.

as-Suhaylī, Abū l-Qāsim 'Abd ar-Raḥmān b. Muḥammad 'Abdallāh b. Aḥmad b. Abū l-Ḥasan, *ar-Rawḍ al-unuf fī tafsīr as-sīrat an-nabawiyya li-Ibn Hišām*, Hrg. Maǧdī b. Manṣūr b.

at-Tabrīzī, Muḥammad b. 'Abdallāh al-Ḫaṭīb, *Maraqāt al-mafātīḥ šarḥ maškāt al-maṣābīḥ*, Hrg. Ǧamāl 'Aytānī, 12 Bd., Beirut: Dār al-kutub al-'ilmiyya, 2001.

at-Tanūḫī, Abū 'Alī al-Ḥasan b. 'Alī, *Nišwār al-muḥāḍara wa-aḫbār al-muḏākara*, Hrg. 'Abbūd aṯ-Ṭālibī al-Maḥāmī, 8 Bd., Beirut: Dār ṣādir, ²1995.

at-Tirmiḏī, Abū ʿĪsā Muḥammad b. ʿĪsā, *al-Ǧāmiʿ al-kabīr*, Hrg. Bašār Mawwālid Maʿrūf, 6 Bd., Beirut: Dār al-ġarb al-islāmī, 1996.

Todenhöfer, Jürgen, *Inside IS. 10 Tage im „Islamischen Staat"*, München: Bertelsmann, 2015.

Trimingham, J. Spencer, *The Sufi Orders in Islam*, Oxford: Oxford University Press, ²1998.

ʿUmar, Aḥmad Muḫtār, *Muʿǧam al-luġat al-ʿarabiyyat al-muʿāṣira*, Kairo: ʿĀlim al-kutub, 2008.

al-ʿUmarī, Šihāb ad-Dīn Abū l-ʿAbbās Aḥmad b. Faḍl Allāh, *Masālik al-abṣār fī mamālik al-amṣār*, 15 Bd., Hrg. Kāmil Salmān al-Ǧubūrī und Mahdī n-Naǧm, Beirut: Dār al-kutub al-ʿilmiyya, 2010.

van Steenbergen, Jo, *Order out of Chaos* (MMED 65), Leiden: Brill, 2006.

Vernet, Juan, „Ibn al-Bayṭār", in *EI²*, iii (1998), 737.

von Hees, Syrinx, „The Astonishing: A Critique and Re-reading of ʿaǧāʾib Literature," in *Middle Eastern Literatures 8*, ii (2005), 101–120.

al-Wāqidī, Abū Abdallah Muḥammad b. ʿUmar b. Wāqid, *Futūḥ aš-Šām*, Hrg. ʿAbd al-Laṭīf ʿAbd ar-Raḥmān, 2 Bd., Beirut: Dār al-kutub al-ʿilmiyya, 1997.

Wernhard, Matthias, *Die syrischen Fragmente des Rufus von Ephesos. Edition, Übersetzung, Kommentar*, München, 1997.

Wulle, Stefan, *Bilsenkraut und Bibergeil. Zur Entwicklung des Arzneischatzes. Begleitheft und Auswahlbibliographie zur Ausstellung vom 30.04. bis 19.06.1999* (Veröffentlichungen der Universitätsbibliothek Braunschweig 13), Braunschweig: Universitätsbibliothek Braunschweig, 1999.

az-Zarkašī, Abū ʿAbdallāh Badr ad-Dīn Muḥammad b. ʿAbdallāh b. Bahādir, *Šarḥ az-Zarkašī ʿalā muḫtaṣar al-Ḫaraqī*, Hrg. Muḥammad ʿAbdallāh al-Ǧamīḥ, 7 Bd., Riad: Maktabat al-ʿUbaykān, 1993.

az-Zarkašī, Abū ʿAbdallāh Badr ad-Dīn Muḥammad b. ʿAbdallāh b. Bahādir, *Zahr al-ʿarīš fī taḥrīm al-ḥašīš*, Hrg. Aḥmad Faraǧ, Al-Mansura: Dār al-wafāʾ li-ṭ-ṭibāʿa wa-n-našr wa-t-tawzīʿ, ²1990.

Zólyomi, Gábor, „Sumerisch", in Michael Streck (Hrg.), *Sprachen des alten Orients* (2006), 11–43.

Fachwörterindex

Substanzen

Begriffe

Namensindex

Moderne Autoren

Klassische Autoren

Printed in the United States
by Baker & Taylor Publisher Services